Torben Pottgießer Stefanie Ophoven

Die 50 wichtigsten Fälle
Innere Medizin

Torben Pottgießer Stefanie Ophoven

Die 50 wichtigsten Fälle Innere Medizin

3. Auflage

ELSEVIER
URBAN & FISCHER

URBAN & FISCHER München

Zuschriften an:
Elsevier GmbH, Urban & Fischer Verlag, Hackerbrücke 6, 80335 München
E-Mail: medizinstudium@elsevier.com

Wichtiger Hinweis für den Benutzer
Die Erkenntnisse in der Medizin unterliegen laufendem Wandel durch Forschung und klinische Erfahrungen. Herausgeber und Autoren dieses Werkes haben große Sorgfalt darauf verwendet, dass die in diesem Werk gemachten therapeutischen Angaben (insbesondere hinsichtlich Indikation, Dosierung und unerwünschter Wirkungen) dem derzeitigen Wissensstand entsprechen. Das entbindet den Nutzer dieses Werkes aber nicht von der Verpflichtung, anhand weiterer schriftlicher Informationsquellen zu überprüfen, ob die dort gemachten Angaben von denen in diesem Werk abweichen und seine Verordnung in eigener Verantwortung zu treffen.
Für die Vollständigkeit und Auswahl der aufgeführten Medikamente übernimmt der Verlag keine Gewähr.
Geschützte Warennamen (Warenzeichen) werden in der Regel besonders kenntlich gemacht (®). Aus dem Fehlen eines solchen Hinweises kann jedoch nicht automatisch geschlossen werden, dass es sich um einen freien Warennamen handelt.

Bibliografische Information der Deutschen Nationalbibliothek
Die Deutsche Nationalbibliothek verzeichnet diese Publikation in der Deutschen Nationalbibliografie; detaillierte bibliografische Daten sind im Internet über http://www.d-nb.de/ abrufbar.

3. Auflage 2015

Der Urban & Fischer Verlag ist ein Imprint der Elsevier GmbH.

15 16 17 18 19 5 4 3 2 1

Um den Textfluss nicht zu stören, wurde bei Patienten und Berufsbezeichnungen die grammatikalisch maskuline Form gewählt. Selbstverständlich sind in diesen Fällen immer Frauen und Männer gemeint.

Planung: Inga Schickerling
Lektorat und Projektmanagement: Sabine Hennhöfer
Redaktion: Dr. Sibylle Tönjes, Kiel
Satz: abavo GmbH, Buchloe/Deutschland; TnQ, Chennai/Indien
Druck und Bindung: Printer Trento, Trento/Italien
Umschlaggestaltung: SpieszDesign, Neu-Ulm
Titelfotografie: © Bilan 3D – Fotolia.com

ISBN Print 978-3-437-42653-7
ISBN e-Book 978-3-437-18792-6

Aktuelle Informationen finden Sie im Internet unter **www.elsevier.de** und **www.elsevier.com**

Vorwort

Liebe Leserinnen und Leser!

Wir freuen uns, Ihnen eine aktualisierte dritte Auflage zu präsentieren. Für die Überarbeitung der Fälle haben wir die aktuellsten Leitlinien der jeweiligen Fachgesellschaften sowie neu in die Praxis eingeführte diagnostische Methoden oder neue therapeutische Möglichkeiten berücksichtigt. Dabei bestand jedoch das Ziel, die wesentlichen Informationen und deren präzise Darstellung nicht aus den Augen zu verlieren, um Ihnen eine Hilfestellung bei der Vorbereitung auf mündliche Prüfungen zu geben sowie die Möglichkeit zu einem Selbsttest und zur kurzweiligen Repetition von bereits Gelerntem einzuräumen.

Aufgrund der Nähe zum konkreten Patienten und der originalgetreuen Befunde soll mit diesem Buch vor allem die selbständige Evaluation einer klinischen Situation erfolgen, und zwar in der Reihenfolge des praktischen Vorgehens. Es kann nicht jeder Aspekt einer Krankheit abgehandelt werden, jedoch wird ein Fall immer vollständig, das heißt von der Anamnese bis zur Therapie, systematisch aufgelöst. Häufig weist eine der Fragen einen eher höheren Schwierigkeitsgrad auf, so wie es beispielsweise auch in einer Prüfung auftreten könnte. Dabei sollte von Ihnen auch versucht werden, den Inhalt der Antworten auf die Fragen mit eigenen Worten wiederzugeben und laut zu formulieren, so wie es derzeit im universitären Alltag häufig verlangt wird. Auch in Lerngruppen kann das Buch im Sinne einer „quizartigen" Fragerunde Anwendung finden. Die ausgewählten Fälle können dabei keinen Anspruch auf Vollständigkeit erheben, ein klassisches Lehrbuch der Inneren Medizin kann folglich nicht ersetzt werden.

Wir bedanken uns für Ihre konstruktiven Kommentare und das Lob, die uns nach der Veröffentlichung der ersten beiden Auflagen erreicht haben. Durch die Möglichkeit, Abbildungen vergrößert darzustellen, konnten wir neben weiteren Modifikationen einen wesentlichen Kritikpunkt positiv verbessern. Erfreulicherweise hat das Konzept des Buches großen Anklang gefunden, so dass der Grundstil beibehalten wurde. Stilistisch werden weiterhin eine Farbcodierung der Fragen und Antworten den Inhalt übersichtlich und didaktisch sinnvoll gestalten. Die wichtigsten Fakten sollen zudem durch „Merkekästen", Hervorhebungen und eine kurze Zusammenfassung schnell auffindbar sein.

Bedanken möchten wir uns bei all denen, die mit Kritik und Kommentaren zur Verwirklichung des Buches beigetragen haben.

Wir hoffen, dass diese Fälle eine kurzweilige Lektüre bieten und Ihnen bei der Vorbereitung auf eine Prüfung und im klinischen Alltag eine Hilfe sind. Viel Spaß!

Freiburg, im Juni 2015

Torben Pottgießer
Stefanie Ophoven

Abbildungsnachweis

Der Verweis auf die jeweilige Abbildungsquelle befindet sich bei allen Abbildungen im Werk am Ende des Legendentextes in eckigen Klammern. Alle nicht besonders gekennzeichneten Grafiken und Abbildungen © Elsevier GmbH, München.

E273	Mir, A.M.: Atlas of Clinical Diagnosis, Elsevier/Saunders, 2. Auflage 2003.
E279	Howard, M./Hamilton, P.: Haematology. An Illustrated Colour Text, Elsevier/Churchill Livingstone, 2. Auflage 2002.
E441	Shiland, B.J.: Mastering Healthcare TERMINOLOGY, Elsevier/Mosby, 1. Auflage 2010.
E531	Bates, J.: Abdominal Ultrasound. Elsevier/Churchill Livingstone, 2. Auflage 2004.
F317	Carucci, L./Levine,M.: Radiographic imaging of inflammatory bowel disease. Gastroenterology Clinics of North America, Elsevier. 2002, 31 (1): 25–93.
L106	Henriette Rintelen, Velbert.
L231	Stefan Dangl, München.
M123	Prof. Dirschka, Wupptertal.
M181	Dr. S. Krautzig, Hameln.
M183	V. Kurowski, Lübeck.
M349	Prof. Dr. V. Diehl, Köln.
M468	Prof. Dr. S. Sollberg, Schwerin.
M500	Prof. Dr. med. G. W. Kauffmann, Heidelberg.
M635	PD Dr. Torben Pottgießer.
R211	S. Kahl, G. Kähler, A. Dormann: Interventionelle Endoskopie – Lehrbuch und Atlas, Elsevier GmbH, Urban & Fischer 2007.
T127	P.C. Scriba, München.
T407	Institut für medizinische und pharmazeutische Prüfunsfragen (IMPP), Mainz.
T547	Radiologische Universitätsklinik Freiburg, Abteilung Röntgendiagnostik, Freiburg.
T578	Universitäts-Herzzentrum Freiburg/Bad-Krozingen, Klinik für Kardiologie 1.
T598	Medizinische Universitätsklinik Freiburg, Abteilung Innere Medizin II, Freiburg.
T599	Zentrale Einrichtung Bewegungsmedizin und Sport, Universitätsklinikum Freiburg.

Abkürzungen

ABI	Ankle Brachial Index
ACTH	adrenokortikotropes Hormon
ADH	antidiuretisches Hormon
AF	Atemfrequenz
Ag	Antigen
AG	Atemgeräusch
Ak	Antikörper
ANA	antinukleäre Antikörper
ANV	akutes Nierenversagen
AP	alkalische Phosphatase
ARDS	Acute respiratory distress syndrome
ASL	Antistreptolysin
ASS	Acetylsalicylsäure
AZ	Allgemeinzustand
BD	Blutdruck nach Riva Rocci
BGA	Blutgasanalyse
BMI	Body-Mass-Index
BNP	B-Typ natriuretisches Peptid
BSG	Blutkörperchensenkungsgeschwindigkeit
BZ	Blutzucker (Plasmaglukose)
CEA	karzinoembryonales Antigen
cm	Zentimeter
CMV	Zytomegalievirus
CRH	Cortisol-Releasing-Hormone
CRP	C-reaktives Protein
CT	Computertomografie
COPD	Chronic Obstructive Pulmonary Disease
DD	Differenzialdiagnose
DIC	disseminierte intravasale Gerinnung
Dig	Digitus
DNA	Desoxyribonucleic acid
DS	Druckschmerz
EBV	Epstein-Barr-Virus
EF	Ejektionsfraktion
EGFR	Epidermal Growth Factor
EHEC	enterohämorrhagische Escherichia coli
EK	Erythrozytenkonzentrat
EKG	Elektrokardiogramm
ELISA	Enzyme-Linked Immunosorbent Assay
ERCP	endoskopische retrograde Cholezystopankreatikografie
ESC	European Society of Cardiology
ESH	European Society of Hypertension
EUVAS	European Vasculitis Study Group
EZ	Ernährungszustand
EZR	Extrazellulärraum
GFR	Glomeruläre Filtrationsrate
ggf.	gegebenenfalls
GI	gastrointestinal
GOT	Glutamat-Oxalat-Transaminase
GPT	Glutamat-Pyruvat-Transaminase
Hb	Hämoglobin
HF	Herzfrequenz
HIV	Human Immunodeficiency Virus
Hkt	Hämatokrit
HOCM	hypertrophe obstruktive Kardiomyopathie
HT	Herztöne
HWI	Harnwegsinfekt
HZV	Herzzeitvolumen
i. a.	intraarteriell
i. v.	intravenös
ICS	inhaled corticosteroid
IE	internationale Einheiten
INR	International Normalized Ratio
IZR	Intrazellulärraum
kg	Kilogramm
KG	Körpergewicht
KHK	Koronare Herzerkrankung
KI	Kontraindikation
KM	Kontrastmittel
KS	Klopfschall
LABA	long-acting beta agonist
LDH	Laktatdehydrogenase
LK	Lymphknoten
LSF	Lichtschutzfaktor
MCH	mittleres korpuskuläres Hämoglobin
MCHC	mittlere korpuskuläre Hämoglobinkonzentration
MCV	mittleres korpuskuläres Volumen
min	Minute
MRCP	Magnetresonanz-Cholangiopankreatikografie
MRT	Magnetresonanztomografie
ms	Millisekunden
NIV	Non-Invasiv Ventilation
NMH	niedermolekulares Heparin
NNH	Nasennebenhöhlen
NOAC	novel oral anticoagulant
NSAID	nichtsteroidale Antiphlogistika
NSTEMI	Nicht-ST-Streckenhebungsinfarkt
NW	Nebenwirkung
NYHA	New York Heart Association
OP	Operation
pAVK	periphere arterielle Verschlusskrankheit
PCI	perkutane Koronarintervention
PEEP	positiver endexspiratorischer Atemwegsdruck
PET	Positronenemissionstomografie
PPI	Protonenpumpenhemmer
PTCA	perkutane transluminale koronare Angioplastie
py	Pack Years
RABA	rapid-acting beta agonist
RG	Rasselgeräusch(e)
s	Sekunde
SD	Schilddrüse

SG	Strömungsgeräusch
SLE	systemischer Lupus erythematodes
STEMI	ST-Streckenhebungsinfarkt
sTfR	löslicher Transferrinrezeptor
STIKO	Ständige Impfkommission am Robert-Koch-Institut
Tbc	Tuberkulose
Tsd	Tausend
TVT	tiefe Venenthrombose
UFH	unfraktioniertes Heparin
UICC	Union internationale contre le cancer
VEGF	Vascular Endothelial Growth-Factor
VHF	Vorhofflimmern
WHO	World Health Organization
Z. n.	Zustand nach
ZVD	zentralvenöser Druck
ZVK	zentralvenöser Katheter

Laborwerte

Name	Zahlenwert	Einheit	Anmerkung
Albumin	3,5–5,2	g/dl	
Bikarbonat	22–26	mmol/l	
Bilirubin gesamt	< 0,9	mg/dl	
BSG	1. Stunde: 0–10 2. Stunde: 10–30	mm	
BZ	74–106	mg/dl	
Chlorid	95–112	mmol/l	
Cholinesterase	3.900–10.300 (F) 4.600–11.500 (M)	U/l	geschlechtsabhängig
CRP	< 5	mg/l	
Eisen	37–145	µg/dl	
Erythrozyten	4,2–6,3	Mio/µl	geschlechtsunabhängige Angabe
Ferritin	10–280	µg/l	geschlechts- und altersabhängig
Gesamtcholesterin	50–200	mg/dl	
Gesamteiweiß	6,4–8,3	g/dl	
Gesamttriglyzeride	< 200	mg/dl	
GOT (AST)	10–35	U/l	
GPT (ALT)	10–35	U/l	
Harnsäure	3,4–7,0	mg/dl	
Harnstoff	12,8–42,8	mg/dl	
Hb	12–18	g/dl	geschlechtsunabhängige Angabe
HDL	> 55 (F) > 45 (M)	mg/dl	
Hkt	37–52	%	geschlechtsunabhängige Angabe
Immunglobulin G	700–1600	mg/dl	
INR	0,85–1,15		keine Einheit
Kalium	3,5–5,1	mmol/l	
Kalzium (gesamt)	2,15–2,50	mmol/l	
LDH	135–214 (F) 135–225 (M)	U/l	obere Grenze geschlechtsabhängig
LDL	100–160	mg/dl	
Leukozyten	4,3–10	Tsd/µl	
Lipase	13–60	U/l	
MCH	27–34	pg	
MCHC	31,5–36	g/dl	
MCV	82–101	fl	
Natrium	136–145	mmol/l	
Pankreasamylase	13–53	U/l	
Procalcitonin quantitativ	< 0,05	ng/ml	

Name	Zahlenwert	Einheit	Anmerkung
PTT	25,9–36,6	sec	
Quick	70–130	%	
Retikulozyten	0,48–1,64	%	
Serumkreatinin	0,51–0,95 (F) 0,67–1,17 (M)	mg/dl	alters- und geschlechtsabhängig
Thrombozyten	140–400	Tsd/µl	
Transferrinsättigung	15–40	%	
TSH	0,27–4,20	µU/ml	
γ-GT	0–40	U/l	

Inhaltsverzeichnis

Inhaltsverzeichnis nach Diagnosen

Inhaltsverzeichnis nach Organsystemen

01

Akute Oberbauchschmerzen und Erbrechen

Anamnese

Eine 45-jährige Richterin wird notärztlich eingewiesen, da sie nach dem Mittagessen plötzlich starke Bauchschmerzen verspürt habe, die zunächst gürtelförmig bis in den Rücken und dann diffus in den gesamten Oberbauch ausgestrahlt hätten. Noch im Flur muss sich die Patientin bei anhaltender Übelkeit nun schon zum dritten Mal erbrechen. Wesentliche Vorerkrankungen sind nicht bekannt. Ein regelmäßiger Alkoholkonsum wird glaubhaft verneint. In der Jugend sei eine Appendektomie erfolgt.

Untersuchungsbefunde

45-jährige Frau in schmerzbedingt reduziertem AZ und leicht übergewichtigem EZ (164 cm, 68 kg, BMI 25,3). Leichter Sklerenikterus. Herz unauffällig. Lunge: li. basal Klopfschall gedämpft und abgeschwächtes Atemgeräusch, sonst vesikuläres Atemgeräusch. Abdomen: prall-elastisch gespannt mit diffusem DS im Oberbauch, nicht bretthart, Darmgeräusche nur spärlich, reizlose Appendektomienarbe. Extremitäten und neurologisch orientierend unauffällig.

Laborbefunde

Leukozyten 13,9 Tsd/µl; Erythrozyten 4,97 Mio/µl; Hb 14,5 g/dl; Hkt 42,9 %; MCV 86,3 fl; MCH 29,2 pg; MCHC 33,8 g/dl; Thrombozyten 214 Tsd/µl; Quick 114 %; INR 0,91; PTT 28 sec; Natrium 140 mmol/l; Kalium 4,3 mmol/l; Serumkreatinin 0,78 mg/dl; Harnstoff 23 mg/dl; GOT (AST) 71 U/l; GPT (ALT) 82 U/l; γ-GT 99 U/l; Bilirubin gesamt 2,9 mg/dl; Lipase 2.028 U/l; Pankreasamylase 716 U/l.

1. Wie lautet Ihre Verdachtsdiagnose? An welche Differenzialdiagnosen müssen Sie denken?

2. Nennen Sie die Ursachen der vorliegenden Erkrankung, die häufigsten zuerst.

3. Welche weiteren Untersuchungen sind von Bedeutung? Nennen Sie Gründe!

4. Welche Therapiemaßnahmen sind bei der Erkrankung sinnvoll?

5. Die Patientin möchte Näheres zum weiteren Prozedere erfahren. Was sagen Sie ihr?

6. Welche Komplikationen der Erkrankung sind relevant?

1. Verdachtsdiagnose/Differenzialdiagnosen

Anamnese, klinische Befunde und Laboruntersuchungen sprechen für eine **akute Pankreatitis** am ehesten biliärer Genese. Typisch sind der akute Oberbauchschmerz mit gürtelförmiger Ausstrahlung, Übelkeit und Erbrechen, die Palpation des sog. Gummibauchs sowie die deutlich über der Norm liegenden Pankreasenzyme (Lipase, Amylase) und die Leukozytose. Außerdem spricht der Sklerenikterus zusammen mit der laborchemischen Cholestase (Erhöhung von γ-GT und Gesamtbilirubin) für ein Gallensteinleiden als Ursache der Pankreatitis. Die linksseitige Klopfschalldämpfung und das abgeschwächte Atemgeräusch könnten durch einen assoziierten Pleuraerguss bedingt sein.

Bei der akuten Pankreatitis handelt es sich um eine Variante des **„akuten Abdomens"**, sodass auch andere häufige Ursachen bedacht werden sollten:

- **Appendizitis:** kommt hier bei Z. n. Appendektomie nicht in Betracht, sonst oft typische, besser lokalisierbare Schmerzsymptomatik.
- **Akute Cholezystitis:** ebenfalls Cholestase und Leukozytose, aber keine Erhöhung der Pankreasenzyme.
- **Gallenkolik** bei Gallensteinpassage im Ductus cysticus. Eine Choledocholithiasis kann die akute Pankreatitis bei Verlegung des Pankreasgangs auslösen (wie am ehesten bei dieser Patientin).
- **Perforation** z. B. eines Ulkus (Magen oder Duodenum) oder bei Sigmadivertikulitis; Suche nach freier Luft im Röntgenbild (Abdomenleeraufnahme im Stehen oder in Linksseitenlage).
- **Mechanischer Ileus:** eher Hyperperistaltik und hochgestellte Darmgeräusche, ggf. Spiegelbildung bei Röntgen-Abdomen im Stehen.
- **Mesenterialinfarkt:** schwierige Diagnosefindung mit sequenziellem klinischen Bild (mit schmerzfreiem Intervall), je nach Ursache Erhöhung von Serumlaktat, CRP, Leukozyten.
- **Myokardinfarkt:** ähnliche Schmerzsymptomatik je nach Lage des Infarkts möglich, EKG und Herzenzyme zum Ausschluss empfohlen.
- **Lungenembolie mit Pleuritis:** zum Ausschluss EKG, Echo, D-Dimere und ggf. bildgebende Maßnahmen (Röntgen-Thorax, CT-Thorax mit Kontrastmittel).
- **Gynäkologische Ursache:** z. B. Adnexitis, stielgedrehte Ovarialzyste oder Extrauteringravidität.

Merke

Die Serumamylase ist nicht pankreasspezifisch. Sie kann bei extrapankreatischen Erkrankungen erhöht sein, z. B. bei Parotitis und Niereninsuffizienz (aufgrund der renalen Elimination). Die Diagnose ist allein anhand der typischen Symptomatik und Erhöhung der Serumlipase möglich.

2. Ursachen

Unabhängig von der Ursache führt die akute Pankreatitis zur **vorzeitigen Aktivierung proteolytischer Enzyme** und deren Übertritt in das Interstitium des Pankreas. Die Folge ist eine ödematöse Entzündung, die durch die **Autodigestion (teil)nekrotisierend verlaufen** kann. Ursachen sind in absteigender Häufigkeit:

- **Gallensteinleiden** (50–60 %): Eine Choledocholithiasis führt zur biliären Pankreatitis.
- **Alkoholabusus** (30–40 %): häufig auch als Schub einer chronischen Pankreatitis.
- **Andere Ursachen** (ca. 10 %):
  - Iatrogen (z. B. ERCP-assoziiert, nach Bauchoperationen).
  - Medikamente (z. B. Diuretika, Glukokortikoide, Virustatika).
  - Virusinfektionen (z. B. Hepatitisviren, Mumps, HIV, CMV).
  - Andere Obstruktion des Pankreasgangs (Pancreas divisum, Tumor, Narben).
  - Penetrierendes Magen- oder Duodenalulkus mit Begleitpankreatitis.
  - Schwere Hypertriglyzeridämie.
  - Hyperkalzämie (primärer Hyperparathyreoidismus).
  - Hereditär (z. B. Mutation des Trypsinogen-Gens).

3. Weitere Untersuchungen

Zur Beurteilung des Schweregrads der Entzündung, der Genese und möglicher Komplikationen sind weitere Untersuchungen notwendig:

- **Laboruntersuchung:** ergänzend CRP, LDH, Serumkalzium.
- **Abdomensonografie:** Beurteilung des Pankreas (Nekrosen, Abszesse, Pseudozysten) und insbesondere der Gallenwege mit Suche nach Gallensteinen sowie extrahepatischer Cholestase, häufig nur eingeschränkt beurteilbar (z. B. bei Meteorismus).
- **Endosonografie:** sensitives Verfahren für den Nachweis von Gallengangsteinen und Ausschluss eines Pankreastumors.
- **Abdomen-CT:** sensitivste Untersuchung zum Nachweis des Pankreasödems und eventueller Nekrosen (frühestens nach 3 Tagen in der CT abgrenzbar) sowie Organstatus (Abszesse, Pseudozysten, Verkalkung), auch als Verlaufsuntersuchung sinnvoll. Durchführung allgemein nur bei zu erwartenden Konsequenzen empfohlen (Punktion/Drainage).
- **Röntgen-Thorax** zur Beurteilung möglicher Pleuraergüsse.
- **Abdomen-Röntgenübersicht** im Stehen oder Linksseitenlage zum Nachweis freier Luft (bei Perforation) und Suche nach Pankreasverkalkung (Zeichen für chronische Pankreatitis).
- **MRCP:** als diagnostische Maßnahme zur Beurteilung des biliären Systems möglich.
- **Feinnadelpunktion** (sonografisch oder CT-gesteuert) bei Verdacht auf nekrotisierende Pankreatitis für zytologische und bakteriologische Untersuchungen.

Da die **nekrotisierende Pankreatitis** eine frühzeitige intensivmedizinische Therapie erfordert, sind ihre diagnostischen Kriterien von besonderer Bedeutung. (Score-Systeme haben erst nach 48 Stunden einen ausreichenden prädiktiven Wert): Gesamtkalzium im Serum < 2 mmol/l, CRP > 15 mg/dl, LDH > 350 U/l, Leukozytose > 16.000/µl, Blutzuckererhöhung, Hämatokriterhöhung (Mann > 43 %, Frau > 39 %) und Hypoxämie.

Merke

Schweregrad und Ausmaß der Erkrankung korrelieren nicht mit der Höhe der Serumlipase.

4. Therapie

Im Vordergrund steht eine **engmaschige Überwachung** (klinisches Bild, Vitalparameter, Laborparameter, bildgebende Maßnahmen) zur rechtzeitigen Aufdeckung von Komplikationen, die intensivmedizinisch behandelt werden sollten. Folgende **Allgemeinmaßnahmen** sind unabhängig von der Ursache indiziert:

- **Ernährung:** Nahrungskarenz bis Schmerzfreiheit etabliert ist. Anschließend Beginn einer enteralen Ernährung. Vorteilhaft gegenüber parenteraler Ernährung durch Rückgang infektiöser Komplikationen. Parenterale Ernährung nur, wenn orale Aufnahme nach etwa zweitägiger Therapie nicht möglich erscheint. **Magensonde** nicht generell, sondern nur bei Erbrechen und Subileus/Ileus.
- **Volumensubstitution:** häufig hohe parenterale Volumengabe unter ZVD-Kontrolle oder hämodynamischem Monitoring (z. B. Pulskonturanalyse) notwendig.
- **Bedarfsgerechte Analgesie:** bei geringeren Schmerzen z. B. Metamizol, bei stärkeren Schmerzen Opioide wie Pethidin oder Buprenorphin. Opioide können den durch die Pankreatitis bestehenden paralytischen Ileus verstärken.
- **Antibiotische Abdeckung** bei schwerer/nekrotischer Verlaufsform (nicht bei ödematöser Form ohne Cholangitis), z. B. Carbapenem oder Ciprofloxacin, je in Kombination mit Metronidazol für 10–14 Tage.
- **Thromboseprophylaxe** z. B. mit niedermolekularem Heparin und Kompressionsstrümpfen.
- Gegebenenfalls Stressulkusprophylaxe mit PPI.
- **Kausale Therapie** bei biliärer Ursache (Ikterus, Cholestase) durch **therapeutische ERC** (endoskopische retrograde Cholangiografie ohne Darstellung des Pankreasgangs, da Aggravation der Entzündung möglich) mit Möglichkeit der Steinextraktion und Papillotomie.
- **Minimal-invasive Verfahren** (lokale perkutane Drainage und Spülung) bei Pankreasabszessen und Pankreaspseudozysten > 5 cm, die sich nicht spontan zurückbilden.
- **Chirurgische Therapie** bei infizierten Pankreasnekrosen und anders nicht zu kontrollierenden Pan-

kreasabszessen, die insbesondere in der Akutphase mit einer erhöhten Letalität verbunden sind.

5. Prozedere

Die Patientin sollte zunächst über die notwendige stationäre Aufnahme, die Nahrungskarenz bis zum Erreichen der Schmerzfreiheit, die Therapiemaßnahmen sowie mögliche Komplikationen aufgeklärt werden. Meistens (ca. 80 %) verläuft die akute Pankreatitis ödematös und heilt komplett aus. Bei Beschwerdefreiheit sollte ein frühzeitiger, vorsichtiger Kostaufbau (fettarm) erfolgen.

Nach Abklingen der akuten Erkrankung steht zudem die **Rezidivprophylaxe** im Vordergrund. Aufgrund der biliären Ursache der akuten Pankreatitis und des symptomatischen Steinleidens kann bei der Patientin eine **elektive Cholezystektomie** diskutiert werden, die im weiteren Verlauf nach Abklingen der akuten Entzündung meist laparoskopisch durchgeführt werden kann.

6. Komplikationen

Die akute Pankreatitis ist wegen des möglichen nekrotisierenden Verlaufs eine potenziell lebensbedrohliche Erkrankung. Aufgrund der komplexen Pathophysiologie mit Freisetzung verschiedener Enzyme und Toxine sind **multiple Organschäden** möglich:

- Bakterielle Infektion der Nekrosen und Sepsis.
- Blutungen ins Retroperitoneum und nach intestinal bei Gefäßarrosion.
- Hypovolämischer Schock durch Flüssigkeits- und Blutverluste.
- Verbrauchskoagulopathie (DIC).
- Akutes Nierenversagen durch Volumenmangel und toxische Nierenschädigung.
- Akutes Lungenversagen (ARDS).
- Thrombosen der Pfortader und Milzvene.
- Pankreasabszess.
- Ausbildung von postnekrotischen Pseudozysten im Verlauf.

Zusammenfassung

Die **akute Pankreatitis** ist eine plötzliche ödematöse Entzündung des Organs, die nekrotisierend verlaufen kann und potenziell lebensbedrohlich ist. Die häufigsten **Ursachen** sind Gallensteinleiden und Alkoholabusus. Typische **Symptome** sind akute Oberbauchschmerzen mit gürtelförmiger Ausstrahlung und ein prall-elastisch gespanntes Abdomen („Gummibauch"). **Diagnostisch** im Vordergrund stehen eine erhöhte Serum-Lipase und eine Cholestase bei biliärer Genese. Mit bildgebenden Verfahren (Abdomensonografie, Endosonografie, ggf. CT Abdomen) werden mögliche Nekrosen beurteilt. Die **Komplikationen** betreffen multiple Organe (z. B. Sepsis, hypovolämischer Schock, Nierenversagen, Lungenversagen). Die **Therapie** umfasst eine häufig hohe Volumensubstitution, adäquate Schmerztherapie, möglichst frühzeitige enterale Ernährung, antibiotische Therapie bei nekrotisierender Verlaufsform sowie intensivmedizinische Maßnahmen bei Komplikationen und eine kausale Therapie bei biliärer Genese. Nach Abklingen der akuten Pankreatitis ist die **Rezidivprophylaxe** von Bedeutung (z. B. Sanierung der Gallenwege, Alkoholkarenz).

02

Thoraxschmerz, Dyspnoe und Tachykardie

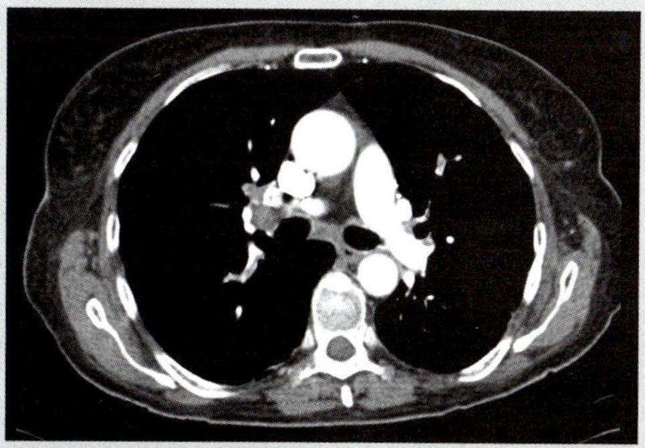

Anamnese

Sie übernehmen eine 54-jährige Patientin (167 cm, 58 kg) von der Notaufnahme auf Ihre Station. Sie wurde mit plötzlich einsetzender Dyspnoe und Tachypnoe (AF 32/min), einer Tachykardie (HF 105/min) und diffusen Thoraxschmerzen notärztlich eingewiesen (BD 110/85 mmHg). Seit einer Woche trägt die Patientin am linken Unterschenkel eine Gipsschiene, da sie sich bei einem Treppensturz eine Bandverletzung des oberen Sprunggelenks zugezogen hat. Im ruhig gestellten Bein habe sie vor 3 Tagen einen ziehenden Schmerz bemerkt, es sei aber nicht wesentlich geschwollen gewesen. Sie sei Nichtraucherin. An Medikamenten nehme sie momentan ein Östrogenpräparat zur Osteoporoseprophylaxe sowie Kalzium und Vitamin D ein. Sie sichten die bisher durchgeführte Diagnostik der Patientin, dabei fällt Ihnen unter anderem folgendes CT-Bild auf (➤ Bild [T547]).

1. **Welche Diagnose stellen Sie aufgrund Anamnese und Bildgebung? An welche Differenzialdiagnosen müssen Sie denken?**

2. **Worauf achten Sie bei der körperlichen Untersuchung besonders? Warum?**

3. **Wie gehen Sie diagnostisch weiter vor? Welche Wertigkeit haben die verfügbaren Untersuchungsmethoden?**

4. **Welche Erstmaßnahmen haben die Kollegen wohl durchgeführt?**

5. **Wie setzen Sie die Therapie fort? Was gilt es dabei zu beachten?**

1. Diagnose/Differenzialdiagnosen

Obwohl die Symptome eher unspezifisch sind, lassen sie im Zusammenhang mit den prädisponierenden Faktoren (Immobilisation, Einnahme eines Östrogenpräparats) am ehesten an eine **Lungenembolie** denken. Markant sind dabei der plötzliche Beginn der Beschwerden (Dyspnoe, Tachykardie, Tachypnoe) und die intermittierenden Schmerzen des ruhig gestellten Beins, die vermutlich durch eine tiefe Venenthrombose ausgelöst wurden. Manchmal findet sich Husten, selten auch mit Hämoptysen (blutiger Auswurf). Außerdem sind Synkopen möglich.

Die Lungenembolie ist in dem **CT-Bild mit Kontrastmittel** (➤ Abb. 2.1) gut zu erkennen. Die Pfeile markieren einen Teil der ausgedehnten Lungenembolie mit embolischem Material in einem Ast der rechten A. pulmonalis (Pfeil 1). Partiell werden die Emboli von Kontrastmittel umflossen (Pfeil 2). Auch in den linken Ästen der A. pulmonalis sind Emboli nachzuweisen (nicht markiert).

Aufgrund der geringen Spezifität der Symptome kommt der **Differenzialdiagnostik** eine besondere Bedeutung zu. Abhängig von den führenden klinischen Symptomen muss dabei vor allem an folgende Erkrankungen gedacht werden:

- **Akute thorakale Schmerzen:** Akutes Koronarsyndrom, wobei die thorakalen Schmerzen häufig besser lokalisierbar sind, meist retrosternal, und oft ausstrahlen. Eine etwaige Dyspnoe entwickelt sich eher allmählich. Denkbar wäre auch eine Perikarditis oder Pleuritis sowie eine Aortendissektion.
- **Bei akuter Dyspnoe:** Spontanpneumothorax, Lungenödem, Hyperventilation, Exazerbation einer COPD, Asthmaanfall, die hier jeweils unwahrscheinlich erscheinen.

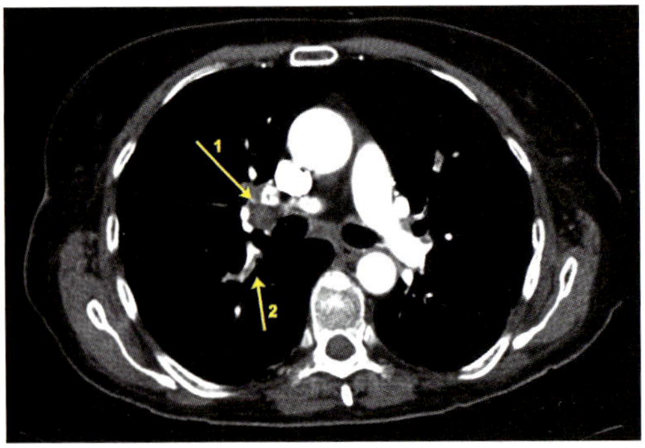

Abb. 2.1 Lungenembolie in der CT-Bildgebung mit Kontrastmittel. [T547]

Merke

Eine Lungenembolie kann asymptomatisch verlaufen oder bei entsprechender Größe fatale Ausmaße annehmen. In Deutschland sterben jährlich innerhalb der ersten 2 Wochen nach Diagnosestellung ca. 40.000 Patienten an den Folgen einer Lungenembolie (Letalitätsrate 11 %).

2. Besonderheiten bei der körperlichen Untersuchung

Bei der körperlichen Untersuchung ist auf die klinischen Zeichen einer **tiefen Venenthrombose** zu achten. Anamnestisch sollte nach Spannungsgefühl, Schmerzen, Überwärmung und Schwellung mit Umfangsdifferenz und peripherer Zyanose des Beins gefragt werden. Zusätzlich können bei der Untersuchung die typischen Zeichen (Wadenkompressionsschmerz, Fußsohlendruckschmerz, druckempfindliche tiefe Beinvenen) imponieren.

Da die Venenthrombose als Grundvoraussetzung einer Lungenembolie betrachtet werden kann, ist die Suche nach der ursächlichen Thrombose hilfreich, auch wenn die entsprechenden klinischen Zeichen in vielen Fällen trotz Lungenembolie fehlen.

Merke

Das Prüfen des Homans-Zeichens (Schmerz der Wade bei Dorsalflexion des Fußes) kann zur Dislokation des Thrombus führen und sollte daher unterbleiben.

3. Art und Wertigkeit der Untersuchungen

Von Bedeutung ist die initiale Risikoeinschätzung bei Verdacht auf eine akute Lungenembolie, um eine an die Dringlichkeit angepasste diagnostische und therapeutische Strategie wählen zu können. Ein **hohes Risiko** mit akut lebensbedrohlicher Situation besteht bei (kardiogenem) Schock und persistierender Hypotonie (Blutdruck systolisch < 90 mmHg, Blutdruck-Abfall um > 40 mmHg über > 15 min). Bei diesem medizinischen Notfall sollte als Methode der 1. Wahl sofort eine **CT-Angiografie der Pulmonalarterien** durchgeführt werden, sowie bei nicht verfügbarer CT eine **Echokardiografie** (Zeichen der rechtsventrikulären Dysfunktion).

Bei **nicht hohem Risiko** und hämodynamisch stabilen Patienten sollte die klinische Wahrscheinlichkeit für das Vorliegen einer Lungenembolie ermittelt werden (z. B. anhand des Wells-Score aus einer Kombination von Anamnese, klinischen Symptomen und Untersuchungsbefunden). Bei niedrigem oder mittlerem Risiko werden zunächst die **D-Dimere** bestimmt (hoher negativer prädiktiver Wert). Bei positiven Werten schließt sich eine **CT-Angiografie** an, die bei hoher klinischer Wahrscheinlichkeit sofort erfolgen sollte und bei unauffälligem Ergebnis eine Lungenembolie ausschließt.

Weitere diagnostische Verfahren, die ergänzend oder alternativ durchgeführt werden können, sind:

- **Lungenperfusionsszintigrafie:** Vergleich mit Röntgen-Thoraxbild oder mit Ventilationsszintigramm kann Perfusionsdefekt als Folge des Embolus darstellen. Alternative zur CT, aber weniger spezifisch, jedoch hoher negativer prädiktiver Wert.
- **BNP** und **Troponine (T/I)** können als prognostische Marker verwendet werden. Ein Anstieg spricht für einen schwereren Verlauf (DD akutes Koronarsyndrom).
- **Blutgasanalyse (BGA):** Je nach Schweregrad zeigen sich eine Hypoxie und Hypokapnie, die bei kleinen Embolien fehlen können.
- **EKG:** Normalbefund möglich, oft nur Sinustachykardie. Der klassische S_IQ_{III}-Typ als Zeichen einer Rechtsherzbelastung ist selten. Möglich sind auch ein (inkompletter) Rechtsschenkelblock und ein sog. P-pulmonale.
- **Röntgen-Thorax:** häufig Normalbefunde, bei Lungeninfarkt und Infarktpneumonie zeigen sich keilförmige Verschattungen, evtl. Atelektasen und geringere Zeichnung von Gefäßen möglich.
- **Pulmonalisangiografie:** „Goldstandard", da höchste Sensitivität und Spezifität, aber aufgrund des invasiven Charakters nur noch selten indiziert.
- **Beinvenenduplexsonografie:** ggf. Nachweis einer verursachenden Phlebothrombose.
- **Thrombophiliediagnostik:** nicht in der akuten Situation, sondern frühestens 3 Monate nach Abklingen des thrombembolischen Ereignisses bei unklarer Ätiologie der Lungenembolie, jungen Patienten, positiver Familienanamnese und Rezidiven.

Merke

Negative D-Dimere schließen eine frische Lungenembolie mit großer Wahrscheinlichkeit aus (hoher negativer prädiktiver Wert). Da sie jedoch auch bei vielen anderen Ursachen (z. B. Sepsis, Pneumonie, Aortendissektion, postoperativ oder nach Traumen, Einnahme von Gerinnungshemmern) positiv sein können, beweisen sie die Diagnose nicht.

4. Erstmaßnahmen

Je nach Ausdehnung der Lungenembolie kann sich ein lebensbedrohliches Krankheitsbild bis hin zu einer Reanimationspflicht (Hoch-Risiko-Lungenembolie) entwickeln. Als Akuttherapie sind folgende Maßnahmen etabliert:

- **Sauerstoffgabe** in Abhängigkeit der Pulsoxymetrie.
- **Halbsitzende Lagerung** und zunächst **Immobilisation,** um weitere Embolien zu verhindern. Vorsichtiger Patiententransport in der Prähospitalphase.
- Bolusgabe von **Heparin** i. v.
- Bei Schmerzen **Analgesie.**
- Gegebenenfalls **Sedierung,** z. B. mit Midazolam.
- Bei Patienten im Schock je nach Blutdruck ggf. Schockbehandlung (z. B. Kristalloide, Katecholamine).

Merke

Aufgrund möglicher nachfolgender Fibrinolyse keine i. m.-Injektionen.

5. Fortsetzung der Therapie

Die Therapie wird abhängig vom Risiko und der hämodynamischen Stabilität des Patienten fortgesetzt:

- **Antikoagulation:** Prinzipiell werden Emboli durch die fibrinolytische Autoaktivität der Lunge aufgelöst und die Gefäße rekanalisiert. Bei hämodynamisch stabilen Patienten genügt die Gabe von **niedermolekularem Heparin** oder **Fondaparinux.** Bei Patienten mit hohem Blutungsrisiko oder schwerer Niereninsuffizienz wird **unfraktioniertes Heparin** zur Prophylaxe weiterer Embolien und zur Senkung der Letalität empfohlen. Die Heparingabe wird im Verlauf überlappend durch eine **orale Antikoagulation** mit einem Cumarinderivat bei Erreichen des therapeutischen Bereichs (2,0–3,0 INR) ersetzt. Die Dauer der **Langzeitprophylaxe** beträgt mindestens 3 Monate (transienter Risikofaktor) oder ist zeitlich unbegrenzt (z. B. bei aktiver Krebserkrankung). Inzwischen sind zur Therapie und Rezidivprophylaxe der Lungenembolie und von venösen Thromben auch neue Antikoagulanzien (NOACs) zugelassen, wie die direkten Faktor-Xa-Inhibitoren Rivaroxaban und Apixaban sowie der direkte Thrombin-Inhibitor Dabigatran.
- **Thrombolyse:** bei hämodynamischer Instabilität mit persistierender Hypotension (gesicherte Hoch-Risiko-Lungenembolie) fibrinolytische Therapie mit Alteplase (rt-PA), Streptokinase oder Urokinase zur Auflösung des Embolus.
- **Rekanalisationstherapie:** bei Versagen der vorgenannten Therapiemaßnahmen oder Kontraindikation und schwerster Rechtsherzinsuffizienz **Kathetermethoden** (mechanische oder lokale Lyse) oder operative **pulmonale Embolektomie** (mit oder ohne Herz-Lungen-Maschine; mit hoher Letalität verbunden.)

Der routinemäßige Einsatz von **Vena-cava-Filtern** wird nicht empfohlen, nur bei absoluter Kontraindikation gegen eine Antikoagulation oder hohem Rezidivrisiko (z. B. nach neurochirurgischen Eingriffen). Dabei ist eine zeitliche Begrenzung mit wieder entfernbaren Filtern anzustreben.

Zusammenfassung

Eine **Lungenembolie** entsteht durch Verschluss einer Lungenarterie mit einem venösen Thrombus auf dem Boden einer tiefen Venenthrombose, die häufig klinisch nicht imponiert. Von Bedeutung ist die initiale Risikoeinschätzung (hohes Risiko bei hämodynamischer Instabilität). Bildgebende Verfahren sind zum **Nachweis eines Embolus** Methode erster Wahl (CT-Angiografie). Da sich eine Lungenembolie zu einem lebensbedrohlichen Krankheitsbild entwickeln kann, sind zügige **Akutmaßnahmen** bei gesicherter Diagnose entscheidend. Nur bei Hoch-Risiko-Lungenembolie sollte eine Thrombolyse erfolgen. In den übrigen Fällen eröffnen sich durch die spontane fibrinolytische Aktivität der Lungen verstopfte Gefäße, eine Antikoagulation sollte unmittelbar mit Heparin begonnen werden. Im Anschluss an die Akutphase steht die **Rezidivprophylaxe** im Vordergrund, die mit einem Cumarinderivat oder einem neuen Antikoagulanz erfolgen kann.

03

Gewichtsabnahme und Herzrasen

Anamnese

Eine 65-jährige Patientin stellt sich in Ihrer Praxis mit Gewichtsabnahme (9 kg in 3 Monaten), Herzrasen und Belastungsdyspnoe vor. Außerdem klagt sie über vermehrtes Schwitzen, Schlaflosigkeit und Durchfall. Sie gibt an, sich in letzter Zeit häufig zittrig und innerlich unruhig zu fühlen. Zudem sei sie neuerdings leicht reizbar, was häufig zu Familienstreitigkeiten führen würde. Außer einer langjährig bekannten Osteoporose, die mit Vitamin D und Kalzium behandelt wird, sei sie nicht krank. Die Rentnerin lebt seit dem Tod ihres Ehemannes vor 5 Monaten bei ihrer Tochter. Sie gibt an, seit ihrem 35. Lebensjahr täglich eine Schachtel Zigaretten zu rauchen. Alkohol trinke sie selten, der Appetit sei unverändert gut. Außerdem berichtet sie, dass sie große Angst hat, an Krebs zu leiden. Ihr Mann sei an „Blutkrebs" verstorben und habe ebenfalls häufig geschwitzt und deutlich abgenommen.

Untersuchungsbefunde

65-jährige Frau in leicht reduziertem AZ und schlankem EZ (169 cm, 63 kg; Bild [T127]). HF 140/min, BD 135/65 mmHg, AF 19/min, Temperatur 38,2 °C. Haut/Schleimhäute: unauffällig. Kopf: Exophthalmus beidseits, Bindehäute beidseits gerötet, ansonsten unauffällig. Hals: Struma colli WHO-Grad I–II, SD schluckverschieblich mit Schwirren in Auskultation. LK: unauffällig. Herz: HT rein, unregelmäßige Tachykardie mit peripherem Pulsdefizit, keine pathologischen Geräusche. Lunge: sonorer KS, vesikuläres Atemgeräusch bds., keine RG. Abdomen: Bauchdecken weich, kein Druckschmerz, keine Resistenzen, Leber und Milz palpatorisch nicht vergrößert, positive Darmgeräusche. Nierenlogen indolent. Extremitäten: keine Ödeme, periphere Pulse gut tastbar. Neurologisch orientierend unauffällig.

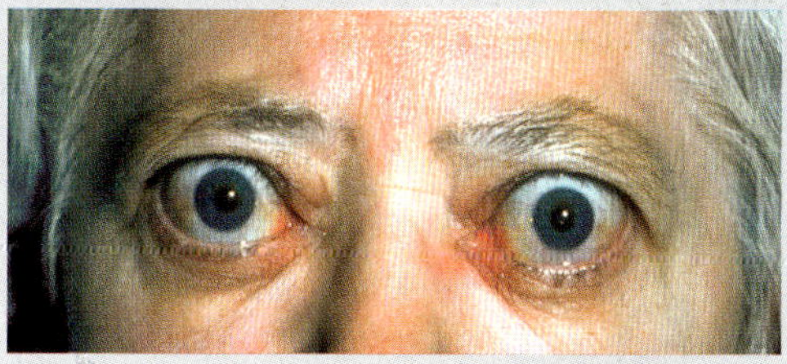

1. **Welche Verdachtsdiagnose stellen Sie? Beschreiben Sie kurz Pathophysiologie und klinisches Bild dieser Erkrankung!**

2. **Welche Differenzialdiagnosen ziehen Sie in Betracht?**

3. **Welches diagnostische Vorgehen veranlassen Sie? Welche Befunde erwarten Sie?**

4. **Die Untersuchungsergebnisse bestätigen Ihre Arbeitsdiagnose. Welche Therapie leiten Sie ein?**

5. **Was wissen Sie über Symptomatik und Behandlungsmöglichkeiten einer endokrinen Orbitopathie?**

6. **Was raten Sie jüngeren Patientinnen bezüglich einer Schwangerschaft?**

1. Verdachtsdiagnose/Pathophysiologie/klinisches Bild

Die Symptome Gewichtsverlust, Herzrasen, Zittrigkeit, Nervosität, Durchfall, vermehrtes Schwitzen (Hyperhidrosis) und Schlaflosigkeit sowie die Untersuchungsbefunde einer diffus vergrößerten Schilddrüse (Struma) und einer Tachyarrhyhmia absoluta lassen an das Vorliegen einer **Hyperthyreose mit begleitendem Vorhofflimmern** denken. Dafür spricht auch die mit 38,2 °C erhöhte Körpertemperatur. Da außerdem ein Exophthalmus (➤ Bild) und ein Schwirren der Schilddrüse als typische klinische Zeichen einer **Basedow-Krankheit** vorliegen, kann am ehesten von dieser Form der Autoimmunthyreopathie ausgegangen werden.

Die Basedow-Krankheit ist die häufigste Ursache der Hyperthyreose (etwa ⅔ der Fälle). Pathogenetisch kommt es zu einer Autoimmunreaktion gegen den TSH-Rezeptor mit Bildung stimulierender Antikörper, sog. **TRAK** (= TSH-**R**ezeptor-**A**utoanti**k**örper).

Klassischerweise manifestiert sich die Erkrankung mit der Symptomkonstellation Tachykardie, Struma und Exophthalmus, die als **„Merseburger Trias"** bekannt ist und bei etwa 50 % der Patienten vorliegt. Weitere Symptome sind:

- Gewichtsabnahme trotz vermehrtem Appetit, Durchfall, vermehrtes Schwitzen und Wärmeintoleranz, Polydipsie.
- Blutdruckamplitude > 60 mmHg.
- Feinschlägiger Tremor.
- Verminderte Leistungsfähigkeit, Nervosität und Bewegungsunruhe.
- Prätibiales Myxödem (nicht wegdrückbar).

Merke

Das Beschwerdebild der Hyperthyreose ist stark altersabhängig. Während jüngere Patienten von Heißhunger, Schwitzen, Tremor und Polydipsie berichten, stehen bei älteren Patienten oft Gewichtsverlust, kardiale Symptome (Vorhofflimmern, Herzinsuffizienz) und depressive Verstimmung im Vordergrund.

2. Differenzialdiagnosen

Die Patientin zeigt das klassische klinische Bild einer Hyperthyreose auf dem Boden einer Basedow-Krankheit. Differenzialdiagnostisch sollten in Erwägung gezogen werden:

- Andere Erkrankungen mit hyperthyreoter Stoffwechsellage, wie eine diffuse oder multinoduläre **Schilddrüsenautonomie,** eine **Hashimoto-Thyreoiditis** in der initialen hyperthyreoten Phase, ein hormonproduzierendes papilläres oder follikuläres **Schilddrüsenkarzinom** und eine Hyperthyreosis factitia (= exogene Zufuhr von Schilddrüsenhormonen).
- Ein **extrathyreoidales Malignom,** da die Patientin über B-Symptome klagt (Gewichtsabnahme > 10 % des KGs in 6 Monaten, Leistungsknick und Hyperhidrosis). Aufgrund der Raucheranamnese und der Belastungsdyspnoe (die in unserem Fall wahrscheinlich auf das sekundäre Vorhofflimmern zurückzuführen ist) sollte u. a. an ein Bronchialkarzinom gedacht werden. Die Symptome Tachykardie, Schwitzen, Zittrigkeit und Gewichtsabnahme könnten auch auf ein Phäochromozytom hinweisen.
- Durch **Medikamente** induzierte Hyperthyreose, z. B. durch Amiodaron.
- **Funktionelle Beschwerden,** z. B. postmenopausales Syndrom mit vermehrtem Schwitzen und psychischen Symptomen oder larvierte Depression (dies sind Ausschlussdiagnosen!).

3. Diagnostisches Vorgehen und Befunde

Zur Differenzialdiagnostik sollten Sie folgende Untersuchungen in die Wege leiten:

- Kleines Blutbild und Differenzialblutbild.
- Schilddrüsenparameter: TSH, freies T_3, freies T_4, bei Verdacht auf Basedow-Krankheit zusätzlich TRAK und Anti-TPO-AK (Antikörper gegen thyreoidale Peroxidase, häufiger positiv bei Hashimoto-Thyreoiditis).
- Schilddrüsensonografie und -szintigrafie.

- Feinnadelpunktion zur zytologischen Diagnostik bei tumorverdächtigem Befund der Schilddrüse, z. B. bei kaltem Knoten in Szintigrafie.
- EKG (Rhythmus?).
- Röntgen-Thorax in 2 Ebenen (Hinweis auf Tumor oder sonstige Ursache für Gewichtsabnahme?), CT-Thorax im Falle eines weiter abklärungsbedürftigen Befunds.
- Abdomensonografie (Hinweis auf Tumor oder sonstige Ursache für Gewichtsabnahme?).
- Bei Verdacht auf Phäochromozytom Bestimmung von Adrenalin und Noradrenalin bzw. deren Abbauprodukten im 24-h-Sammelurin.

Liegt, wie bei unserer Patientin, eine Basedow-Krankheit vor, sehen die Untersuchungsergebnisse typischerweise folgendermaßen aus:

- **Labor:** Blutbild und Differenzialblutbild unauffällig; TSH ↓, freies T_3 und freies T_4 ↑, TRAK positiv (> 95 % der Fälle), Anti-TPO-AK positiv (> 70 % der Fälle).
- **Schilddrüsensonografie:** diffuse Echoarmut des Schilddrüsenparenchyms mit oder ohne Volumenzunahme.
- **Schilddrüsenszintigrafie:** vermehrte Speicherung im Sinne einer diffusen Hyperthyreose.
- **EKG:** Sinustachykardie oder Vorhofflimmern.
- **Röntgen-Thorax:** nach retrosternal reichende Weichteilverschattung als Korrelat einer Struma colli.

4. Therapie

Die Basedow-Krankheit wird initial hoch dosiert mit einem Thyreostatikum aus der Gruppe der Thionamide **(Thiamazol, Carbimazol, Propylthiouracil)** behandelt. Diese Substanzen hemmen die Schilddrüsenhormonsynthese durch Blockade der thyreoidalen Peroxidase und verhindern dadurch die Iodierung von Tyrosin zu den aktiven Hormonen. Zu beachten ist ein verzögerter Wirkungseintritt (Latenz ca. 1 Woche), da diese Medikamente die Inkretion der bereits iodierten Hormone nicht verhindern. Anfangs sind laborchemische Kontrollen in vierwöchigen Abständen (TSH, fT_3, fT_4) sinnvoll. Therapieziel ist die Normalisierung des TSH-Werts. Da als Nebenwirkungen eine reversible Knochenmarkdepression bis hin zu Agranulozytose sowie eine Hepatotoxizität beschrieben sind, sollten initial und regelmäßig im Verlauf ein kleines Blutbild und die Transaminasen zusätzlich bestimmt werden.

Nach Normalisierung des fT_4-Spiegels sollte die Dosis des Thionamids so reduziert werden, dass eine euthyreote Stoffwechsellage aufrechterhalten wird. Da bei etwa 50 % der Patienten nach einer sechs- bis zwölfmonatigen thyreostatischen Therapie eine dauerhafte Remission eintritt, wird nach dieser Zeit ein Auslassversuch unternommen. Bei einem Rezidiv sollte als definitive Therapie eine **subtotale Schilddrüsenresektion** oder **Radioiodtherapie** evaluiert werden.

Zusätzlich sollte einschleichend ein Betablocker verordnet werden, da er die Symptome der Hyperthyreose dämpft, die durch einen erhöhten β-adrenergen Tonus verursacht werden (Palpitationen, Tachykardie, psychische Anspannung, Hitzeintoleranz). Hierfür eignet sich besonders **Propranolol,** da es nicht kardioselektiv wirkt und neben seiner antagonistischen Wirkung an Betarezeptoren auch die Konversion von T_4 zu T_3 hemmt (Therapie des Vorhofflimmerns ➤ Fall 26).

Merke

Thyreostatika können allergische Blutbildveränderungen bis hin zur Agranulozytose hervorrufen. Bei Fieber müssen sich die Patienten unverzüglich einer Blutbildkontrolle unterziehen.

5. Endokrine Orbitopathie

Eine endokrine Orbitopathie, die durch immunologische Prozesse im Bereich der Augenhöhle hervorgerufen wird, äußert sich u. a. durch Exophthalmus (➤ Bild), Fremdkörpergefühl, Lidretraktion, Konjunktivitis, retrobulbäres Druckgefühl und Doppelbilder. In ausgeprägten Fällen ist ein Visusverlust möglich.

Da sich die endokrine Orbitopathie in der Regel spontan bessert, ist meist lediglich eine **symptomatische Behandlung** erforderlich (künstliche Tränenflüssigkeit, Schutz der Augen vor hellem Licht und Staub,

Schlafen mit erhöhtem Oberkörper). Bei mehr als 80 % der Patienten mit endokriner Orbitopathie besteht ein langjähriger Nikotinabusus, weswegen man den Betroffenen empfiehlt, das Rauchen zu beenden. Nur in schweren Fällen, in denen konservative Therapieversuche erfolglos bleiben, werden eine Glukokortikoid-Stoßbehandlung, eine Bestrahlung des Retrobulbärraums oder eine chirurgische Dekompression in Erwägung gezogen.

6. Prognose bei Schwangerschaft

Patientinnen mit einer unbehandelten Basedow-Krankheit oder unter antithyreoidaler Therapie sollte **von einer Schwangerschaft abgeraten** werden, da neben einer erhöhten Rate an Frühaborten auch mit einem deutlich erhöhten Risiko für **Schwangerschaftskomplikationen** zu rechnen ist (u. a. Frühgeburtlichkeit, Eklampsie, Totgeburt). Kinder von Basedow-Patientinnen weisen einerseits ein höheres Risiko für eine **neonatale Thyreotoxikose** auf, da transplazentar TRAK übertragen werden. Klinische Manifestationen sind ein verzögertes intrauterines Wachstum sowie eine persistierende fetale Tachykardie. Bei Einnahme von Thionamiden während der Schwangerschaft besteht hingegen die Gefahr einer fetalen Hypothyreose mit Wachstumsstörung und Retardierung. Außerdem wirken Thionamide teratogen.

Zusammenfassung

Die hyperthyreote Stoffwechsellage bei der **Basedow-Krankheit** entsteht durch eine Autoimmunreaktion gegen den TSH-Rezeptor mit Produktion stimulierender Antikörper (TRAK). Typische **Symptome** sind Gewichtsabnahme, Herzrasen, Nervosität und Hyperhidrosis. **Differenzialdiagnostisch** ist v. a. an eine Schilddrüsenautonomie oder eine Thyreoiditis zu denken. **Laborchemisch** ist die Erkrankung durch den Nachweis eines supprimierten TSH-Spiegels bei erhöhtem freien T_3 und T_4 gekennzeichnet. Die **Therapie** besteht aus einer sechs- bis zwölfmonatigen thyreostatischen Medikation, die in 50 % zur Ausheilung führt. Bei einem **Rezidiv** wird eine Radiojodtherapie oder eine Schilddrüsenresektion durchgeführt.

04

Husten und Hämoptysen

Anamnese

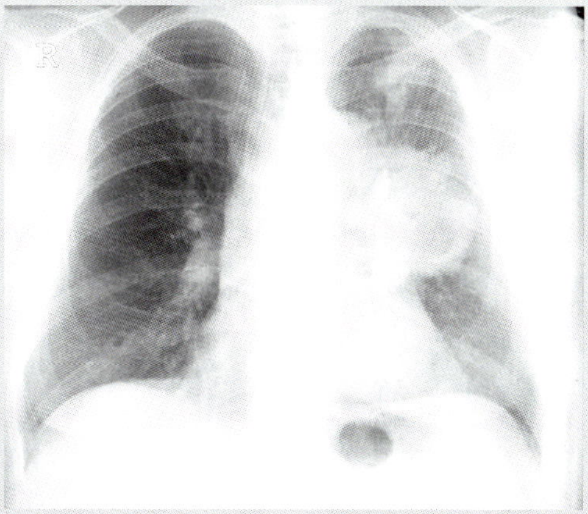

Ein 54-jähriger Postbote klagt über produktiven Husten mit bräunlichem Auswurf, der sich seit 2 Monaten hartnäckig halte, sowie über eine neu aufgetretene, belastungsabhängige Atemnot, v.a. beim Treppensteigen. Außerdem habe er an Gewicht verloren. Wie viel wisse er nicht, aber mehrere Bekannte hätten ihn bereits darauf angesprochen. Gestern seien ihm Blutfäden im Sputum aufgefallen, die ihn so sehr beunruhigten, dass er umgehend einen Termin in Ihrer Praxis vereinbarte.

Dem Patienten wurde vor 8 Jahren die Gallenblase entfernt. Ansonsten sei er immer kerngesund gewesen. Er gibt an, seit seinem 16. Lebensjahr täglich ein Päckchen Zigaretten zu rauchen. Alkohol trinke er selten. Bei der körperlichen Untersuchung finden Sie, abgesehen von einem leicht reduzierten EZ und AZ, keine Auffälligkeiten. Sie nehmen dem Patienten Blut ab, schreiben ein EKG und lassen ein Röntgenbild des Thorax anfertigen. Während die Laborbefunde und das EKG unauffällig sind, ergibt das Röntgen des Thorax folgendes Bild (➤ Bild [T547]).

1. **Welche Verdachtsdiagnose stellen Sie? Welche Differenzialdiagnosen kommen infrage?**
2. **Sie weisen den Patienten ins Krankenhaus ein. Welche weiteren Untersuchungen sollten Ihre Kollegen durchführen?**
3. **Wie wird die Erkrankung histologisch eingeteilt? Wie legt man das Tumorstadium fest?**
4. **Welche Therapie sollte der Patient erhalten und wie sieht die Prognose aus?**
5. **Es fällt ein Serumnatriumspiegel von 110 mmol/l bei hyperosmolarem Urin (350 mosm/kg) auf. Was könnte die Ursache sein?**

1. Verdachts- und Differenzialdiagnose

Die Symptome Husten, Belastungsdyspnoe, Hämoptysen (blutig tingierter Auswurf) und Gewichtsabnahme in Kombination mit der Raucheranamnese sprechen für ein **Bronchialkarzinom.** Das Röntgenbild (➤ Abb. 4.1) untermauert die Verdachtsdiagnose.

Differenzialdiagnosen bei Husten mit blutigem Auswurf sind eine Lungentuberkulose, Pneumonie, Bronchitis, Bronchiektasen, benigne Raumforderungen der Lunge (z. B. Chondrom, Neurinom, Fibrom), Lungenmetastasen eines extrapulmonalen Malignoms sowie ein pulmorenales Syndrom (z. B. Goodpasture-Syndrom).

Merke

Das Bronchialkarzinom ist die häufigste Krebstodesursache bei Männern und die dritthäufigste bei Frauen (nach Brust- und Darmkrebs). Es wird meist in fortgeschrittenen Stadien diagnostiziert, da es keine Frühsymptome verursacht. Jeder Husten, der länger als 4–6 Wochen andauert, sollte unverzüglich abgeklärt werden, ebenso ein veränderter Hustencharakter bei Patienten mit chronischem Husten, z. B. bei COPD.

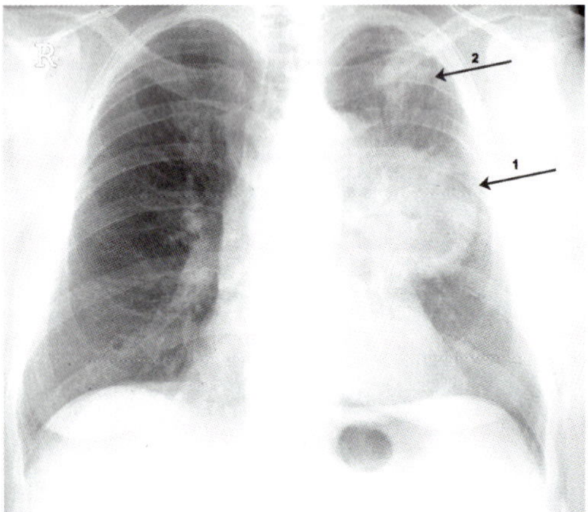

Abb. 4.1 Röntgen-Thorax mit Bronchialkarzinom mit großer Raumforderung links perihilär (Pfeil 1) und kleinerer Raumforderung links apikal (Pfeil 2, z. B. Metastase). [T547]

2. Diagnostisches Vorgehen

Ziel ist die Sicherung der Erkrankung sowie die Feststellung der anatomischen Ausbreitung. Neben Anamnese, körperlicher Untersuchung und dem Röntgen des Thorax in 2 Ebenen (hier aus Platzgründen nur p. a.-Aufnahme dargestellt) sollten folgende basisdiagnostische Maßnahmen durchgeführt werden:

- **CT-Thorax mit Kontrastmittel inkl. Oberbauchschnitte:** u. a. zur Diagnosestellung und Lokalisationsdiagnostik vor einer weiterführenden invasiven Untersuchung.
- **Bronchoskopie mit Probebiopsie:** wichtigstes Verfahren zur Diagnosesicherung. Alternative Verfahren zur histologischen Diagnosesicherung sind abhängig von der Tumorlokalisation u. a. Sputumzytologie, Nadelaspiration, Ultraschall- oder CT-gesteuerte transthorakale Punktion, Mediastinoskopie und Thorakoskopie.
- **Abdomen-Sonografie** zur Metastasensuche (vor allem Leber und Nebennieren), evtl. ergänzend **Abdomen-CT.**
- **Lungenfunktionstests** (z. B. Plethysmografie, Spirometrie, Spiroergometrie) und **Blutgasanalyse** zur Abschätzung der Operabilität bei resektablem Tumor.
- **Tumormarker** (z. B. NSE, CEA, CYFRA) zur Verlaufskontrolle und Nachsorge. Sie sind für die Früherkennung ungeeignet.

Nach histologischer Sicherung eines Bronchialkarzinoms sind für die Feststellung der anatomischen Ausbreitung **(Staging)** weitere Untersuchungen erforderlich (z. B. FDG-PET/CT-Untersuchung, CT/MRT Schädel, Knochenszintigrafie, bronchiale oder ösophageale ultraschallgesteuerte Punktionen).

Merke

Beim Bronchialkarzinom gibt es vier typische Lokalisationen für hämatogene Fernmetastasen: Leber, Gehirn, Nebennieren und Knochen (bes. Wirbelsäule).

3. Histologische Einteilung

Man unterscheidet das kleinzellige Bronchialkarzinom (SCLC, Small Cell Lung Cancer) vom nicht kleinzelligen Bronchialkarzinom (NSCLC, Non-small Cell Lung Cancer), das wiederum in drei Untergruppen unterteilt wird (➤ Tab. 4.1).

Seit dem Jahr 2010 gilt die 7. Auflage der TNM-Klassifikation, die zu einer Anpassung der Stadieneinteilung der UICC geführt hat:

- **T:** Ausdehnung des Primärtumors; je nach Größe und Infiltration des Tumors Zuordnung zu TIS, T1, T2, T3 oder T4.
- **N:** Vorhandensein und Lokalisation befallener regionärer Lymphknoten; je nachdem ob bzw. wo der Patient Lymphknotenmetastasen aufweist, erfolgt die Zuordnung zu N0, N1, N2 oder N3 (kontralateraler Befall).
- **M:** Vorhandensein von Fernmetastasen; M0 bedeutet keine Fernmetastasierung; M1 bedeutet Metastasen in der kontralateralen Lunge, maligner Pleurabefall (M1a) oder Fernmetastasierung (M1b).

Aus dem Resultat der TNM-Klassifikation leitet sich die **Stadieneinteilung nach UICC** ab. Abhängig von der Größe des Primärtumors sowie der Lymphknoten- und Fernmetastasierung erfolgt die Zuordnung zu den Stadien **0, Ia, Ib, IIa, IIb, IIIa, IIIb** oder **IV.**

Da das **SCLC** zum Diagnosezeitpunkt meist schon weit fortgeschritten ist, kann auch eine **vereinfachte Stadieneinteilung** verwendet werden. Man unterscheidet:

- **Very Limited Disease:** T1–2, N0–1.
- **Limited Disease:** Tumor auf eine Thoraxhälfte beschränkt.
- **Extensive Disease:** Tumorausbreitung auf kontralaterale Lunge und/oder Fernmetastasen.

Wie in der WHO-Klassifikation vorgegeben, werden die Grade der Differenzierung G1 (gut), G2 (mäßig) und G3 (schlecht differenziert) für Plattenepithelkarzinome, Adenokarzinome und adenosquamöse Karzinome verwendet. Dagegen werden kleinzellige und großzellige Karzinome als G4 (undifferenziert) eingestuft.

4. Therapie

Die Therapie erfolgt abhängig vom histologischen Befund und vom Tumorstadium in interdisziplinärer Absprache. Da die Leitlinien sehr genau zwischen den einzelnen Tumorstadien differenzieren, sind die Therapieempfehlungen komplex. Beim **NSCLC** bis maximal Stadium IIIa (bis T3N1M0) ist die **radikale Resektion** (i.d.R. Lobektomie) mit systematischer ipsilateraler Lymphknotendissektion als potenziell kuratives Verfahren die Therapie der Wahl. Die chirurgischen Maßnahmen können durch adjuvante oder neoadjuvante **Radio- und/oder Chemotherapie** ergänzt werden. Zum Zeitpunkt der Erstdiagnose sind lediglich ein Drittel der Patienten operabel. Bei Inoperabilität, Ablehnung der OP sowie fortgeschrittenem Tumorstadium kommen Radio- und Chemotherapieverfahren einzeln oder kombiniert zum Einsatz.

Für das **SCLC** besteht nur in begrenzten Erkrankungsstadien (Very Limited und Limited Disease) ein kurativer Therapieansatz. Nur im Stadium der Very Limited Disease wird eine chirurgische Resektion mit (neo-)adjuvanter Chemotherapie empfohlen. Im Stadium Limited Disease gilt als Standard die **kombinierte Radio-/Chemotherapie.** Liegt bereits eine Extensive Disease vor, ist die therapeutische Intention palliativ. Es wird eine **Polychemotherapie** durchgeführt, bestrahlt werden lediglich

Tab. 4.1 Histologische Einteilung des Bronchialkarzinoms.

	Histologie	Häufigkeit	Lokalisation	Metastasierung	Rauchen als Risikofaktor
SCLC	Kleinzelliges Karzinom	15 %	Meist zentral	Sehr früh	+++
NSCLC	Plattenepithelkarzinom	40 %	Meist zentral	Früh	+++
	Adenokarzinom	35 %	Meist peripher	Spät	+
	Großzelliges Karzinom	10 %	Meist zentral	Früh	+++

Gehirn- und Knochenmetastasen sowie lokale Komplikationen (z. B. bei oberer Einflussstauung).

Zusätzlich werden sowohl beim NSCLC als auch beim SCLC **palliative Verfahren** eingesetzt (z. B. tracheobronchiale Stents, endobronchiale Lasertherapie, Gabe von Bisphosphonaten bei Knochenmetastasen).

Die **Prognose** ist insgesamt schlecht, entscheidend sind das Tumorstadium und der histologische Typ. Beim NSCLC ist die Prognose deutlich besser als beim SCLC (wegen früher Fernmetastasierung) und bei lokal begrenzten, resektablen Tumoren deutlich besser als bei inoperablen Tumoren.

Merke

Symptome, die durch das Einwachsen des Tumors in Nachbarorgane hervorgerufen werden (z. B. Horner-Syndrom bei Infiltration des Ganglion stellatum), sprechen in der Regel für eine infauste Prognose.

5. Hyponatriämie bei Bronchialkarzinom

Die wahrscheinlichste Ursache für die Hyponatriämie ist das **SIADH** (Syndrom der inadäquaten **ADH**-Sekretion). Dieses ist gekennzeichnet durch eine **pathologisch erhöhte ADH-Produktion,** die zu Wasserretention und Verdünnungshyponatriämie führt. Im Labor imponiert ein erniedrigtes Serumnatrium bei hyperosmolarem Urin. Die Symptome sind unspezifisch und reichen von Übelkeit und Kopfschmerzen bis zum Koma. Therapeutisch steht die Flüssigkeitsrestriktion an erster Stelle. Das schwere, symptomatische SIADH wird zusätzlich vorsichtig mit hypertoner Kochsalzlösung i. v. behandelt. Dabei darf der Serumnatriumspiegel um **nicht mehr als 12 mmol in 24 Stunden** angehoben werden, da eine zu schnelle Korrektur der Hyponatriämie eine **pontine Myelinolyse** auslösen kann. Schleifendiuretika und ADH-Antagonisten (in klinischer Erprobung) sind weitere therapeutische Optionen.

Das SIADH gehört zu den **paraneoplastischen Syndromen,** die beim Bronchialkarzinom in ca. 10 % der Fälle auftreten. Sie sind tumorassoziiert, werden aber nicht durch die lokale Wirkung des Tumors oder seiner Metastasen hervorgerufen. Stattdessen gehen sie auf die Produktion von hormonähnlichen Substanzen, deren Sekretion typischerweise keinem physiologischen Regelkreis unterliegt, oder auf Tumor-getriggerte Autoimmunreaktionen zurück. Besonders häufig werden sie beim SCLC beobachtet. Die Symptome von paraneoplastischen Syndromen korrelieren nicht mit der Größe des Primärtumors und können zeitlich vor der Diagnose des Grundleidens oder im Verlauf auftreten.

Zusammenfassung

Das Bronchialkarzinom stellt die häufigste Krebstodesursache bei Männern und die dritthäufigste bei Frauen dar. **Hauptrisikofaktor** für das Bronchialkarzinom ist das Rauchen. Die **Leitsymptome** sind Husten, Hämoptysen, Dyspnoe und Gewichtsabnahme. Paraneoplastische Syndrome treten beim Bronchialkarzinom in 10 % der Fälle auf. **Differenzialdiagnostisch** ist v. a. an Lungenmetastasen, eine benigne Raumforderung und eine Lungentuberkulose zu denken. Die wichtigsten **diagnostischen Maßnahmen** sind die Bronchoskopie mit Biopsie sowie Röntgen- und CT-Thorax. **Histologisch** unterscheidet man zwischen dem kleinzelligen (SCLC) und dem nichtkleinzelligen Bronchialkarzinom (NSCLC). Die **Therapie** der Wahl erfolgt in lokal begrenzten Stadien primär chirurgisch (radikale Resektion und Lymphknotendissektion). Bei fortgeschrittenen Stadien, nichtresektablem Tumor oder Inoperabilität werden Chemo- und/oder Radiotherapie eingesetzt. Die **Prognose** ist insgesamt schlecht, da die Diagnose meist erst in fortgeschrittenen Erkrankungsstadien gestellt wird (insbesondere beim SCLC).

Depression, Gewichtszunahme und Amenorrhö

Anamnese

Eine 23-jährige Bankangestellte, die sich wegen einer Depression in psychiatrischer Behandlung befindet, kommt zum Ausschluss eines somatischen Grundleidens in die Ambulanz. Neben einer generellen Antriebslosigkeit klagt die Patientin über Muskelschwäche und Gewichtszunahme (11 kg in 6 Monaten). Sie berichtet, dass sie vor 10 Monaten Zwillinge zur Welt gebracht habe, die aufgrund ihrer psychischen Situation bei Pflegeeltern untergebracht seien. Ihre Menstruation habe nach der Entbindung noch nicht wieder eingesetzt. Während der Schwangerschaft seien bei ihr eine Hypertonie und eine Glukosurie bei gestörter Glukosetoleranz aufgefallen, ansonsten habe sie keine Vorerkrankungen.

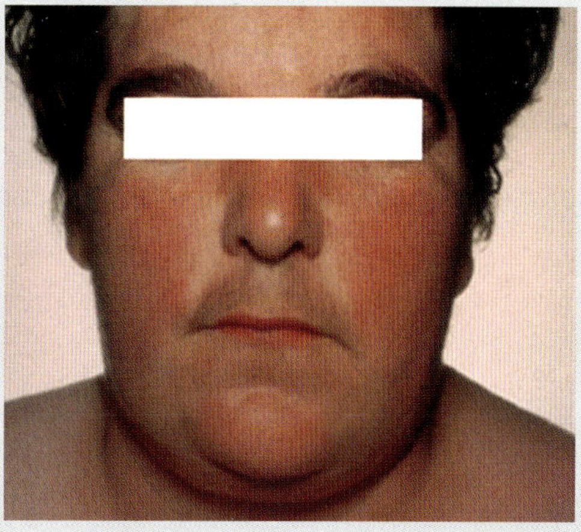

Untersuchungsbefunde

23-jährige Frau mit stammbetonter Adipositas (161 cm, 78 kg, BMI 30,1 kg/m^2). BD 170/90 mmHg. Kopf: rotes, rundes Gesicht (➤ Bild [E273]). Haut: starke Körperbehaarung; multiple Hämatome an den Beinen; zahlreiche 1–2 cm breite, rotviolette, zackig begrenzte, streifige Hautveränderungen im Bereich des unteren und mittleren Abdomens; Hirsutismus. Ansonsten ist die körperliche Untersuchung unauffällig.

1. **Wie lautet Ihre Verdachtsdiagnose? Welche Differenzialdiagnosen erwägen Sie?**
2. **Nennen Sie die verschiedenen Ursachen, die zu dieser Erkrankung führen können!**
3. **Wie sichern Sie Ihre Verdachtsdiagnose?**
4. **Welche Therapie schlagen Sie vor?**
5. **Erklären Sie, wie es zu Hypertonie, Amenorrhö und Muskelschwäche kommt!**

1. Diagnose/Differenzialdiagnosen

Sowohl die Symptomatik der Patientin mit Depression, Muskelschwäche, Gewichtszunahme und Amenorrhö, als auch der klinische Untersuchungsbefund mit Vollmondgesicht, Plethora (rote Wangen durch Hyperämie), Stammfettsucht, Hirsutismus (vermehrte Behaarung mit männlichem Verteilungsmuster), Striae rubrae, Hämatomen und arterieller Hypertonie sind typisch für das **Cushing-Syndrom.**

Differenzialdiagnostisch kommen in Betracht:

- Erneute Schwangerschaft (als Ursache für Amenorrhö und Gewichtszunahme) in Kombination mit alimentärer Adipositas und Depression.
- Stein-Leventhal-Syndrom = polyzystisches Ovarialsyndrom (PCO).

Interdisziplinärer Verweis zur Gynäkologie: Das **polyzystische Ovarialsyndrom** ist eines der häufigsten Stoffwechselstörungen geschlechtsreifer Frauen. Es ist gekennzeichnet durch Hyperandrogenismus (Hirsutismus, Akne, Alopezie), Zyklusstörungen (Oligo-/Amenorrhö, Fertilitätsstörungen) und polyzystische Ovarien. Übergewichtige Frauen sind deutlich häufiger betroffen. Das Syndrom geht mit einem erhöhten Risiko für Diabetes und kardiovaskuläre Erkrankungen einher.

2. Ätiologie

Die häufigste Ursache des Cushing-Syndroms ist die iatrogene Langzeittherapie mit Glukokortikoiden, man spricht in diesem Fall auch von einem **exogenen Cushing-Syndrom.** Demgegenüber steht das **endogene Cushing-Syndrom,** das anhand seiner Ätiologie noch einmal unterteilt wird in:

- **ACTH-abhängiges Cushing-Syndrom** (85 % der endogenen Fälle): Es liegt meist ein ACTH-produzierendes Hypophysenadenom zugrunde. Seltener sind eine ektope, paraneoplastische ACTH-Produktion, häufig im Rahmen eines kleinzelligen Bronchialkarzinoms (➤ Fall 04) oder eine ektope CRH-Produktion ursächlich.
- **ACTH-unabhängiges Cushing-Syndrom** (15 % der endogenen Fälle): Die Patienten leiden meist an einem Adenom oder Karzinom der Nebennierenrinde, selten auch an einer nodulären adrenalen Hyperplasie.

Merke

Die **Nomenklatur** kann leicht verwirren:

- **Cushing-Syndrom** ist der Oberbegriff für alle Zustände, die mit pathologisch erhöhten Glukokortikoidspiegeln einhergehen.
- Von einer **Cushing-Krankheit** (= Morbus Cushing) spricht man nur, wenn ein ACTH-produzierendes Hypophysenadenom der Grund für die inadäquat hohen Glukokortikoidspiegel ist.
- Beim **zentralen Cushing-Syndrom** sind ein Hypophysenadenom oder eine hypothalamische Überfunktion die Ursache.
- Beim **adrenalen Cushing-Syndrom** ist ein Nebennierenrindentumor für den Hyperkortisolismus verantwortlich.
- Beim **paraneoplastischen Cushing-Syndrom** besteht eine ektope ACTH-Produktion.

3. Diagnostik

Bei Verdacht auf ein iatrogenes Cushing-Syndrom ist die Diagnose anhand der Medikation des Patienten meist leicht zu stellen. Aufwendiger ist das Vorgehen bei Verdacht auf ein endogenes Cushing-Syndrom. Die Diagnostik besteht dann aus mehreren Schritten.

Im **ersten Schritt** wird mithilfe eines hormonanalytischen Verfahrens geklärt, ob tatsächlich eine inadäquat vermehrte Kortisolproduktion vorliegt. Dazu wird mindestens eine der folgenden Untersuchungen durchgeführt:

- **Niedrig dosierter Dexamethason-Hemmtest:** Einnahme von 2 mg Dexamethason oral um Mitternacht und Bestimmung der Kortisolkonzentration am Folgemorgen um 8 Uhr:
  - Die endogene Kortisolproduktion wird physiologischerweise durch exogene Glukokortikoide gehemmt. Diese Suppression ist beim Cushing-Syndrom aufgehoben.

- Adipositas, Alkoholabusus und Stress können zu einem falsch positiven Testergebnis führen.
- **Kortisol-Tagesprofil:** Bestimmung der Blut- oder Speichelkortisolkonzentration um 8, 20 und 24 Uhr. Typisch für das Cushing-Syndrom ist das Fehlen eines Kortisolabfalls in der ersten Nachthälfte.
- **24-Stunden-Kortisolwert im Urin:** bei Cushing-Syndrom deutlich erhöht.

Falls die Tests den Verdacht auf ein endogenes Cushing-Syndrom bestätigen, wird in einem **zweiten Schritt** der Plasma-ACTH-Spiegel bestimmt:

- Ist dieser **supprimiert,** liegt wahrscheinlich ein Nebennierenrindentumor vor.
- Ist er **normal oder erhöht,** kommen ätiologisch sowohl ein ACTH-produzierendes Hypophysenadenom als auch eine ektope ACTH-Produktion infrage.

Zur Differenzierung nutzt man die Tatsache, dass die hormonellen Feedback-Mechanismen bei der Cushing-Krankheit im Gegensatz zur ektopen ACTH-Produktion zumindest teilweise intakt sind. Folgende Untersuchungen können Aufschluss geben (➤ Tab. 5.1):

- **Hoch dosierter Dexamethasonhemmtest:** Gabe von 8 mg Dexamethason an 2 aufeinanderfolgenden Tagen um 24 Uhr.
  - Bei einer **Cushing-Krankheit** ist der negative Feedback-Mechanismus intakt, d. h. die Plasmakortisolwerte sind nach Glukokortikoidgabe niedrig.
  - Bei **ektoper ACTH-Produktion** ist dieser negative Feedback-Mechanismus aufgehoben und es zeigt sich kein Abfall des Plasmakortisols.
- **CRH-Test:** Messung des ACTH- und Kortisol-Serumspiegels vor und zu definierten Zeitpunkten nach i. v.-Gabe von CRH:
  - Bei der **Cushing-Krankheit** ist die CRH-Stimulierbarkeit der Hypophyse und der Nebennierenrinde erhalten. Der ACTH-Basalspiegel ist hochnormal oder erhöht; nach CRH-Gabe kommt es zu einem deutlichen Anstieg des ACTH- und Kortisolspiegels.
  - Bei der **ektopen ACTH-Produktion** ist die Stimulierbarkeit durch CRH aufgehoben. Der ACTH-Basalspiegel ist erhöht; nach CRH-Gabe kommt es nicht bzw. nur zu einem geringen Anstieg des ACTH- und Kortisolspiegels.

Abhängig von den hormonanalytischen Ergebnissen werden in einem **dritten Schritt** bildgebende Verfahren (➤ Tab. 5.1) zur Lokalisationsdiagnostik eingesetzt.

Merke

Die Diagnose einer pathologisch erhöhten Kortisolsekretion kann nicht anhand eines einzelnen Serumkortisolspiegels gestellt werden, da die Nebennierenrinde Kortisol beim Gesunden mit einer **zirkadianen Rhythmik** sezerniert (in der ersten Nachthälfte fällt die Freisetzung ab, in den frühen Morgenstunden steigt sie an).

Tab. 5.1 Übersicht der Diagnostik beim Cushing-Syndrom

	Zentrales Cushing-Syndrom	Paraneoplastisches (ektopes) Cushing-Syndrom	Adrenales Cushing-Syndrom
Plasma-ACTH-Spiegel	→ oder ↑	↑	↓
Suppression der Kortisolsekretion im hoch dosierten Dexamethason-Hemmtest	Ja	Nein	Nein
ACTH-Anstieg im CRH-Test	Ja	Nein	Nein
Lokalisationsdiagnostik	Darstellung der Hypophyse mittels CT, MRT (**cave:** Mikroadenome häufig nicht darstellbar)	Tumorsuche! Unter anderem Röntgen-Thorax, da Bronchialkarzinom häufigste Ursache	Darstellung der Nebennieren mittels CT, MRT, Endosonografie, Szintigrafie, Angiografie

4. Therapie

Die Therapie richtet sich nach der Ursache:

- **Iatrogenes Cushing-Syndrom:** Die Glukokortikoidzufuhr sollte reduziert werden, sofern es die Grunderkrankung zulässt. Dies muss vorsichtig und schrittweise erfolgen, um eine Nebenniereninsuffizienz zu vermeiden. 7,5 mg Prednisolonäquivalent pro Tag gelten als Richtwert für die Cushing-Schwellendosis beim Erwachsenen, allerdings mit erheblichen interindividuellen sowie alters- und geschlechtsbedingten Unterschieden.
- **Cushing-Krankheit:** Maßnahme der ersten Wahl ist die transnasale/transsphenoidale Adenomentfernung. Bei erfolgloser OP oder Kontraindikation Bestrahlung der Hypophyse.
- **Adrenales Cushing-Syndrom:** Adrenalektomie auf betroffener Seite. Postoperativ müssen Glukokortikoide substituiert werden, bis sich die kontralaterale Nebenniere erholt hat.
- **Paraneoplastisches Cushing-Syndrom** oder **inoperables Nebennierenrindenkarzinom:** medikamentöse Blockierung der Kortisolsynthese.

5. Weitere Folgen des Cushing-Syndroms

Kortisol besitzt eine **mineralokortikoidartige Wirkkomponente.** Durch Interaktion mit dem Aldosteronrezeptor führt es zu einer vermehrten Natrium- und Wasserretention sowie einer verstärkten Kaliumausscheidung. Bei Hyperkortisolismus kommt es folglich zu einer **Hypertonie,** seltener auch zu einer Hypokaliämie. Kortisol besitzt zudem eine **androgenartige Wirkkomponente,** welche für die Symptome **Amenorrhö,** Hirsutismus und Akne verantwortlich ist. Außerdem erhöht Kortisol durch Stimulation der Glukoneogenese die Glukosekonzentration im Blut **(diabetogene Wirkung).** Als Substrat verwendet der Körper Aminosäuren, die z. B. aus der Muskulatur und dem Knochen gewonnen werden **(katabole Wirkung),** sodass **Muskelschwäche und Osteoporose** resultieren.

Zusammenfassung

Die häufigste **Ursache** des Cushing-Syndroms ist die iatrogene Glukokortikoidgabe, gefolgt vom Hypophysenadenom (Cushing-Krankheit). Die wichtigsten **Symptome** sind Stammfettsucht, Vollmondgesicht, Striae rubrae, Muskelschwäche, Hypertonie, diabetogene Stoffwechsellage, Osteoporose und psychische Veränderungen. Bei Frauen kommen Amenorrhö und Hirsutismus hinzu. **Differenzialdiagnostisch** muss das Cushing-Syndrom v. a. von der alimentären Adipositas mit metabolischem Syndrom abgegrenzt werden. In der **Diagnostik** sind hormonanalytische Untersuchungen wegweisend. Die **Therapie** richtet sich nach der Ursache. Beim iatrogenen Cushing-Syndrom sollte die Glukokortikoidtherapie nach Möglichkeit langsam schrittweise ausgeschlichen werden. Beim Hypophysenadenom und dem Nebennierentumor stehen operative Maßnahmen an erster Stelle.

06

Dyspnoe, Ödeme und Leistungsknick

Anamnese

Sie werden als Notarzt zu einem 76-jährigen Patienten gerufen, der über eine seit mehreren Tagen bestehende und zuletzt stark progrediente Luftnot klagt. Die Ehefrau berichtet, dass ihr Mann seit einigen Wochen körperlich kaum noch belastbar ist, besonders Treppensteigen bereite ihm Probleme. Da sich das Schlafzimmer im ersten Stock befinde und ihr Mann ohnehin nicht flach liegen könne, habe er seit einigen Tagen halbsitzend in einem Sessel im Wohnzimmer geschlafen. Der Patient fügt hinzu, dass seine Beine in letzter Zeit stark angeschwollen seien und er deutlich an Gewicht zugenommen habe (8 kg in 3 Wochen). Nachts müsse er mehrmals zur Toilette. Bezüglich Vorerkrankungen berichtet er von einem langjährigen Bluthochdruck.

Untersuchungsbefunde

76-jähriger Mann in akut reduziertem AZ bei schlankem EZ (179 cm, 84 kg). Kopf und Hals: leichte Lippenzyanose, deutliche Halsvenenstauung, ansonsten unauffällig. Herz: HT rein, rhythmisch, keine pathologischen Geräusche, HF 95/min, BD 180/90 mmHg. Lunge: beidseits grobblasige, feuchte RG, rechs basal abgeschwächtes Atemgeräusch mit Dämpfung in Perkussion und aufgehobener Atemverschieblichkeit. Abdomen unauffällig. Nierenlager beidseits frei. Extremitäten: massive Beinödeme bds., ansonsten unauffällig. Neurologisch orientierend unauffällig.

1. **Wie lautet Ihre Verdachtsdiagnose? Wie helfen Sie dem Patienten in dieser Akutsituation?**
2. **Nennen Sie die wichtigsten Ursachen dieser Erkrankung!**
3. **Wie heißt die gebräuchlichste Stadieneinteilung dieser Erkrankung? Welches Stadium liegt bei dem Patienten vor?**
4. **Welche Primärdiagnostik sollte im Krankenhaus durchgeführt werden?**
5. **Beschreiben Sie Pathogenese und Therapie dieser Erkrankung!**
6. **Wie schätzen Sie die Prognose des Patienten ein?**

1. Verdachtsdiagnose

Dyspnoe, Orthopnoe, periphere Ödeme, obere Einflussstauung, Nykturie, Leistungsknick und Lippenzyanose bei einem Patienten mit langjährig bekannter arterieller Hypertonie sprechen für eine **dekompensierte Herzinsuffizienz.** Dazu passt auch der pulmonale Untersuchungsbefund, der ein Lungenödem mit rechtsseitigem Pleuraerguss nahelegt. ➤ Tabelle 6.1 zeigt eine Übersicht typischer Symptome der Herzinsuffizienz.

Nach Etablierung von EKG-, Sauerstoffsättigungs- und Blutdruckmonitoring sollte der Notarzt zur **Therapie der dekompensierten Herzinsuffizienz** folgende Maßnahmen durchführen bzw. evaluieren:

- Oberkörperhochlagerung.
- Legen eines peripheren Zugangs.
- Sauerstoffgabe, wenn $SpO_2 < 90\,\%$.
- Nitroglyzerin sublingual oder i. v. zur Vorlastsenkung (Gabe nur bei systolischem Blutdruck >110 mmHg, um Hypotension zu vermeiden).
- Schnell wirksames Schleifendiuretikum i. v. (z. B. Furosemid) zur Vorlastsenkung.
- Morphin i. v. zur subjektiven Linderung der Atemnot, Abschirmung und Minderung der Sympathikusaktivität (Gabe in der Regel in Kombination mit Antiemetikum).
- Bei Hypotonie/kardiogenem Schock positiv inotrop wirkende Substanzen i. v. (z. B. Dobutamin).
- Bei respiratorischer Insuffizienz NIV-Beatmung; falls ineffektiv oder nicht toleriert Intubation.

Unser Patient sollte nach der Durchführung der Erstmaßnahmen in eine nahe gelegene Klinik transportiert werden. Dort sollte eine Rekompensation unter engmaschiger Kontrolle von Ein- und Ausfuhr sowie der Serumelektrolyte erfolgen und ein Pleuraerguss ggf. entlastet werden.

Tab. 6.1 Symptomatik der Herzinsuffizienz. Bei Globalherzinsuffizienz treten sowohl Symptome der Links- als auch der Rechtsherzinsuffizienz auf.

	Linksherzinsuffizienz	Rechtsherzinsuffizienz
Rückwärtsversagen	Symptomatik resultiert aus Stauung vor dem linken Herz: ▪ Dyspnoe. ▪ Orthopnoe. ▪ Asthma cardiale (anfallsartige nächtliche Atemnot mit Husten). ▪ Rotbraunes Sputum (durch Herzfehlerzellen = hämosiderinhaltige Alveolarmakrophagen im Sputum). ▪ Lungenödem. ▪ Galopprhythmus und 3. Herzton. ▪ Tachykardie.	Symptomatik resultiert aus Stauung vor dem rechten Herz: ▪ Obere Einflussstauung (prominente Hals- und Zungengrundvenen). ▪ Ödeme, Anasarka. ▪ Cirrhose cardiaque und Aszites. ▪ Hepatosplenomegalie und pos. hepatojugulärer Reflux. ▪ Stauungsgastritis mit Appetitlosigkeit. ▪ Gewichtszunahme. ▪ Pleura- und Perikarderguss. ▪ Nykturie.
Vorwärtsversagen	Symptomatik resultiert aus inadäquat niedrigem Herzzeitvolumen: ▪ Leistungsminderung und Schwäche. ▪ Zerebrale Funktionsstörungen. ▪ Periphere Zyanose. ▪ Beeinträchtigung peripherer Organfunktionen (z. B. Leber, Niere).	

2. Ätiologie der Herzinsuffizienz

Man unterscheidet grundsätzlich zwischen der akuten und der chronischen Herzinsuffizienz. Eine Herzinsuffizienz ist Folge verschiedener Grunderkrankungen, in deren Rahmen sie sich meist langsam entwickelt, insbesondere, wenn die Grunderkrankung nicht ausreichend behandelt wird. Die führenden **Ursachen einer Herzinsuffizienz** sind:

- **Koronare Herzkrankheit** (in ⅔ der Fälle).
- **Arterielle Hypertonie.**
- **Klappenvitien** (am häufigsten Aortenklappenstenose und Mitralklappeninsuffizienz).
- Brady- und tachykarde **Herzrhythmusstörungen.**
- **Erworbene Kardiomyopathien,** z. B. toxisch (häufig Alkohol- bzw. Zytostatika-induziert) oder infektiös (z. B. bei Myokarditis).
- **Familiäre Kardiomyopathien,** z. B. dilatative oder hypertrophe Kardiomyopathie.
- Perikarderkrankungen, z. B. konstriktive Perikarditis oder Perikarderguss.

3. Stadieneinteilung

Die Einteilung des klinischen Schweregrades erfolgt nach der **NYHA-Klassifikation** (New York Heart Association) anhand der Beschwerden bei körperlicher Belastung: **Stadium I:** normale körperliche Belastbarkeit, keine Beschwerden. **Stadium II:** Beschwerden bei stärkerer körperlicher Belastung. **Stadium III:** Beschwerden bereits bei leichter körperlicher Belastung. **Stadium IV:** Beschwerden bei allen körperlichen Tätigkeiten und in Ruhe.

Bei diesem Patienten liegt ein **NYHA-Stadium IV** vor.

4. Primärdiagnostik

Folgende Maßnahmen sollten zur Diagnosesicherung und Therapieplanung durchgeführt werden:

- **12-Kanal-EKG:** zur Beurteilung von Grundrhythmus, Reizleitungsstörungen, Ischämie- oder Hypertrophiezeichen.
- **Röntgen-Thorax** in 2 Ebenen mit Fragestellung pulmonaler Stauung, Pleuraergüssen und Herzgröße.
- **Echokardiografie:** zur Beurteilung der systolischen und diastolischen Funktion, der Wandbewegung und der Herzklappenfunktion.
- **Labor:** u. a. Herzenzyme zum Ausschluss eines akuten Koronarsyndroms, Nierenwerte und Elektrolyte, Leberwerte, Werte des Eisenstoffwechsels, Blutbild und Infektionsparameter. Bestimmung von natriuretischen Peptiden (BNP oder NT-proBNP).

Merke

Die **empfindlichste Laboruntersuchung** bei Herzinsuffizienz ist der Nachweis eines **erhöhten BNP** oder **NT-proBNP,** die bei Volumenbelastung des Herzens vermehrt sezerniert werden (typischerweise bei kardialer Dekompensation, Tachykardie und Lungenembolie) und mit der Schwere der Herzinsuffizienz korrelieren.

5. Pathogenese/Therapie

Eine Herzinsuffizienz entsteht, wenn die Pumpleistung des Herzens nicht mehr ausreicht, um sich selbst und die extrakardialen Organstromgebiete adäquat mit Blut, Sauerstoff und Substraten zu versorgen, trotz normaler Füllungsdrücke. Kompensatorisch existieren diverse Adaptationsmechanismen, mit denen es vorübergehend gelingt, das erforderliche Herzminutenvolumen aufrechtzuerhalten. Bei chronischer Aktivierung tragen dieselben Mechanismen jedoch wesentlich zur Progression der Herzinsuffizienz bei. ➤ Abbildung 6.1 zeigt den **Circulus vitiosus** sowie die Ansatzpunkte für eine medikamentöse Therapie.

Die **multimodale Therapie umfasst folgende Maßnahmen:**

- **Kausal:** z. B. Revaskularisierung bei Myokardischämie, OP bzw. interventionelle Therapie bei Klappenvitium, antihypertensive Therapie, Schrittmacherimplantation bei Bradykardie, Frequenz- oder Rhythmuskontrolle bei Tachykardie.
- **Nichtmedikamentös:** u. a. Reduktion der Salz- und Flüssigkeitszufuhr, körperliche Aktivität, Alkoholkarenz, Gewichtsreduktion bei adipösen Patienten.
- **Medikamentöse Therapie:** Stadienadaptiert unter Berücksichtigung von Begleiterkrankungen (➤ Abb. 6.1 und ➤ Tab. 6.2). Zu den wichtigsten Substanzklassen gehören ACE-Hemmer (bei Unverträglichkeit AT_1-Rezeptorantagonisten), Betablocker (bei Unverträglichkeit oder HF > 70/min ggf. Ivabradin) und Aldosteronantagonisten (Prognoseverbesserung). Im Gegensatz dazu sind Diuretika und Digitalisglykoside symptomatische Therapieansätze ohne Einfluss auf die Prognose.
- **Implantierbarer Kardioverter-Defibrillator (ICD):** Ziel ist die Reduktion des plötzlichen Herztodes durch Kammerflimmern, primär-prophylaktisch (z. B. anhaltende EF < 35 % trotz optimaler medikamentöser Therapie) oder sekundär-prophylaktisch (z. B. nach überlebtem Kammerflimmern) .
- **Kardiale Resynchronisation (CRT):** Durch einen 3-Kammerschrittmacher (eine Vorhof- und 2 Ventrikelsonden) kann eine vorhofgetriggerte, koordinierte Stimulation beider Kammern erfolgen, bei Patienten mit einer EF < 35 % trotz optimaler medikamentöser Therapie, erhaltenem Sinusrhythmus und Linksschenkelblock.
- **Mechanische Unterstützungssysteme** (kardiochirurgisch).
- **Herztransplantation:** Ultima Ratio.

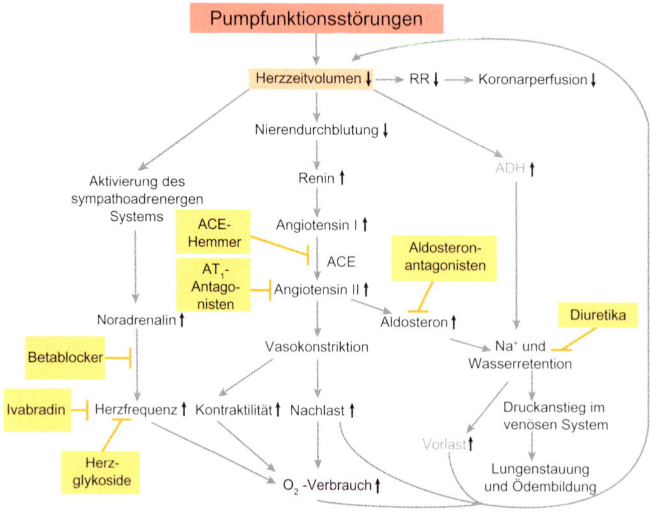

Abb. 6.1 Pathogenese der Herzinsuffizienz und medikamentöse Ansatzpunkte. [M635]

6. Prognose

Die Lebenserwartung von Patienten mit chronischer Herzinsuffizienz im fortgeschrittenen Stadium ist sehr **schlecht.** Unser Patient (NYHA IV) muss mit einer Letalität von 20–30 % pro Jahr rechnen, die vergleichbar mit derjenigen bei hochmalignen Erkrankungen (z. B. Bronchialkarzinom) ist.

Zusammenfassung

Die häufigsten **Ursachen** für eine Herzinsuffizienz sind koronare Herzkrankheit, arterielle Hypertonie und dilatative Kardiomyopathie. Das **Kardinalsymptom** der **Linksherzinsuffizienz** ist Dyspnoe, bei der **Rechtsherzinsuffizienz** sind es Ödeme. Zur **Basisdiagnostik** gehören EKG, Röntgen-Thorax, Echokardiografie und Laboruntersuchungen (einschl. BNP/NT-proBNP). Die **Therapie** besteht aus einer medikamentösen (ACE-Hemmer, Betablocker und Aldosteronantagonisten sowie symptomatisch Diuretika) und einer nichtmedikamentösen Komponente (u. a. Beseitigung von Ursachen, Allgemeinmaßnahmen, ICD-Implantation, kardiale Resynchronisationstherapie).

Tab. 6.2 Medikamentöse Stufentherapie der Herzinsuffizienz.

		NYHA I	NYHA II	NYHA III	NYHA IV
ACE-Hemmer		+	+	+	+
AT_1-Rezeptor-Antagonisten		Bei ACE-Hemmer-Unverträglichkeit			
Betablocker		Nach Myokardinfarkt, bei arterieller Hypertonie	+	+	+
Aldosteronrezeptorantagonisten		–	+	+	+
Diuretikum	Thiazid	Bei arterieller Hypertonie	+	+	+
	Schleifendiuretikum	–	Bei Flüssigkeitsretention		
Digitalisglykoside		Nur bei tachyarrhythmischem Vorhofflimmern		+	+

07

Abgeschlagenheit und Leistungsminderung

Anamnese

Eine 46-jährige Psychologin stellt sich bei Ihnen mit seit einigen Monaten bestehender Abgeschlagenheit und Müdigkeit vor. Sie habe nur noch selten Lust auf Unternehmungen, was immer wieder zu Streitigkeiten mit dem Ehemann führe. Im Fitness-Studio habe sie kürzlich wegen Dyspnoe, Herzklopfen und Schwindel eine Übung abbrechen müssen. Vorerkrankungen seien nicht bekannt, eine Dauermedikation bestehe nicht. Bei zuletzt häufiger auftretenden Kopfschmerzen nehme sie bedarfsweise Paracetamol ein. Sie lebe gesund, rauche und trinke nicht und achte auf eine ausgewogene, fleischarme Ernährung. Seit einigen Jahren spende sie regelmäßig Blut. Die Menstruation und der Stuhlgang seien unauffällig und das Gewicht konstant.

Untersuchungsbefunde

46-jährige Frau in gutem AZ und schlankem EZ (166 cm, 52 kg). HF 96/min, BD 110/70 mmHg. Kardiopulmonaler und abdominaler Untersuchungsbefund unauffällig. Keine Ödeme. Orientierend neurologische Untersuchung ohne pathologischen Befund. Blasses Hautkolorit. Kein Ikterus. Mundwinkelrhagaden bds. Lymphknoten unauffällig.

Labor

Leukozyten 6,2 Tsd/µl; Erythrozyten 4,1 Mio/µl; Hb 9,7 g/dl; Hkt 29 %; MCV 71 fl; MCH 24 pg; MCHC 33 g/dl; Thrombozyten 199 Tsd/µl; Natrium 143 mmol/l; Kalium 3,9 mmol/l; Serumkreatinin 0,7 mg/dl; Harnstoff 36 mg/dl, GOT 19 U/l; GPT 21 U/l.

1. Wie lautet Ihre Verdachtsdiagnose? Welchen Laborwert fordern Sie nach, um die Diagnose zu erhärten?

2. Was wissen Sie über die Pathogenese und die Ursachen der Erkrankung?

3. Erläutern Sie die Therapie!

4. Wie und wann führen Sie Therapiekontrollen durch?

5. Welche Formen der mikrozytären, hypochromen Anämie kennen Sie? Nennen Sie jeweils typische Laborbefunde!

1. Verdachtsdiagnose

Die Patientin leidet unter einer **Anämie.** Diese ist definiert als Absinken der Hämoglobinkonzentration unter die alters- und geschlechtsspezifische Norm (bei Männern < 13 g/dl, bei Frauen < 12 g/dl, bei Kindern und Schwangeren gelten andere Grenzwerte). Als typische **Symptome** berichtet die Patientin über Müdigkeit, Abgeschlagenheit, verminderte Leistungsfähigkeit mit Belastungsdyspnoe, Schwindel, Herzklopfen und Kopfschmerzen. Diese Beschwerden werden hervorgerufen durch eine Gewebehypoxie und ein kompensatorisch erhöhtes Herzzeitvolumen.

In diesem Zusammenhang weist auch die **blasse Haut** der Patientin auf die Anämie hin, ist aber keinesfalls ein zuverlässiges Diagnosekriterium, da neben der Hämoglobinkonzentration auch die Hautpigmentierung und -durchblutung Einfluss auf das Hautkolorit haben. Eine Blässe der Konjunktiven gilt als zuverlässigeres klinisches Zeichen einer Anämie.

Neben der Verminderung der Hämoglobinkonzentration fällt laborchemisch eine Erniedrigung der Erythrozytenindices MCV (mean corpuscular volume) und MCH (mean corpuscular hemoglobin) auf, was die Zuordnung zu einer **mikrozytären, hypochromen Anämie** erlaubt. Dieser liegt in der überwiegenden Zahl der Fälle eine **Eisenmangelanämie** zugrunde. Zu dieser Verdachtsdiagnose passen auch die Mundwinkelrhagaden als typisches Symptom der Eisenmangelanämie, die Diätgewohnheiten (fleisch- und damit auch eisenarme Ernährung), das regelmäßige Blutspenden (= Eisenverlust) und die Menstruation (= Eisenverlust).

Zur Abgrenzung von anderen Ursachen einer mikrozytären, hypochromen Anämie (➤ Frage 05) sollte in erster Linie das **Serumferritin** bestimmt werden. Ferritin ist ein Eisenspeicherprotein, dessen Plasmakonzentration mit den Eisenvorräten des Körpers eng korreliert. Eine Erniedrigung des **Serumferritins** bei mikrozytärer, hypochromer Anämie erlaubt die Diagnose einer Eisenmangelanämie. Ein normaler oder erhöhter Serumferritinwert schließt die Diagnose aber keinesfalls aus, da Ferritin als **Akute-Phase-Protein** auch bei entzündlichen und malignen Erkrankungen sowie in der Schwangerschaft erhöht sein kann, wodurch ein Eisenmangel verschleiert werden kann. Bei mikrozytärer, hypochromer Anämie mit normalem oder erhöhtem Ferritin wird daher zusätzlich eine CRP-Bestimmung empfohlen.

Bei allen anderen Formen der mikrozytären, hypochromen Anämie ist der Serumferritinspiegel normal oder erhöht.

Merke

Die Symptomatik ist nicht nur abhängig von der **Schwere der Anämie,** sondern auch von der **Geschwindigkeit der Entstehung.** Bei langsamer Progredienz kann sich der Körper adaptieren, sodass Beschwerden häufig erst bei sehr niedrigen Hämoglobinwerten auftreten.

2. Eisenmangelanämie

Der normale Eisenbestand des Körpers beträgt bei Erwachsenen 3–5 g, wobei der überwiegende Anteil im Hämoglobin gespeichert wird. Ein **Eisenmangel** entsteht durch ein Missverhältnis zwischen Eisenresorption und -bedarf. Im Initialstadium besteht ein Eisendefizit ohne Beeinflussung der Erythropoese (Speichereisenmangel). Bei Fortbestehen kommt es im Verlauf zu einer unzureichenden Eisenversorgung der erythropoetischen Vorstufen im Knochenmark. Man spricht dann von einer **eisendefizitären Erythropoese (latenter Eisenmangel).** Der Hämoglobinwert liegt in diesem Stadium noch im Normbereich. Erst wenn im weiteren Verlauf auch der Hämoglobinwert sinkt, spricht man von einer **Eisenmangelanämie.** Diese ist weltweit für etwa 80 % der Anämien verantwortlich und damit die mit Abstand häufigste Anämieform. Folgende **Ursachen** können eine Eisenmangelanämie hervorrufen:

- **Blutverluste** (> 75 % der Fälle).
  - Gastrointestinal: z. B. bei Refluxösophagitis, Karzinomen, Angiodysplasien.
  - Urogenital: z. B. menstruationsbedingt (v. a. bei Hypermenorrhö), bei Karzinomen.
  - Iatrogen: z. B. durch häufiges Blutspenden oder perioperativ.
  - Bei chronischer Hämodialysebehandlung.
  - Bei hämorrhagischer Diathese: u. a. bei Antikoagulanzien-Therapie.

- **Verminderte Eisenaufnahme:**
  - Infolge eisenarmer Ernährung, z. B. bei Vegetariern oder Anorexie.
  - Bei chronisch-entzündlichen Darmerkrankungen.
  - Bei glutensensitiver Enteropathie (Zöliakie beim Kind, einheimische Sprue beim Erwachsenen).
  - Bei atrophischer Gastritis oder nach Magenresektion.
- **Erhöhter Eisenbedarf:**
  - Schwangerschaft, Stillzeit.
  - Wachstum.

In 20 % der Fälle lässt sich keine Ursache für die Eisenmangelanämie ermitteln.

3. Therapie der Eisenmangelanämie

Zunächst sollte nach der **Ursache** einer Eisenmangelanämie gesucht und diese nach Möglichkeit therapiert werden, z. B. sollten insbesondere chronische Blutverluste durch Neoplasien wegen der weitreichenden Konsequenzen ausgeschlossen werden.

Symptomatisch sollte bei jedem Eisenmangel, der bereits zu einer eisendefizitären Erythropoese geführt hat, eine **Eisensubstitution** durchgeführt werden. Die Gabe erfolgt bevorzugt **oral mit zweiwertigem Eisen** (dreiwertiges Eisen wird intestinal kaum resorbiert). Die Einnahme sollte nach Möglichkeit nüchtern erfolgen, da z. B. Inhaltsstoffe von Tee und Kaffee durch Komplexbildung die Resorption behindern. Vitamin C verhindert hingegen die Oxidation von zwei- zu dreiwertigem Eisen und verbessert damit die intestinale Eisenaufnahme. Die orale Substitutionstherapie sollte nach Normalisierung des Hämoglobinwerts noch weitere 3 Monate fortgesetzt werden. Die lange Therapiedauer ist insofern problematisch, da häufige **gastrointestinale Nebenwirkungen** (insbesondere Übelkeit und Obstipation) einen Therapieabbruch nach sich ziehen können.

Die **intravenöse Substitution mit dreiwertigem Eisen** sollte wegen der potenziellen Nebenwirkungen (lokal Venenreizung mit Thrombophlebitis, allergische Reaktionen, Flush-Symptomatik bei zu schneller Applikation) und der Gefahr der Überdosierung nur in begründeten Fällen durchgeführt werden, z. B. bei Resorptionsstörungen aufgrund einer chronisch-entzündlichen Darmerkrankung oder eines Malabsorptionssyndroms.

4. Therapiekontrolle

Zur **Therapiekontrolle** sollte 1–2 Wochen nach Beginn der Eisensubstitution der Hämoglobinwert und der Retikulozytenanteil bestimmt werden. Bei guter Wirkung kommt es zu einem deutlichen **Anstieg des Hämoglobinwerts** um ≥ 0,1 g/dl pro Tag in den ersten 4 Wochen sowie zu einem **Retikulozytenanstieg** auf 2–4 %. Weitere Kontrollen sollten in vierwöchigen Abständen erfolgen. Zielgröße ist neben der Normalisierung des Hämoglobinwerts auch eine anhaltende Normalisierung des Serumferritins.

Spricht ein Patient mit gesicherter Eisenmangelanämie nicht auf die Therapie an, liegt meist eine **mangelnde oder fehlerhafte Tabletteneinnahme** vor. Des Weiteren sollte ein fortbestehender Blutverlust, eine Eisenresorptionsstörung oder eine Fehldiagnose in Betracht gezogen werden.

5. Mikrozytäre, hypochrome Anämien

Die Eisenmangelanämie ist die mit Abstand häufigste Form der **mikrozytären, hypochromen Anämie.** Differenzialdiagnostisch kommen vor allem in Betracht:

- **Anämie bei chronischer Erkrankung:** Hierunter werden Tumor-, Infekt- und Entzündungsanämien zusammengefasst.
- **Thalassämie:** angeborene Hämoglobinsynthesestörung, Vorkommen häufig bei Patienten aus der Mittelmeerregion; Diagnosestellung mittels Hämoglobinelektrophorese.
- **Hereditäre oder erworbene sideroblastische Anämie:** Durch eine Störung in der Hämsynthese kommt es zu einer Anhäufung von Eisen in den Mitochondrien der Erythrozyten-Vorstufen (sog. Ringsideroblasten in der Eisenfärbung eines Knochenmarkausstrichs) bei gleichzeitig ineffektiver Erythropoese.

➤ Tabelle 7.1 zeigt, wie eine Differenzierung anhand weniger Parameter des Eisenstoffwechsels möglich ist. Darüber hinaus gibt es weitere seltene Ursachen für eine mikrozytäre, hypochrome Anämie, z. B. eine Bleivergiftung.

Tab. 7.1 Differenzialdiagnosen der hypochromen, mikrozytären Anämie.

	Ferritin	Transferrin	sTfR	Transferrinsättigung
Eisenmangelanämie	↓	↑	↑	↓
Anämie bei chronischer Erkrankung (= Tumor-, Infekt- oder Entzündungsanämie)	normal–↑	↓	normal	normal–↓
Thalassämie	normal–↑	normal–↓	↑	↓
Sideroblastische Anämie	↑	↓	↓	normal–↑

Zusammenfassung

Die Eisenmangelanämie ist **definiert** als eine Verminderung der Hämoglobinkonzentration unter die alters- und geschlechtsspezifische Norm infolge eines Eisenmangels mit Ausbildung mikrozytärer und hypochromer Erythrozyten. Sie ist die weltweit häufigste Form der Anämie (etwa 80 %). **Ursache** ist meist ein gesteigerter Eisenverlust bei chronischer Blutung (z. B. gastrointestinal oder bei Hypermenorrhö). Typische **klinische Zeichen** sind eine Blässe der Konjunktiven und Mundwinkelrhagaden. Zu den klassischen **Symptomen** einer Anämie gehören Müdigkeit, Abgeschlagenheit, eine reduzierte körperliche Leistungsfähigkeit (evtl. mit Belastungsdyspnoe), Schwindel und Kopfschmerzen. Für die **Diagnosestellung** spielen neben der Bestimmung des Hämoglobinwerts in erster Linie die Verminderung der Erythrozytenindices **MCV** und **MCH** sowie des **Serumferritinspiegels** eine wichtige Rolle. **Therapeutisch** steht neben der Ursachensuche mit gegebenenfalls kausaler Behandlung die Eisensubstitution (vorzugsweise oral, in Ausnahmefällen intravenös) über einen Zeitraum von 3–6 Monaten im Vordergrund. **Therapieziel** ist die Normalisierung des Hämoglobin- und Serumferritinwerts.

08

Kopfschmerzen und Fieber

Anamnese

Ein 19-jähriger Patient wird über den Hausarzt an einem Freitagnachmittag stationär eingewiesen. Er habe am Vortag Fieber bis 39,7 °C selbst gemessen, was sich spontan wieder etwas gebessert habe. Darüber hinaus leide er unter starken Kopfschmerzen, die durch das Fieber eher verstärkt würden. Als er sich beim Hausarzt vorstellte, wurde die Temperatur erneut mit 39,9 °C gemessen. Husten, Auswurf, Algurie und Diarrhö werden auf Ihre Nachfrage verneint. Abgesehen von einer Tonsillektomie sind keine wesentlichen Vorerkrankungen bekannt. Vor 2 Tagen sei er von einem zweiwöchigen Familienurlaub aus Togo zurückgekommen. Bis auf einen Sonnenbrand am Rücken ist die klinische Untersuchung unauffällig. Wenige Stunden nach Ankunft des Patienten stellt sich auch die 44-jährige Mutter des Patienten mit ähnlich hohem Fieber und Kopfschmerzen in der Notaufnahme vor.

Laborbefunde

Leukozyten 4,3 Tsd/µl; Erythrozyten 5,46 Mio/µl; Hb 16,3 g/dl; Hkt 47,1 %; MCV 86,3 fl; MCH (HbE) 29,9 pg; MCHC 34,6 g/dl; Thrombozyten 88 Tsd/µl; Quick 53 %; INR 1,35; PTT 38 sec; Natrium 138 mmol/l; Kalium 4,7 mmol/l; Serumkreatinin 0,92 mg/dl; GPT (ALT) 157 U/l; γ-GT 97 U/l; Bilirubin gesamt 2,8 mg/dl.

1. **Was ist die entscheidende Information der Anamnese? Wie lauten die Verdachts- und Differenzialdiagnosen?**
2. **Welche diagnostischen Schritte leiten Sie ein? Welche Wertigkeit haben diese?**
3. **Erläutern Sie die verschiedenen Arten der Erkrankung! Wie ist das jeweilige klinische Bild?**
4. **Wie kommt es zu den Fieberschüben?**
5. **Welche Komplikationen sind relevant?**
6. **Wie therapieren Sie diese Erkrankung? Was wissen Sie zur Prophylaxe?**

1. Verdachts-/Differenzialdiagnosen

Den entscheidenden Hinweis liefert der kurz zurückliegende **Auslandsaufenthalt** in Togo, einem **Malariaendemiegebiet.** Die Frage nach der Reiseanamnese ist bei Fieber unklarer Ursache von besonderer Bedeutung. Aufgrund der fehlenden Vorerkrankungen, des unregelmäßigen Fiebers, der Kopfschmerzen sowie der Laborbefunde mit auffälligen Leberwerten (Erhöhung von GPT, γ-GT, Bilirubin, INR) und Thrombozytopenie lautet die Verdachtsdiagnose **Malaria.** Dazu passt auch, dass die mitgereiste Mutter ähnliche Symptome aufweist.

Am ehesten handelt es sich um eine **Malaria tropica,** die am häufigsten (etwa ⅔ der Fälle) auftritt und durch unregelmäßige Fieberschübe imponiert, wobei die anderen Formen **(Malaria tertiana, Malaria quartana)** zu Beginn ebenfalls mit unregelmäßigem Fieber einhergehen können.

Differenzialdiagnostisch kommen weitere Tropenerkrankungen (z. B. Dengue-Fieber) infrage. Außerdem sind andere nichttropenspezifische Erkrankungen möglich, z. B. akute Virushepatitis, grippaler Infekt, Harnwegsinfekt oder Gastroenteritis.

2. Diagnostik

Bei Verdacht auf Malaria tropica ist eine schnelle Diagnostik entscheidend. Goldstandard ist die mikroskopische Untersuchung eines **Blutausstrichs** und/oder des sog. **„dicken Tropfens"** (➤ Abb. 8.1) zum direkten Nachweis des Parasiten. Dabei sind die Erreger als „Einschlüsse" in den Erythrozyten erkennbar. Der dicke Tropfen ist die sensitivere der beiden Untersuchungen (Sensitivität etwa 20- bis 30-fach höher), da er eine Anreicherung der Plasmodien ermöglicht. Auf der anderen Seite gelingt im Ausstrich durch morphologische Kriterien eher die **Differenzialdiagnose der verschiedenen Plasmodienarten.** Die Erfahrung des Untersuchers ist zum definitiven Ausschluss einer Malaria entscheidend.

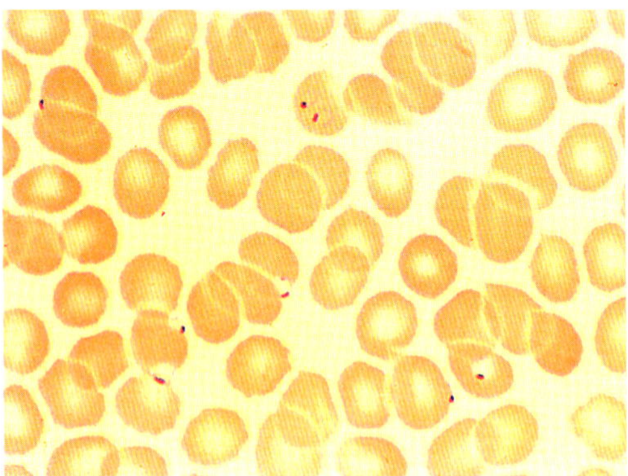

Abb. 8.1 Dicker Tropfen. [T407]

Darüber hinaus existieren weitere diagnostische Tests, welche die mikroskopischen Untersuchungen jedoch nicht ersetzen können:

- **Molekularbiologische Tests:** Nachweis Plasmodien-spezifischer DNA mittels PCR. **Nicht für die Routinediagnostik** geeignet, nur bei speziellen Fragestellungen, zudem teuer.
- **Malaria-Schnelltests:** Immunochromatografischer Nachweis von speziellen Proteinen oder Enzymen, falsch-positive und falsch-negative Befunde sind möglich, nur in Ausnahmefällen, kann Blutausstrich nicht ersetzen.
- **QBC-Methode** (Quantitative Buffy Coat): keine wesentlichen Vorteile gegenüber dickem Tropfen, nur in Speziallabors, teuer.
- **Serologische Untersuchung:** Keine akute Diagnose möglich, da Antikörper erst im Verlauf nachweisbar werden, nicht für die Akutdiagnostik geeignet.

Zur Einschätzung des Schweregrads der Infektion und Abklärung einer Organbeteiligung sollten bei unserem Patienten auch eine **Abdomensonografie, EKG** und ein **Röntgen-Thorax** durchgeführt werden. Außerdem sollte die **Labordiagnostik** um CRP, Procalcitonin, LDH, Kalzium, Blutgase mit Säure-Basen Status sowie Laktat ergänzt werden. Im Verlauf sollten regelmäßig **laborchemische Kontrollen** sowie die Untersuchung der **Parasitämie** erfolgen. Da sich das klinische Bild schnell verschlechtern kann, ist eine engmaschige Überwachung notwendig.

Merke

Plasmodien sind grundsätzlich jederzeit im Blut nachweisbar, nicht nur während des Fieberanstiegs. Da die Zahl der Parasiten zu Beginn einer Malaria noch unter der Nachweisgrenze liegen kann und ein einmalig negativer Ausstrich eine Malaria nicht ausschließt, sollten die Untersuchungen mindestens zweimal täglich an 2 aufeinanderfolgenden Tagen wiederholt werden.

3. Erkrankungsarten und klinisches Bild

Je nach Plasmodienart unterscheidet man mehrere Typen der Malaria, die unterschiedlich gefährlich sind und bezogen auf den Fieberrhythmus verschieden imponieren:

- **Malaria tertiana:** Erreger *Plasmodium vivax* oder *Plasmodium ovale,* unregelmäßiges Initialfieber möglich, dann regelmäßige Fieberschübe mit **fieberfreiem Intervall von einem Tag,** eher benigne Form ohne letale Bedrohung.
- **Malaria quartana:** Erreger *Plasmodium malariae,* unregelmäßiges Initialfieber möglich, dann regelmäßige Fieberschübe mit **fieberfreiem Intervall von 2 Tagen,** eher benigne Form ohne letale Bedrohung.
- **Malaria tropica:** Erreger *Plasmodium falciparum,* unregelmäßiger Fieberrhythmus **ohne fieberfreies Intervall,** Fieberkontinua mit hohen Temperaturen möglich, maligne Form mit letaler Bedrohung.

Grundsätzlich können verschiedene Organsysteme betroffen sein. **Allgemeinsymptome** sind neben Fieber mit Schüttelfrost auch Kopf-, Glieder- und Rückenschmerzen. Die **Leberbeteiligung** (dort ungeschlechtliche Vermehrung der Sporozoiten) kann zu Schmerzen im rechten Oberbauch mit **Hepato(spleno)megalie** und **Ikterus** führen. **Gastrointestinale Symptome,** wie Diarrhö, Übelkeit und Erbrechen, sind ebenfalls möglich. Außerdem werden regelmäßig eine **hämolytische Anämie** und nicht selten eine **Thrombozytopenie** beobachtet, die eine klinisch wertvolle Verlaufsmessgröße darstellt.

4. Fieberschübe

Das Fieber bei Malaria wird durch die plasmodienbedingte **Destruktion der Wirtserythrozyten** ausgelöst. Dabei werden Stoffwechselprodukte der Erreger freigesetzt, die als **pyrogene Faktoren** das Fieber auslösen. Zu Beginn einer Infektion ist der Vermehrungszyklus der Parasiten noch unregelmäßig, erst im Verlauf kommt es zu einer **Synchronisation der Parasitenvermehrung,** sodass die typischen Fieberrhythmen resultieren. Bei der **Malaria tertiana** kommt es entsprechend der Vermehrungszeit alle 2 Tage zu einem Fieberschub, bei der **Malaria quartana** alle 3 Tage. Wenn bei der Malaria tertiana 2 Parasitenpopulationen in einem 24-stündigen Abstand heranwachsen, kann tägliches Fieber auftreten. *Plasmodium falciparum* neigt nicht zur Synchronisation, sodass es zu einem unregelmäßigen Fieberrhythmus kommt.

5. Komplikationen

Besonders bei der gefährlichsten Form **Malaria tropica** kann es durch Mikrozirkulationsstörungen zu lebensbedrohlichen Komplikationen kommen. Bedingt sind diese durch eine besondere Adhärenz der befallenen Erythrozyten am Gefäßendothel, sodass es zu einem Verschluss der Gefäße kommt. In der Folge kann sich eine **Ischämie verschiedener Organe** entwickeln:

- Nieren: akutes **Nierenversagen.**
- Gehirn: **zerebrale Malaria** mit Benommenheit, Bewusstseinsstörung, zerebralen Krampfanfällen bis hin zum Koma.
- Herz: progredientes **Herzversagen** und kardiogener Schock.
- Lunge: **Lungenödem** mit respiratorischer Insuffizienz und Hypoxie.

Weitere allgemeine Befunde eines schweren Verlaufs sind Hypoglykämie, Azidose, schwere Anämie (Hb < 6 g/dl), Hämoglobinurie sowie eine Hyperparasitämie (> 2 % der Erythrozyten befallen oder > 100.000 Plasmodien/µl). In diesen Fällen spricht man von einer **komplizierten Malaria tropica,** die unbehandelt innerhalb weniger Tage zum Tod führen kann.

6. Therapie und Prophylaxe

Grundsätzlich ist die Therapie von der Art der Malaria, dem Schweregrad, dem Infektionsgebiet und einer eventuell durchgeführten Prophylaxe abhängig. In jedem Fall muss die **Behandlung unverzüglich** nach Diagnose begonnen werden, besonders bei der Malaria tropica. Es steht eine Vielzahl von Medikamenten zur Verfügung. Die WHO unterscheidet anhand des unterschiedlichen Malariarisikos und der Resistenzlage gegenüber den Medikamenten (v. a. Chloroquin) verschiedene Zonen, die bei der Therapie zu berücksichtigen sind. Da sich die Resistenzlagen ändern, sind immer auch die aktuellen Empfehlungen einer tropenmedizinischen Einrichtung zu beachten.

- **Malaria quartana: ambulante** Behandlung mit **Chloroquin.**
- **Malaria tertiana:** ambulante Behandlung mit **Artemether/Lumefantrin** oder **Atovaquon/Proguanil.** Da bei dieser Malariaform Ruhestadien der Parasiten, sog. Hypnozoiten, jahrelang in Hepatozyten überleben können, wird zur Rückfallvorbeugung zusätzlich eine Abschlussbehandlung mit **Primaquin** empfohlen.
- **Unkomplizierte Malaria tropica: stationäre** Behandlung z. B. mit **Artemether/Lumefantrin** oder **Atovaquon/Proguanil.**
- **Komplizierte Malaria tropica:** zwingend **intensivmedizinische** Behandlung. Mittel der Wahl ist **Artesunat i. v.,** nach 3 Tagen wird auf **Artemether/Lumefantrin** oder **Atovaquon/Proguanil** umgestellt. Falls Artesunat nicht verfügbar ist, kann auf Chinin i. v. ausgewichen werden.

Neben diesen spezifischen Maßnahmen ist vor allem bei Malaria tropica eine **supportive Therapie** (z. B. Fiebersenkung durch Paracetamol und physikalische Behandlung) entscheidend.

Die **Prophylaxe** der Malaria erlangt aufgrund der hohen Letalität besondere Bedeutung, allerdings gibt es keinen 100-prozentigen Schutz. Auch hier spielen die WHO-Zonen und aktuelle Empfehlungen der tropenmedizinischen Einrichtungen eine Rolle. Man unterscheidet folgende Ansätze:

- **Expositionsprophylaxe:** Schutz vor Stichen der Anopheles-Mücke bieten Fenstergitter, Moskitonetze, langärmelige Kleidung, Repellents, etc.
- **Chemoprophylaxe:** Diese kann den klinischen Ausbruch verhindern, nicht die eigentliche Infektion, z. B. mit Atovaquon/Proguanil.
- **„Stand-by"-Notfallmedikation:** Bei Auftreten von Fieber sollte sofort ein Arzt aufgesucht und nur bei Unerreichbarkeit des Arztes direkt ein Stand-by-Mittel eingenommen werden, z. B. Atovaquon/Proguanil.

Eine Impfung gegen Malaria tropica ist in der Entwicklung, eine Anwendung bei Reisenden scheint derzeit nicht sinnvoll.

Zusammenfassung

Malaria ist eine der weltweit wichtigsten Infektionskrankheiten. Die Übertragung erfolgt durch die weibliche Anopheles-Mücke. Man unterscheidet je nach Erregertyp drei verschiedene Formen (Malaria tertiana, quartana und tropica), die **klinisch** durch unterschiedliche Fieberrhythmen imponieren. Bei der Malaria tropica *(Plasmodium falciparum)* handelt es sich um die häufigste und schwerwiegendste Form, die letal enden kann. Der wichtigste **diagnostische Schritt** ist der mikroskopische Parasitennachweis im Blutausstrich und/oder dicken Tropfen. Eine unverzügliche **Therapie** unter Berücksichtigung der Resistenzlage ist entscheidend (z. B. Atovaquon/Proguanil oder Artemether/Lumefantrin). Neben der Expositionsprophylaxe sind auch die Chemoprophylaxe und die Stand-by-Medikation von besonderer Bedeutung.

09

Bauchschmerzen, Diarrhö und Arthralgien

Anamnese

Eine 21-jährige Patientin stellt sich mit Bauchschmerzen, einer erhöhten Stuhlfrequenz und Arthralgien der Hand- und Fußgelenke in der Notaufnahme vor. Die Durchfälle seien nicht blutig, sondern eher von schleimiger Konsistenz und würden etwa 5 Mal täglich auftreten. Sie fühle sich erneut, wie schon vor einem halben Jahr, sehr leistungsschwach und sei häufig müde. Das bereits geringe Körpergewicht sei um weitere 3 kg reduziert. Die Beschwerden bestünden in dieser Form seit fast 2 Wochen. Aufgrund einer Städtereise in Italien habe sie sich nicht früher bei einem Arzt vorstellen können. An Medikamenten nehme sie aktuell Azathioprin ein. Noxen: Nikotin: 3 py, Alkohol: sehr selten. Im 14. Lebensjahr sei eine Appendektomie erfolgt.

Untersuchungsbefunde

21-jährige Patientin in reduziertem AZ und kachektischem EZ (171 cm, 47 kg, BMI 16,1 kg/m^2). Haut: sehr blass und trocken. Kopf: enorale Schleimhäute trocken. Lymphknoten unauffällig. Herz: rhythmisch, tachykard (HF 105/min), reine HT, keine pathologischen Geräusche. Lunge: sonorer Klopfschall, vesikuläres Atemgeräusch, keine RG. Abdomen: weich, Druckschmerz im rechten Unterbauch, positive Darmgeräusche, keine Hepatosplenomegalie palpabel. Reizlose Appendektomienarbe. Rektal: perianale Fistel, Tastuntersuchung schmerzbedingt nicht möglich. Extremitäten: Schwellung, Rötung und Überwärmung aller Finger- und Zehengelenke bds., Schwellung und Überwärmung der Fuß- und Kniegelenke bds. Keine peripheren Ödeme. Neurologisch orientierend unauffällig.

1. **Welche Verdachtsdiagnose haben Sie? Welche Differenzialdiagnosen grenzen Sie ab? Nennen Sie Gründe!**
2. **Wie können Sie die beiden chronisch-entzündlichen Darmerkrankungen unterscheiden? Nennen Sie jeweils Merkmale!**
3. **Welche extraintestinalen Manifestationen der hier am ehesten vorliegenden Erkrankung kennen Sie?**
4. **Sie nehmen Blut ab. Welche Werte bestimmen Sie, welche Veränderungen können erwartet werden?**
5. **Welche diagnostischen Maßnahmen sollten bei dieser Erkrankung grundsätzlich durchgeführt werden?**
6. **Welche therapeutischen Möglichkeiten haben Sie? Was wissen Sie zum Verlauf der Erkrankung?**

1. Verdachts-/Differenzialdiagnosen

Die anamnestischen Angaben und klinischen Befunde lassen an eine **chronisch-entzündliche Darmerkrankung (CED)** denken, am ehesten kommt ein **akuter Schub einer Crohn-Krankheit** in Betracht. Dafür sprechen die erhöhte Frequenz nichtblutiger Durchfälle, die rechtsseitigen Unterbauchschmerzen, die perianale Fistel, die Gelenkbeteiligung sowie die Leistungsschwäche und das Untergewicht (BMI 16,1 kg/m^2), das Folge einer begleitenden Malabsorption sein könnte. Außerdem liefert die Medikation mit Azathioprin einen Hinweis auf die mögliche Grunderkrankung, da dieses Immunsuppressivum häufig bei Crohn-Krankheit zur Remissionserhaltung eingesetzt wird.

Folgende **Differenzialdiagnosen** kommen in Betracht:

- **Colitis ulcerosa:** Die klinische Abgrenzung ist insbesondere gegenüber den frühen Stadien der Crohn-Krankheit nicht immer eindeutig. Fisteln sind für die Colitis ulcerosa eher untypisch, die Durchfälle häufiger blutig (Unterscheidung ➤ Tab. 9.1).
- **Infektiöse Enterokolitiden:** Mögliche Erreger sind z. B. Campylobacter, Salmonellen, Yersinien, Shigellen und enterotoxinbildende Escherichia coli [ETEC] (Reiseanamnese). Die Gelenkbeschwerden könnten dann einer postenteritischen reaktiven Arthritis entsprechen.
- **Nichtinfektiöse Kolitis,** z. B.
  - Ischämiereaktionen; häufig bei älteren Patienten.
  - Medikamentös-toxisch: NSAID und Zytostatika.
  - Diversionsassoziiert: nach Darmteilresektionen.
- **Glutensensitive Enteropathie (einheimische Sprue):** aufgrund der Symptomatik möglich, Ausschluss durch Dünndarmbiopsie.
- **Kolonkarzinom:** meist ältere Patienten, eher Stuhlunregelmäßigkeiten und mögliche Blutbeimischung.
- **Appendizitis:** kann bei Druckschmerz im rechten Unterbauch mit Crohn-Krankheit verwechselt werden. Hier ist bereits eine Appendektomie erfolgt, daher ist diese Diagnose ausgeschlossen.
- **Whipple-Krankheit:** Arthritis als extraintestinales Symptom möglich, Diagnose durch Dünndarmbiopsie, sehr seltene Erkrankung, Männer häufiger betroffen.

2. Unterscheidung chronisch-entzündliche Darmerkrankungen

Als chronisch-entzündliche Darmerkrankungen werden die **Crohn-Krankheit** und die **Colitis ulcerosa** zusammengefasst. In bis zu 10 % gelingt keine eindeutige Zuordnung zu einer der beiden Erkrankungen (indeterminierte Kolitis), zumal die Crohn-Krankheit im Frühstadium auf das Kolon begrenzt sein kann. Die in ➤ Tabelle 9.1 dargestellten Merkmale helfen bei der Unterscheidung. Die beiden dafür neben der Ileokoloskopie wichtigsten Untersuchungen sind die Ösophagogastroduodenoskopie (mit Biopsien) und die Dünndarm-MRT.

3. Extraintestinale Manifestationen

Im Vergleich zur Colitis ulcerosa treten bei der **Crohn-Krankheit** häufiger **extraintestinale Symptome** auf:

- **Gelenke:** Arthralgien und Arthritis, z. B. Beteiligung Sakroiliakalgelenk, ankylosierende Spondylitis, HLA-B27 häufig positiv.
- **Haut:** Erythema nodosum, Pyoderma gangraenosum, Aphthen, u. a.
- **Augen:** Episkleritis, Uveitis, u. a.
- **Hepatobiliäre Erkrankung:** primär sklerosierende Cholangitis (PSC), bei Colitis ulcerosa häufiger als bei Crohn-Krankheit.

4. Laborwertveränderungen

Bestimmt werden sollten Blutbild, Entzündungsmarker, Werte des Eisenhaushalts, Nierenretentionswerte, Elektrolyte, Leber- und Cholestasewerte sowie evtl. der Vitamin-B_{12}-Spiegel. Dabei korreliert das CRP als Zeichen der **systemischen Entzündung** annäherungsweise mit der Krankheitsaktivität, hilft jedoch differenzialdiagnostisch nicht weiter. Außerdem sind zur Abgrenzung von infektiösen Enterokolitiden Stuhlkulturen sinnvoll. Aufgrund der hier vorgestellten Symptome Leistungsminderung, Müdigkeit und Blässe der Haut ist eine **Anämie** (Hb ↓, Hkt ↓) wahrscheinlich, die bei der Crohn-Krankheit verschiedene Ursachen haben kann:

Tab. 9.1 Unterscheidungsmerkmale der chronisch-entzündlichen Darmerkrankungen.

Merkmal	Crohn-Krankheit	Colitis ulcerosa
Befall	Gesamter GI-Trakt, v. a. terminales Ileum und Kolon	Kolon (selten terminales Ileum = Backwash Ileitis)
Ausbreitung	Diskontinuierlich (Skip Lesions)	Kontinuierlich von rektal nach proximal
Histologie	Transmurale Entzündung mit lymphoiden Aggregaten, epitheloidzellige Granulome	Diffuse panmukosale chronische Entzündung mit gestörter Kryptenarchitektur/Kryptenatrophie, Becherzellabnahme
Klinisches Bild	Abdominalschmerzen, Diarrhöen (meist unblutig), extraintestinale Symptome (z. B. Arthritis) häufig, Fisteln	Blutig-schleimige Diarrhöen, extraintestinale Symptome selten
Endoskopie	Pflastersteinrelief, aphthöse Läsionen, Stenosen, Fisteln	Kontinuierliche diffuse Rötung, Ulzerationen, Pseudopolypen, Kontaktblutung
Röntgen	Pflastersteinrelief, segmentale Stenosen, Fissuren	Fehlende Haustrierung („Fahrradschlauch")
Komplikationen	Fisteln (innere und äußere), Abszesse, Fissuren, Stenosen, Konglomerattumor	Blutungen, toxisches Megakolon, erhöhtes Risiko für kolorektales Karzinom

- **Chronische Entzündung:** Ferritin ↑, Eisen ↓, Transferrin ↓.
- **Eisenmangel:** Ferritin ↓, Eisen ↓, MCV ↓, MCH ↓, Transferrin ↑.
- **Vitamin-B_{12}-Mangel:** aufgrund der Malabsorption mit dem Bild einer megaloblastären Anämie: Vitamin B_{12} ↓, MCV ↑, MCH ↑.
- Mischformen können auftreten.

Die **intestinale Malabsorption** (klinische Zeichen: Gewichtsabnahme und Kachexie) kann neben der Erniedrigung des Vitamin-B_{12}-Spiegels zu weiteren Veränderungen der Laborwerte führen, z. B. Serumalbumin ↓, Vitamin D ↓, ggf. Blutungsneigung bei Vitamin-K-Mangel (Quick-Wert ↓, INR ↑).

5. Diagnostik

Neben den anamnestischen Angaben und Befunden der körperlichen Untersuchung leitet sich die Diagnose der Crohn-Krankheit aus folgenden diagnostischen Maßnahmen ab (typische Befunde ➤ Tab. 9.1), dabei steht die erweiterte Dünndarmdiagnostik bei der Primärdiagnostik im Vordergrund:

- **Ileokoloskopie:** typische endoskopische Veränderungen mit diskontinuierlichem Befallsmuster, Entnahme von **Biopsien** im terminalen Ileum und jedem Kolonsegment.
- **Transabdomineller Ultraschall:** Screening auf entzündete Dünn- und Dickdarmabschnitte und Abszesse.
- **MR-Enterografie** (mit oraler Kontrastierung) zur kompletten Dünndarmdarstellung. Als Methode der 2. Wahl steht das Röntgen in Doppelkontrasttechnik nach Sellink (➤ Abb. 9.1) mit wasserlöslichem Kontrastmittel zur Verfügung.
- **Ösophagogastroduodenoskopie** (ÖGD) zur Beurteilung der übrigen Abschnitte des GI-Trakts.
- **Endosonografie** (rektal und abdominal): ggf. zur Beurteilung von perianalen Abszessen und Fisteln sowie deren Beziehung zu Nachbarorganen.

6. Therapie und Verlauf

Die Therapie der Crohn-Krankheit erfolgt abhängig von Entzündungsaktivität, Befallmuster, extraintestinalen Manifestationen und Verlauf. Therapieziele sind eine Verbesserung der Lebensqualität mit Verringe-

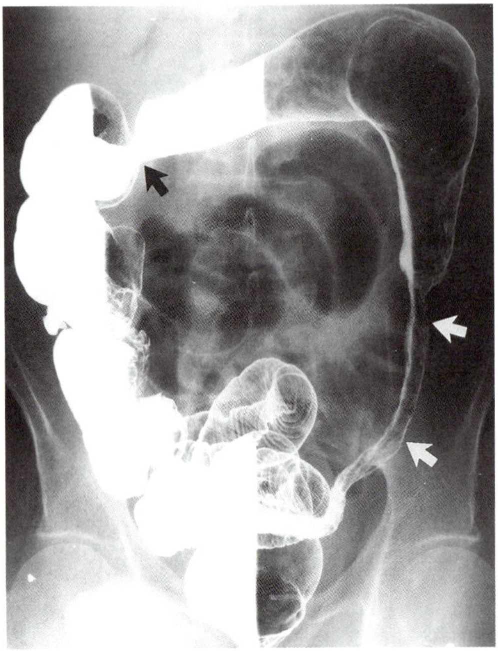

Abb. 9.1 Röntgen in Doppelkontrasttechnik nach Sellink. Der schwarze Pfeil zeigt eine kurze Stenose im Colon transversum, die weißen Pfeile zeigen eine langstreckige Stenose im Colon descendens. [F317]

rung der klinischen Symptome sowie der Erhalt der natürlichen Darmfunktion, da weder medikamentös noch chirurgisch eine Heilung möglich ist.

Beim **akuten Schub** kommt sowohl eine **topische** (z. B. Budesonid) als auch **systemische** (z. B. Prednisolon) **Glukokortikoidtherapie** in Betracht, letztere vor allem bei hoher Entzündungsaktivität. Je nach Ansprechen auf die Therapie sollte sukzessive eine Dosisreduktion erfolgen. Bei unzureichendem Erfolg werden weitere Immunsuppressiva eingesetzt, wie **Azathioprin** oder Methotrexat. Bei Nichtansprechen auf die vorgenannten Substanzen sowie Unverträglichkeit: Therapie mit **TNF-α-Antikörpern** (z.B. Infliximab).

Komplikationen (z. B. Fisteln oder Abszesse) erfordern zusätzlich eine langfristige antibiotische Therapie (z. B. mit **Metronidazol**) oder **minimal-invasive Eingriffe**. Bei Perforationen oder Ileus sind akute Operationen erforderlich. Elektiv können Fisteln oder Abszesse lokal exzidiert werden.

Zum **Remissionserhalt** ist bei der Crohn-Krankheit eine immunsuppressive Therapie mit Azathioprin möglich, die bei etwa ⅔ der Patienten dauerhaft erfolgreich ist. Bei Rauchern sollte eine **Nikotinabstinenz** erreicht werden, da diese die Rezidivrate deutlich senkt.

Darüber hinaus sind **supportive Maßnahmen** von Bedeutung, z. B. die Gabe von Vitamin B_{12} oder Eisen bei Anämie. Die ausgeprägte Malabsorption und Kachexie kann eine temporäre **parenterale Ernährung** erfordern.

Die Crohn-Krankheit verläuft chronisch und oft schubweise. Dabei kann die **aktive Erkrankung** eine geringe, mäßige und hohe Aktivität aufweisen und in **Remission** übergehen. **Rezidive** definieren sich durch das erneute Auftreten von krankheitsspezifischen Symptomen und erfordern in vielen Fällen eine **lebenslange immunsuppressive Therapie.** Komplikationen können im Verlauf Operationen notwendig machen. Eine Heilung ist nicht möglich, dennoch ist die Lebenserwartung der meisten Patienten unter optimaler Therapie nicht eingeschränkt. Aufgrund des chronischen Charakters ergeben sich Konsequenzen auch auf psychischer, sozialer und beruflicher Ebene.

Merke

Im Gegensatz zur Colitis ulcerosa (Proktokolektomie) kann die Crohn-Krankheit chirurgisch nicht geheilt werden!

Zusammenfassung

Wie die Colitis ulcerosa gehört die **Crohn-Krankheit** zu den **chronisch-entzündlichen Darmerkrankungen** (CED). Die genaue **Pathogenese** ist bisher nicht geklärt. **Klinisch** variabel imponieren Abdominalschmerzen, Diarrhöen und Beschwerden durch Komplikationen (z. B. Fisteln, Abszesse). Zusätzlich sind extraintestinale Symptome (z. B. Arthritis) möglich. Wichtigste **diagnostische** Maßnahmen: Ileokoloskopie mit Biopsieentnahme, erweiterte Dünndarmdiagnostik mit abdominaler Sonografie und MR-Enterografie. Abhängig von entzündlicher Aktivität und Befallmuster ist eine immunsuppressive **Therapie** erforderlich. Komplikationen müssen minimalinvasiv chirurgisch versorgt werden. Die Erkrankung ist nicht heilbar, der **Verlauf** ist in vielen Fällen schubweise.

10

Beinschmerzen, Dysphagie und Gewichtsverlust

Anamnese

Ein 68-jähriger berenteter Koch stellt sich wegen seit 2 Tagen bestehenden, ziehenden Schmerzen der linken Wade vor, die sich wie besonders schwerer Muskelkater anfühlen würden. Dabei habe er gar keinen Sport getrieben, sondern aufgrund eines leichten grippalen Infekts, der inzwischen abgeklungen sei, einige Tage auf der Couch verbracht. Außerdem leide er schon seit längerer Zeit unter Schluckbeschwerden und müsse häufig nach dem Essen unverdaute Speisen wieder hochwürgen. Er freue sich hingegen über eine von selbst erfolgte, deutliche Gewichtsabnahme, da er seit seiner Berentung zugenommen habe. Wesentliche Vorerkrankungen werden verneint, allerdings habe er lange keinen Arzt mehr besucht.

Untersuchungsbefunde

68-jähriger Mann in leicht gemindertem AZ und adipösem EZ (179 cm, 98 kg, BMI 30,6 kg/m^2). HF 98/min, BD 145/90 mmHg. Afebril. Kopf: Schleimhäute feucht, Lymphknoten unauffällig, Schilddrüse nicht vergrößert. Herz: leise, regelmäßige HT, keine pathologischen Geräusche. Lunge: sonorer Klopfschall, vesikuläres Atemgeräusch, keine RG. Abdomen: adipös, weich, kein Druckschmerz, keine Resistenzen, positive Darmgeräusche, Leberrand nicht sicher tastbar. Extremitäten: linker Unterschenkel umfangsvermehrt und überwärmt mit glänzender Haut, deutlicher Druckschmerz der Wade, Fußsohlendruckschmerz links, Pulse allseits tastbar. Neurologisch orientierend unauffällig.

1. **Was sollte am ehesten Ihre direkte Aufmerksamkeit erlangen? Wie lauten Ihre Verdachts- und Differenzialdiagnose?**
2. **Welche Diagnostik sollten Sie zur Sicherung der Verdachtsdiagnose durchführen?**
3. **Erklären Sie die Pathogenese der Erkrankung! Welche Komplikationen können auftreten?**
4. **Welche Ursachen für diese Erkrankung kennen Sie?**
5. **Welche Therapie leiten Sie ein?**
6. **Welche weiteren Untersuchungen sollten sich aufgrund der Anamnese unbedingt anschließen?**

1. Verdachts-/Differenzialdiagnosen

Auffallend sind die akuten, ziehenden Schmerzen des linken Beins, die mit einer Umfangsvermehrung und Druckschmerzen des linken Unterschenkels einhergehen und daher mit einer **tiefen Venenthrombose** (TVT) vereinbar sind. Dazu passt neben dem Fußsohlendruckschmerz und der Glanzhaut auch die Anamnese einer längeren Immobilisation durch den grippalen Infekt. Adipositas (BMI 30,6 kg/m^2) gilt zudem als Risikofaktor. Generell unterscheidet man Thrombosen der **Unterschenkelvenen,** die aszendierend in die Oberschenkelvenen wachsen können. Zudem können sich Thrombosen der Femoralisvenen in Beckenvenen fortsetzen. **Beckenvenenthrombosen** können außerdem deszendierend an Größe zunehmen.

Differenzialdiagnostisch kommen je nach klinischem Bild folgende Erkrankungen infrage:

- **Thrombophlebitis:** eher oberflächlich im Verlauf einer Vene.
- **Postthrombotisches Syndrom** mit chronisch venöser Insuffizienz.
- **Lymphödem:** Zehen sind zusätzlich geschwollen.
- **pAVK:** keine Überwärmung, eher blasse Haut und fehlende periphere Pulse.
- **Muskuloskelettale Ursachen:** Muskelfaserriss oder Baker-Zyste.

Die Symptome Dysphagie und Gewichtsverlust sollten weiter abgeklärt werden (➤ Frage 06), bedürfen aber nicht der sofortigen Diagnostik und Therapie wie die tiefe Venenthrombose.

Merke

Die **klinischen Zeichen** (➤ Fall 02, Frage 2) einer Thrombose fehlen vor allem bei bettlägerigen, immobilisierten Patienten oft oder sind sehr **unspezifisch.** Daher schließen fehlende klinische Zeichen eine tiefe Venenthrombose nicht aus.

2. Diagnostik

Zunächst sollte die klinische Wahrscheinlichkeit für eine TVT anhand der Anamnese und der körperlichen Untersuchung abgeschätzt werden, dazu eignen sich Score-Systeme (z. B. Wells-Score). Für die Diagnosesicherung sind folgende Untersuchungen relevant:

- **D-Dimere:** haben eine geringe Spezifität und besitzen wie bei der Lungenembolie einen hohen negativen prädiktiven Wert (bei geringer klinischer Wahrscheinlichkeit und negativen D-Dimeren ist eine TVT unwahrscheinlich).

Eine besondere Bedeutung besitzen bildgebende Maßnahmen (in der Reihenfolge des Vorgehens):

- **Kompressionssonografie:** Methode der ersten Wahl. Bei Thrombose keine vollständige Komprimierbarkeit der Venen im Querschnitt. Duplexsonografisch Nachweis umflossener Thromben. Für den sicheren Nachweis einer tiefen Venenthrombose geeignet, ggf. **Doppler-Sonografie** zur Untersuchung von Strömungsprofilen der Venen, insbesondere für die Diagnostik von Thrombosen, die proximal des Leistenbands gelegen sind.
- **CT-** und **MRT-Phlebografie:** alternativ bei nicht eindeutiger sonografischer Untersuchung, bieten besondere Informationen im abdominalen und pelvinen Bereich.
- **Aszendierende Phlebografie:** bei unklaren sonografischen und/oder CT-/MRT-Befunden, invasives Verfahren (Anwendung nur noch bei unklaren Fällen).

Merke

Der Therapieerfolg hängt besonders vom Alter der tiefen Venenthrombose ab, sodass bei klinischem Verdacht eine schnelle Diagnosesicherung erfolgen sollte!

3. Pathogenese/Komplikationen

Für das Entstehen einer TVT sind drei Faktoren relevant, die schon früh von **Virchow** als **Trias** beschrieben wurden:

- **Endothelveränderung** z. B. durch entzündliche, traumatische, degenerative oder allergische Ursachen.

- **Blutflussverlangsamung** z. B. bei Rechtsherzinsuffizienz, Immobilisation, lokaler Stase oder Verwirbelung durch Varizen.
- **Erhöhte Gerinnungsneigung** z. B. postoperativ, bei Schwangerschaft, Polyzythämie, Übergewicht oder Varikose.

Bei Thrombose einer Vene erhöht sich der Druck im Gefäß, sodass bei fehlenden Kollateralen ein Ödem mit Umfangsvermehrung des betroffenen Beins entsteht. Abhängig von der Ausprägung des Ödems imponieren die klinischen Symptome mehr oder weniger stark.

Folgende Komplikationen sind von Bedeutung:

- **Lungenembolie:** durch embolische Verschleppung von thrombotischem Material in Lungengefäße. Die Lokalisation der Thrombose spielt dabei eine Rolle, da bei Beckenvenenthrombosen ein höheres Embolierisiko besteht. Bei etwa 50 % der TVT kommt es zu szintigrafisch nachweisbaren Lungenembolien, von denen aber nur etwa 20 % symptomatisch werden.
- **Postthrombotisches Syndrom** mit Zerstörung der Klappen nach zunächst entzündlicher, dann bindegewebiger Organisation der Thromben mit unvollständiger Rekanalisation der Vene, führt zur chronisch venösen Insuffizienz (CVI).
- **Rezidive.**

4. Ursachen der Erkrankung

Grundsätzlich unterscheidet man erworbene von angeborenen prädisponierenden Faktoren (hereditäre Ursachen). Die **erworbenen Faktoren** umfassen unter anderen:

- **Immobilisation** z. B. bei bettlägerigen Patienten.
- **Vorherige TVT oder Lungenembolie.**
- **Abknicken der V. poplitea** bei längerem Sitzen in Flugzeug, Bus oder Auto.
- **Operationen** erhöhen die Gerinnungsneigung; je nach Dauer und Art der OP unterschiedlich hohes Risiko (v. a. OP im Becken- oder Hüftbereich und bei Polytrauma).
- **Maligne Erkrankungen,** altersabhängig vor allem ab der 5. Lebensdekade.
- **Polycythaemia vera.**
- Einnahme eines **Östrogenpräparats** und **oraler Kontrazeptiva.**
- **Rauchen.**
- **Schwangerschaft** (thrombembolische Ereignisse zählen zu den führenden Todesursachen in Schwangerschaft und postpartal).
- **Erworbene Gerinnungsstörungen** z. B. erworbener Protein-C- und -S-Mangel (z. B. bei Leberzirrhose).

Tab. 10.1 Genetische Ursachen einer Gerinnungsstörung mit Thrombophilie.

Name des Defekts	Anteil aller Patienten mit TVT	Pathogenese der Hyperkoagulabilität	Risikoerhöhung
Faktor-V-Leiden-Mutation/APC-Resistenz	20–30 %	Mangelnde Inaktivierung von Faktor Va durch APC (aktiviertes Protein C)	Heterozygot bis achtfach Homozygot bis 80-fach
Mutation des Gens für die Methyltetrahydrofolatreduktase (MTHFR)	≈ 10 %	Hyperhomozysteinämie führt zu Hyperkoagulabilität (venös und arteriell)	Heterozygot bis dreifach
Prothrombinmutation	5–10 %	Plasmaspiegel von Prothrombin (Faktor II) erhöht	Heterozygot bis dreifach Homozygot bis 50-fach
Protein-C-Mangel	≈ 5 %	Verminderte Inaktivierung von Faktor Va und VIIIa durch fehlendes Protein C	Achtfach
Protein-S-Mangel	≈ 2 %	Verminderte Aktivität von Protein C (Kofaktor von APC)	Achtfach
Antithrombin-III-Mangel	≈ 1 %	AT-III ist Thrombininhibitor, entweder AT-III-Spiegel (Typ I) oder AT-III-Aktivität erniedrigt	Heterozygot mehr als zehnfach

- **Antiphospholipidsyndrom:** Antikörper gegen Phospholipide führen zu Hyperkoagulabilität.

Etwa 50 % der Patienten mit TVT weisen **hereditäre Ursachen** auf (➤ Tab. 10.1). Außerdem existieren angeborene Varianten oder Anomalien der Venen (z. B. May-Thurner-Syndrom, Aplasie der V. cava inferior), die für eine TVT prädisponieren.

5. Therapie

Die Therapie der TVT soll eine Lungenembolie, das Wachstum des Thrombus sowie das Entstehen eines postthrombotischen Syndroms verhindern.

Vordringlich ist eine sofortige **therapeutische Antikoagulation** bei gesicherter TVT, bei hoher klinischer Wahrscheinlichkeit noch bevor die Diagnose gesichert ist:

- **Niedermolekulares Heparin** oder **Fondaparinux** (selektiver Faktor-Xa-Inhibitor): subkutane Anwendung, sichere und bessere Wirksamkeit als **unfraktioniertes Heparin,** das bei erhöhter Blutungsneigung und schwerer Niereninsuffizienz indiziert ist.
- Überlappend am 1. oder 2. Tag Beginn einer **oralen Antikoagulation** mit einem Vitamin-K-Antagonisten (Ziel-INR 2–3), die zur Rezidivprophylaxe je nach Art der Thrombose und Risikofaktor mindestens 3 Monate durchgeführt werden sollte, ggf. auch zeitlich unbegrenzt bei stattgehabten Rezidiven oder aktiver Krebserkrankung. Zur Therapie und Rezidivprophylaxe stehen auch **neue Antikoagulanzien** (NOACs) zur Verfügung, wie die direkten Faktor-Xa-Inhibitoren Rivaroxaban und Apixaban und der direkte Thrombin-Inhibitor Dabigatran.
- Eine **thrombolytische Therapie** und **kathetergestützte Verfahren** zur Rekanalisation sind nur in Ausnahmefällen indiziert (z. B. junge Patienten bei Erstereignis einer ausgedehnten iliofemoralen Thrombose).
- **Vena-cava-Filter** werden nur in Einzelfällen eingesetzt, z. B. bei absoluter Kontraindikation gegen Antikoagulation oder bei rezidivierender TVT trotz Antikoagulation, Bevorzugung wieder entfernbarer Systeme.
- **Allgemeinmaßnahmen** sind die möglichst frühzeitige **Kompression** des betroffenen Beins, zunächst mit elastischen Zugbinden und im Verlauf mit **Kompressionsstrümpfen** der Klasse II. Bei deutlicher Beinschwellung kann eine Hochlagerung des Beins die Abschwellung beschleunigen. Grundsätzlich ist eine **Immobilisation nicht indiziert,** da unter suffizienter Antikoagulation und Kompressionstherapie das Risiko für eine Lungenembolie durch Mobilisation nicht erhöht ist.

6. Weitere Untersuchungen

Aufgrund der Dysphagie, der Regurgitation der unverdauten Speisen, der Gewichtsabnahme und des Alters des Patienten, insbesondere in Zusammenhang mit dem Auftreten einer TVT, sollte eine **Tumorsuche** angeschlossen werden. Die Symptome des Patienten könnten auf ein **Ösophaguskarzinom** hinweisen, sodass in jedem Fall eine endoskopische Untersuchung ggf. mit Biopsieentnahme, eine Endosonografie und eine CT durchgeführt werden sollten. Differenzialdiagnostisch kommt ein Ösophagusdivertikel in Betracht.

Zusammenfassung

Die **Ätiologie** der tiefen Venenthrombose kann sehr unterschiedlich sein und umfasst neben erworbenen prädisponierenden Faktoren hereditäre Ursachen einer Thrombophilie. **Pathogenetisch** ist die sog. Virchow-Trias von Bedeutung. Klinische Zeichen fehlen in etwa 50 % der Fälle. Eine schnelle **Diagnostik** mittels Kompressionssonografie ist bei klinischem Verdacht entscheidend, um neben der Kompressionstherapie frühzeitig eine **Antikoagulation** (niedermolekulares Heparin oder Fondaparinux, sonst unfraktioniertes Heparin, ggf. NOACs) einzuleiten und eine Lungenembolie und ein postthrombotisches Syndrom zu verhindern. Eine **Rezidivprophylaxe** sollte mit einem Vitamin-K-Antagonisten (alternativ) begonnen und für mindestens 3 Monate durchgeführt werden.

11

Gangunsicherheit, Müdigkeit und Durchfall

Anamnese

Eine 67-jährige Frau kommt in Ihre Praxis, weil sie sich seit einigen Wochen ständig müde und unsicher auf den Beinen fühlt. Ihre Füße würden häufig kribbeln, als seien sie eingeschlafen. Fast täglich habe sie Kopfschmerzen. Außerdem berichtet sie über Durchfall, Appetitlosigkeit und ein unangenehmes, teilweise schmerzhaftes Brennen der Zunge. In jungen Jahren habe sie eine Lungenentzündung durchgemacht, ansonsten sei sie nie ernsthaft krank gewesen. Abgesehen von Paracetamol gegen die Kopfschmerzen nehme sie keine Medikamente.

Untersuchungsbefunde

Auffällig sind ein blasser Teint, eine atrophische, glatte, rote Zunge (➤ Bild [E279]) und ein deutlich reduziertes Vibrationsempfinden über beiden Knöcheln (2/8 im Stimmgabelversuch) sowie lebhafte Muskeleigenreflexe.

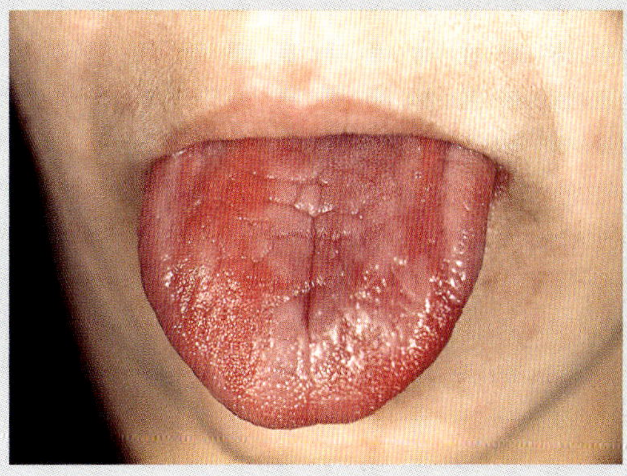

Laborbefunde

Leukozyten 4,0 Tsd/µl; Erythrozyten 1,9 Mio/µl; Hb 6,8 g/dl; Hkt 22 %; MCV 122 fl; MCH 36,7 pg; MCHC 31 g/dl; Thrombozyten 109 Tsd/µl; Natrium 141 mmol/l; Kalium 4,1 mmol/l; Chlorid 102 mmol/l; Serumkreatinin 0,8 mg/dl; Harnstoff 39 mg/dl; LDH 950 U/l; INR 1,1; PTT 25 sec; BZ 87 mg/dl.

1. **Welche Verdachtsdiagnose stellen Sie? Nennen Sie Ihre Differenzialdiagnosen!**

2. **Welche Ursachen können zu der häufigsten Form der Erkrankung führen?**

3. **Welche weiteren diagnostischen Maßnahmen veranlassen Sie?**

4. **Erklären und bewerten Sie den Schilling-Test.**

5. **Welche Therapie ist bei gesicherter Verdachtsdiagnose sinnvoll? Was raten Sie der Patientin?**

6. **Weshalb ist eine frühe Diagnosestellung wichtig?**

1. Verdachts-/Differenzialdiagnosen

Die Laborbefunde sind typisch für eine **makrozytäre** (MCV > 98 fl), **hyperchrome** (MCH > 32 pg) **Anämie** (Hb < 12 g/dl). Die häufigsten Ursachen sind ein **Vitamin-B_{12}-** und/oder **Folsäuremangel**. Da diese Patientin neurologische Auffälligkeiten zeigt, die beim Folsäuremangel typischerweise nicht zu beobachten sind, leidet sie am ehesten unter einer **Vitamin-B_{12}-Mangel-Anämie.** Aufgrund einer vermehrten Erythropoese mit Ausbildung von großen erythropoetischen Vorläuferzellen mit Kernreifungsstörung (Megaloblasten) im Knochenmark wird diese Anämieform auch als **megaloblastäre Anämie** bezeichnet.

Klinisch imponiert die für den Vitamin-B_{12}-Mangel **klassische Trias:**

- **Hämatologische Symptome:** Aufgrund der Anämie kommt es zu vermehrter Müdigkeit, körperlicher Schwäche, Dyspnoe und Blässe. Durch eine intramedulläre Hämolyse kann es zu einem leichten Ikterus mit Erhöhung des indirekten Bilirubins kommen, die Haut erscheint dann typischerweise **„Café-au-Lait-farben".**
- **Gastrointestinale Symptome:** Übelkeit, Appetitlosigkeit, Zungenbrennen sowie atrophische Glossitis (sog. „Hunter-Glossitis" ➤ Bild).
- **Neurologische/psychiatrische Symptome:** Die neurologischen Symptome werden unter dem Oberbegriff **„funikuläre Myelose"** zusammengefasst, bei der es zu einem Markscheidenschwund der Hinterstränge (spinale Ataxie) und der Pyramidenbahn (Paresen, z. B. positiver Babinski-Reflex) kommt. Außerdem treten ein vermindertes Vibrationsempfinden (Pallhypästhesie) sowie eine Polyneuropathie mit schmerzhaftem Kribbeln der Extremitäten auf. Viele Patienten leiden außerdem unter **psychischen Symptomen** (z. B. Depression).

Differenzialdiagnostisch kommen neben dem Vitamin-B_{12}- und/oder Folsäuremangel auch megaloblastäre Veränderungen bei **myelodysplastischem Syndrom** bzw. Kochenmarkschädigungen in Betracht (z. B. durch Alkohol oder **medikamenteninduziert** durch Zytostatika).

Merke

Vitamin B_{12} wird als Coenzym für die DNA-Synthese und den Fettstoffwechsel benötigt. Bei einem Mangel kommt es infolge der beeinträchtigten DNA-Synthese zu Kernreifungsstörungen. Diese machen sich insbesondere bei sich schnell teilenden Zellen bemerkbar (Knochenmark, Gastrointestinaltrakt), was das Auftreten hämatologischer und gastrointestinaler Symptome erklärt. Die neurologischen Auffälligkeiten werden auf einen Markscheidenschwund zurückgeführt, der durch eine Störung im zellulären Fettstoffwechsel hervorgerufen wird.

2. Ursachen

Der Vitamin-B_{12}-Mangel kann verschiedene Ursachen haben:

- **Mangel an Intrinsic-Faktor (IF):** Nach Gastrektomie oder bei Autoimmungastritis (perniziöse Anämie) mit Verlust der Belegzellen (Parietalzellen) durch Parietalzell-AK und IF-AK mit Entwicklung einer Anazidität (Achlorhydrie). Physiologisch wird im oberen Dünndarm Vitamin B_{12} an den von den Belegzellen gebildeten IF gebunden und so im unteren Ileum über einen Rezeptor aufgenommen. Bei Mangel an IF wird Vitamin B_{12} nicht mehr ausreichend resorbiert, sodass der Körper auf seine Speicher zurückgreifen muss. Sind auch diese entleert (über Jahre), entwickelt sich eine Vitamin-B_{12}-Mangel-Anämie.
- **Ungenügende Zufuhr:** z. B. bei strengen Veganern, die auf den Verzehr Vitamin-B_{12}-haltiger tierischer Lebensmittel (Eier, Fisch, Fleisch, Milch) verzichten.
- **Intestinale Malabsorption:** z. B. bei chronisch-entzündlichen Darmerkrankungen, exokriner Pankreasinsuffizienz, Sprue, nach Ileumresektion.
- **Pathologische Darmbesiedlung:** Konkurrenz um Vitamin B_{12}, z. B. bei Fischbandwurmbefall, Fehlbesiedlung im Darm bei postoperativem „Blind-Loop-Syndrom".
- **Gestörter Vitamin-B_{12}-Metabolismus:** z. B. bei Transcobalamin-II-Mangel (selten).

Ein Folsäuremangel kann auftreten bei:

- **Mangelernährung** z. B. bei älteren Patienten.
- **Alkoholismus.**
- **Gesteigertem Bedarf:** z. B. in der Schwangerschaft oder bei chronischen hämolytischen Anämien.
- **Medikamenteninduziert** durch Beeinflussung des Folsäurestoffwechsels (z. B. Folsäureantagonisten Trimethoprim oder Methotrexat, Phenytoin).

3. Weiterführende Diagnostik

Zur Erhärtung des Verdachts auf eine Vitamin-B_{12}-Mangel-Anämie sind folgende Untersuchungen sinnvoll (jeweils mit den typischen Befunden):

- **Differenzialblutbild:** Panzytopenie, hypersegmentierte Granulozyten und Retikulozyten ↓.
- **Bestimmung von Vitamin B_{12} und Folsäure:** Serum-Vitamin-B_{12}-Spiegel ↓, gegebenenfalls zusätzlich Folsäure ↓. Bestimmung der Metaboliten HoloTC (Holotranscobalamin) und MMA (Methylmalonsäure) zur Differenzierung des Stadiums eines Vitamin-B_{12}-Mangels.
- **Bestimmung von Hämolyseparametern:** LDH ↑, indirektes Bilirubin ↑, Haptoglobin ↓ (Zeichen der Hämolyse).
- **Knochenmarkpunktion:** hyporegeneratorisches Knochenmark mit zahlreichen Megaloblasten.

Bei gesichertem Vitamin-B_{12}-Mangel schließen sich weitere Untersuchungen zur Differenzierung der Ursache an:

- **Schilling-Test:** ➤ Frage 04.
- **Gastroskopie** und Biopsie mit der Frage nach Autoimmungastritis Typ A.
- **Bestimmung von Autoantikörpern** gegen Parietalzellen und Intrinsic-Faktor (Spezifität 100 %, Sensitivität 50–70 %).

4. Interpretation Schilling-Test

Der Patient nimmt in einem ersten Versuch radioaktiv markiertes Vitamin B_{12} ein, in einem zweiten Versuch radioaktiv markiertes Vitamin B_{12} zusammen mit Intrinsic-Faktor.

- Zeigt der erste Versuch eine normale Resorption (Bestimmung der Aktivität im Urin), ist sowohl die Intrinsic-Faktor-Produktion im Magen als auch die Aufnahme im Ileum unauffällig und man kann auf den zweiten Teil des Tests verzichten.
- Nimmt der Patient im ersten Versuch kaum Vitamin B_{12} auf (verringerte Aktivität im Urin), im zweiten aber schon, liegt ein Mangel an Intrinsic-Faktor vor.
- Ist die Aufnahme bei beiden Versuchen schlecht, ist der Vitamin-B_{12}-Mangel auf eine Resorptionsstörung im Ileum zurückzuführen.

Heutzutage wird der Schilling-Test nicht mehr allgemein angewandt, auch aufgrund der aufwändigen radioaktiven Markierung. Durch die Bestimmung der Serumspiegel von Vitamin B_{12}, Folsäure und insbesondere der Autoantikörper gegen Parietalzellen und Intrinsic-Faktor kann die Diagnose unter Berücksichtigung der weiteren oben genannten diagnostischen Maßnahmen auch ohne Schilling-Test gestellt werden.

5. Therapie der Vitamin-B_{12}-Mangel-Anämie

Da eine kausale Therapie nur in wenigen Fällen (z. B. Behandlung eines Fischbandwurmbefalls) möglich ist, wird meist Vitamin B_{12} substituiert, um den Mangel auszugleichen. Bei oraler Gabe wird nur sehr wenig (etwa 1 %) Vitamin B_{12} resorbiert, sodass in der Regel eine **parenterale Applikation intramuskulär** oder **tief subkutan** im Intervall über mehrere Wochen erfolgen muss. Wenn der Mangel nach 4 Wochen persistiert, muss die Substitution lebenslang erfolgen. Die orale Gabe erfordert bei den täglich notwendigen hohen Dosen eine große Einnahmetreue und eignet sich nur bei Patienten mit intaktem terminalen Ileum. Meist ist dies nur nach parenteralem Ausgleich des Mangels zur Erhaltungstherapie sinnvoll. Supportiv sollte Eisen, Kalium und Folsäure substituiert werden, weil durch die gesteigerte Erythropoese ein erhöhter Bedarf besteht.

Da die **perniziöse Anämie** bei Autoimmungastritis, die bei dieser Patientin am ehesten besteht, nicht kausal behandelt werden kann, sollte eine parenterale Vitamin-B_{12}-Substitutionstherapie eingeleitet werden. Außerdem sollte die Patientin darüber aufgeklärt werden, dass die Autoimmungastritis eine **Präkanzerose** ist, die regelmäßig (alle 2 Jahre) gastroskopisch kontrolliert werden sollte. Da bei perniziöser Anämie auch andere Autoimmunerkrankungen gehäuft vorkommen, sollte z. B. ein Screening auf Diabetes mellitus und eine Hashimoto-Thyreoiditis erfolgen.

6. Bedeutung der frühen Diagnose

Die frühe Diagnosestellung ist besonders in Bezug auf die **neurologische Symptomatik** von großer Bedeutung, da diese nur dann vollständig reversibel ist, wenn die Behandlung begonnen wird, bevor es zu manifesten strukturellen Schädigungen der Markscheiden gekommen ist. In Bezug auf die Anämie und gastrointestinalen Beschwerden führt die Vitamin-B_{12}-Substitutionstherapie dagegen bereits innerhalb weniger Tage zu einer raschen Normalisierung der Blutbildveränderungen und Besserung der klinischen Symptomatik.

Zusammenfassung

Die **Vitamin-B_{12}-Mangel-Anämie** gehört zur Gruppe der makrozytären, hyperchromen Anämien. Häufigste **Ursache** ist eine Resorptionsstörung durch einen Mangel von Intrinsic-Faktor aufgrund von Autoantikörpern gegen Parietalzellen und Intrinsic-Faktor **(perniziöse Anämie). Pathogenetisch** führt der Vitamin-B_{12}-Mangel zur DNA-Synthesestörung, die sich vor allem auf Zellen mit hoher Proliferationsrate auswirkt. Neben den typischen **Symptomen** der Anämie, wie Leistungsknick und Blässe, klagen die Patienten häufig über gastrointestinale (Übelkeit, Hunter-Glossitis) und neurologische Beschwerden (funikuläre Myelose mit Ataxie, Polyneuropathie). **Diagnostisch** nehmen Laboruntersuchungen (Blutbild, Vitamin-B_{12}-Spiegel im Serum, Bestimmung von Autoantikörpern) den höchsten Stellenwert ein. Die **Therapie** besteht aus einer parenteralen oder seltener oralen Vitamin-B_{12}-Substitution.

Abgeschlagenheit und Rückenschmerzen

Anamnese

Eine 71-jährige Frau stellt sich in Ihrer Praxis vor, weil beim Hausarzt ein erhöhter Kreatininwert (2,1 mg/dl) aufgefallen ist. Sie berichtet Ihnen, dass sie seit einigen Wochen unter bewegungsabhängigen Rückenschmerzen leide. Des Weiteren klagt sie über Abgeschlagenheit und Infektanfälligkeit. Sie hat einen Arztbrief mitgebracht, aus dem hervorgeht, dass sie sich vor 4 Monaten zur operativen Versorgung einer pathologischen subtrochantären Femurfraktur in stationärer Behandlung befand. Zu diesem Zeitpunkt lag das Serumkreatinin im Normbereich. An Vorerkrankungen sei ein Karpaltunnelsyndrom der rechten Hand bekannt. Eine regelmäßige Medikamenteneinnahme wird verneint.

Untersuchungsbefunde

Abgesehen von einer klopfschmerzhaften lumbalen Wirbelsäule finden Sie keine pathologischen Befunde.

Laborbefunde

Leukozyten 6,8 Tsd/µl; Erythrozyten 2,7 Mio/µl; Hb 9,5 g/dl; Hkt 29,1 %; MCV 108 fl; MCH 35,3 pg; MCHC 32,6 g/dl; Thrombozyten 115 Tsd/µl; Natrium 138 mmol/l; Kalium 4,9 mmol/l; Chlorid 101 mmol/l; Kalzium gesamt 3,0 mmol/l; Kreatinin 2,5 mg/dl; Harnstoff 139 mg/dl; Gesamteiweiß 9,6 g/dl; BZ 87 mg/ml, BSG 118 mm/h n. W. U-Stix unauffällig. Serumelektrophorese (➤ Bild [L106]).

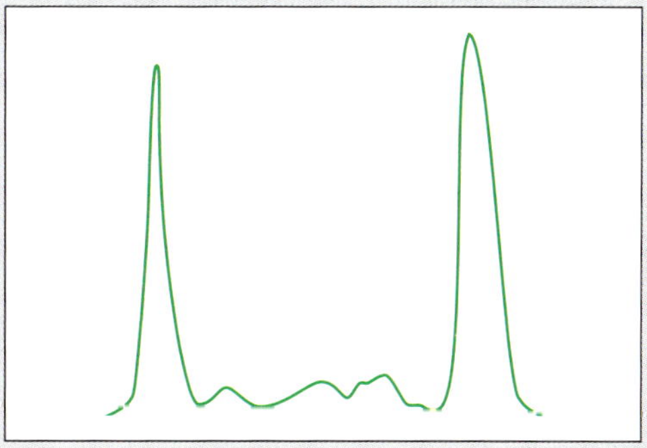

1. **Welche Verdachtsdiagnose stellen Sie? Definieren Sie die Erkrankung kurz!**

2. **Erklären Sie, wie es zu den Symptomen der Patientin kommt!**

3. **Welche diagnostischen Maßnahmen sollten Sie bei der Verdachtsdiagnose veranlassen?**

4. **Welche Stadieneinteilung wird verwendet? Ordnen Sie dieser Patientin das passende Stadium zu!**

5. **Mit welchen Komplikationen müssen Sie bei dieser Erkrankung rechnen?**

6. **Welche Therapie leiten Sie ein?**

1. Verdachtsdiagnose

Die Symptomatik (Rückenschmerzen, Müdigkeit, Infektanfälligkeit), die Laborergebnisse (makrozytäre Anämie, Thrombopenie, stark erhöhte BSG [sog. Sturzsenkung], Erhöhung von Nierenretentionsparametern, Kalzium und Gesamteiweiß) und die Serumelektrophorese (schmalbasige Erhöhung der γ-Globulinfraktion, M-Gradient ➤ Abb. 12.1) sprechen für ein **Plasmozytom/malignes Myelom.** Dieses aggressive Non-Hodgkin-Lymphom der B-Zell-Reihe entsteht durch die maligne Proliferation eines differenzierten **Plasmazellklons.** Die Tumorzellen sezernieren in der Regel **monoklonale Antikörper** oder **Antikörperfragmente.** Am häufigsten sind IgG- und IgA-sezernierende Myelome (zusammen > 75 % der Fälle). Werden keine kompletten Immunglobuline gebildet, liegt ein sog. Leichtkettenmyelom vor (20 % der Fälle). Häufig können dann auch Leichtketten im Urin nachgewiesen werden („Bence-Jones-Proteinurie"). Selten kommen auch asekretorische Myelome vor.

Merke

In 95 % der Fälle breiten sich die Tumorzellen diffus im Knochenmark aus, was durch die Bezeichnung **„Multiples Myelom"** zum Ausdruck gebracht wird. Begrifflich sollte man das prognostisch günstiger einzustufende **„Plasmozytom"** abgrenzen, bei dem die malignen Zellen einen solitären Tumor (ossär oder selten extraossär) bilden. Im deutschsprachigen Raum werden die beiden Begriffe jedoch häufig synonym verwendet.

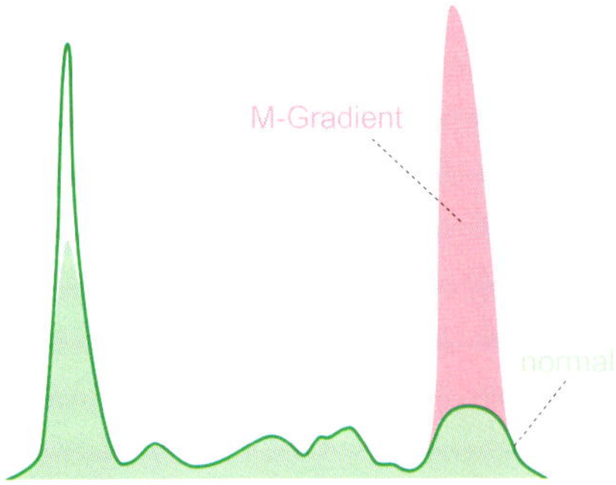

Abb. 12.1 Serumelektrophorese mit M-Gradient. [L106]

2. Pathogenese der Symptome

Myelomzellen sezernieren Zytokine (u. a. IL-6), die Osteoklasten stimulieren und Osteoblasten hemmen. Die Folge ist eine vermehrte Knochenresorption, die sich klinisch typischerweise durch bewegungsabhängige **Schmerzen im Bereich der BWS und LWS** sowie pathologische Frakturen (ohne adäquates Trauma) äußert. Die **Abgeschlagenheit** wird wahrscheinlich durch die **Hyperkalzämie** (Folge der gesteigerten Knochenresorption) und die **Anämie** (tumorbedingt oder durch Verdrängung der Hämatopoese im Knochenmark) hervorgerufen. Da alle Tumorzellen von einer einzigen Plasmazelle abstammen, sezernieren sie monoklonale Antikörper bzw. Antikörperfragmente (sog. Paraprotein). Deren exzessive Bildung hat eine verminderte Produktion der restlichen Immunglobuline zur Folge. Es entsteht ein **sekundäres Antikörpermangelsyndrom** mit **Infektneigung.**

3. Diagnostische Maßnahmen

Zur **Diagnosesicherung** und zum **Staging** sollten neben Anamnese und körperlicher Untersuchung folgende Maßnahmen durchgeführt werden:

- **Laboruntersuchung:** Differenzialblutbild, Serumelektrolyte (inkl. Kalzium), Retentionsparameter, Gesamteiweiß und Albumin, BSG (typischerweise stark erhöht), LDH und CRP, Immunglobuline quantitativ, 24-h-Sammelurin zur Quantifizierung der Proteinurie, β_2-Mikroglobulin (korreliert mit einem erhöhten Zellumsatz, wird beim malignen Myelom als Tumormarker zur Verlaufs- und Therapiekontrolle eingesetzt und hat prognostische Bedeutung).
- Nachweis des Paraproteins:
  - **Serumeiweißelektrophorese:** Pathognomonisch ist der **M-Gradient** (schmalbasige Erhöhung der γ-Globulinfraktion ➤ Abb. 12.1).
  - **Immunelektrophorese:** quantitativer Nachweis des Paraproteins.
  - **Immunfixation:** Nachweis der Monoklonalität.
  - **Urinimmunelektrophorese:** ggf. zum Nachweis von Leichtketten im Urin.

- **Knochenmarkuntersuchung:** Histologie (prozentuale Plasmazellinfiltration) und Zytologie.
- **Bildgebung:**
  - **Röntgen** des Achsen- und Extremitätenskeletts nach sog. **Pariser Schema:** Schädel seitlich (typisch ist der sog. Schrotschussschädel), Wirbelsäule seitlich, Humerus, Becken, Femur.
  - **CT** oder **MRT:** z. B. bei neurologischer Symptomatik mit Verdacht auf Myelonkompression.

Merke

Beim **Bence-Jones-Myelom (Leichtkettenmyelom)** gestaltet sich der Nachweis des Paraproteins schwierig. Da Leichtketten aufgrund ihres niedrigen Molekulargewichts glomerulär filtriert werden, ist in der Serumeiweißelektrophorese **kein M-Gradient** sichtbar. Im Urinstreifentest werden Bence-Jones-Proteine ebenfalls nicht erfasst. Der Nachweis erfolgt mittels **Immunfixation** bzw. **Immunelektrophorese des Urins.**

4. Stadieneinteilung

Die Stadieneinteilung erfolgt klassischerweise nach **Durie und Salmon** (➤ Tab. 12.1). Aufgrund des erhöhten Kalzium- und Kreatininwerts liegt bei der Patientin ein **Stadium III B** vor. Diese Stadienzuordnung erlaubt eine grobe Abschätzung der Tumorzellmasse, lässt aber nur begrenzt Rückschlüsse auf die Prognose zu, weshalb in den letzten Jahren zunehmend die neuere **ISS-Stadieneinteilung** (International Staging System) verwendet wird. Anhand des Serumalbumin- und β_2-Mikroglobulinspiegels erfolgt die Zuordnung zu einer von drei prognostischen Gruppen (Stadium I–III).

5. Komplikationen beim multiplen Myelom

Aus der **Knochenmarkbeteiligung** und dem Auftreten des **Paraproteins** ergeben sich folgende Komplikationen:

- Pathologische Frakturen.
- Hyperkalzämische Krisen.
- Verdrängung des Knochenmarks mit Bi- oder Panzytopenie.
- Blutungsneigung.
- Niereninsuffizienz.
- Infektanfälligkeit: häufig sind bakterielle Pneumonien und Pyelonephritiden.
- Hyperviskositätssyndrom, evtl. mit zerebralen Durchblutungsstörungen.
- Polyneuropathie.
- AL-Amyloidose.
- Übergang in Plasmazellleukämie: Ausschwemmung der neoplastischen Zellen aus dem Knochenmark in die Peripherie.

Tab. 12.1 Stadieneinteilung des Plasmozytoms nach Durie und Salmon.

Stadium I	**Alle** nachfolgenden Kriterien müssen erfüllt sein: ▪ Hb > 10 g/dl. ▪ Normales Serumkalzium. ▪ Röntgenologisch unauffälliges Skelett oder nur eine solitäre Osteolyse. ▪ Niedrige Paraproteinkonzentrationen in Serum und Urin.
Stadium II	Weder Stadium I noch Stadium III
Stadium III	**Mindestens eines** der nachfolgenden Kriterien muss erfüllt sein: ▪ Hb < 8,5 g/dl. ▪ Erhöhtes Serumkalzium. ▪ > 3 osteolytische Herde. ▪ Hohe Paraproteinkonzentrationen in Serum oder Urin.

Anhand der Nierenfunktion werden die Stadien zusätzlich unterteilt in:

- **„A"** bei einem Serumkreatinin < 2 mg/dl.
- **„B"** bei einem Serumkreatinin > 2 mg/dl.

6. Therapie

Die Therapie erfolgt abhängig von Symptomatik, Begleiterkrankungen, Alter und ISS-Stadium und befindet sich aufgrund der Einführung neuer, potenter Substanzen (z.B. des Proteasom-Inhibitors Bortezomib und der Immunmodulatoren Thalidomid und Lenalidomid) im Umbruch. Bei asymptomatischen Patienten besteht in der Regel keine Therapieindikation (Watch and Wait). Bei symptomatischen Patienten (z.B. Hyperkalzämie, Niereninsuffizienz mit Kreatinin > 2,0 mg/dl, Anämie mit Hämoglobin < 10 mg/dl oder Knochenbeteiligung) wird eine Therapie empfohlen:

- **Patienten < 70 Jahre ohne relevante Begleiterkrankungen:** Hochdosismelphalantherapie (Induktion) mit anschließender autologer Stammzelltransplantation (Konsolidierung).
- **Patienten > 70 Jahre und/oder mit eingeschränktem AZ:** Keine Indikation für eine Hochdosischemotherapie. Stattdessen niedrig dosiert Melphalan und Prednisolon in Kombination mit Bortezomib und/oder Thalidomid (Induktion). Zur Erhaltungstherapie stehen aktuell Interferon alpha, Prednison, Lenalidomid und Thalidomid zur Verfügung.

Die **allogene Stammzelltransplantation** ist der einzige kurative Ansatz zur Behandlung des multiplen Myeloms. Der Stellenwert dieses Therapieverfahrens wird aktuell im Rahmen von Studien evaluiert. Bei Rezidiven sollte eine erneute Hochdosischemotherapie mit anschließender autologer Stammzelltransplantation diskutiert werden.

Patienten mit multiplem Myelom profitieren von der frühzeitigen Gabe von **Bisphosphonaten,** welche die Osteoklastenfunktion hemmen. Eine Kontrastmittelgabe sollte strikt vermieden werden, da ein hohes Risiko für ein akutes Nierenversagen besteht.

Zusätzlich kommen folgende **supportive Maßnahmen** infrage:

- **Osteolysen:** Bestrahlung frakturgefährdeter Knochen, operative Stabilisierung pathologischer Frakturen, Bisphosphonate, Schmerztherapie.
- **Niereninsuffizienz:** suffiziente Hydrierung, Harnalkalisierung.
- **Anämie:** Folsäure, Vitamin B_{12}, Eisen, Erythropoetin, Transfusion.
- **Hyperkalzämie:** Bisphosphonate, Kalzitonin, Glukokortikoide, evtl. Furosemid.
- **Hyperviskositätssyndrom:** Plasmapherese.
- **Infektionen:** frühzeitig Antibiotika, Substitution von Immunglobulinen, Impfprophylaxe.

Zusammenfassung

Das multiple Myelom ist laut **Definition** ein aggressives B-Non-Hodgkin-Lymphom, das durch die maligne Entartung eines immunglobulinproduzierenden Plasmazellklons entsteht. Klassische **Symptome** sind osteolytisch bedingte Schmerzen, pathologische Frakturen, Abgeschlagenheit und Infektneigung. Im Krankheitsverlauf treten typischerweise eine Niereninsuffizienz und eine Anämie auf. Zu den wichtigsten **diagnostischen Maßnahmen** gehört der Nachweis des Paraproteins (z.B. mittels Serumeiweißelektrophorese), Röntgenaufnahmen des Skeletts (Pariser Schema) sowie Knochenmarkhistologie und -zytologie. Die klassische **Stadieneinteilung** geht auf Salmon und Durie zurück. Heute wird zunehmend die neuere ISS-Stadieneinteilung (Zuordnung zu Stadium I–III anhand von Serumalbumin- und β_2-Mikroglobulinspiegel) eingesetzt. Die **Therapie** befindet sich derzeit aufgrund der Einführung neuer, potenter Substanzen (z.B. Bortezomib, Thalidomid) im Umbruch. Eine Therapieindikation besteht bei symptomatischen Patienten, in Abhängigkeit des Alters werden entweder Hochdosischemotherapie und autologe Stammzelltransplantation oder Chemotherapie in Kombination mit neuen Substanzen (z.B. Bortezomib) durchgeführt. Der Stellenwert einer allogenen Stammzelltransplantation als einzig potenziell kurativer Therapieoption wird derzeit im Rahmen von Studien geprüft.

13

Luftnot und Agitiertheit

Anamnese

Sie werden im Dienst um 5 Uhr morgens zu einer 21-jährigen Patientin gerufen, die laut Angaben der Nachtschwester plötzlich keine Luft mehr bekommt. Sie finden eine dyspnoische junge Frau vor, die an der Bettkante sitzt und stark agitiert wirkt. Aufgrund ihrer Atemnot kann sie kaum sprechen. Ein Blick in die Unterlagen verrät Ihnen, dass bei der Patientin vor einem Tag eine hintere Kreuzbandplastik durchgeführt wurde. An Vorerkrankungen ist ein Heuschnupfen bekannt. Ein in der Akutsituation bereits geschriebenes EKG zeigt außer einer Sinustachykardie keine Auffälligkeiten.

Untersuchungsbefunde

Stark dyspnoeische 21-jährige Frau in akut reduziertem AZ und normalem EZ (167 cm, 61 kg). Vitalparameter: BD 165/90 mmHg; HF 129/min; AF 28/min, Temperatur 37,8 °C. Haut und Schleimhäute: starkes Schwitzen, keine Zyanose. Kopf und Hals: unauffällig. Herz: HT rein, rhythmisch, keine pathologischen Geräusche. Lunge: Orthopnoe mit Einsatz der Atemhilfsmuskulatur, Sprechdyspnoe, Giemen und Brummen beidseits exspiratorisch > inspiratorisch, deutlich verlängertes Exspirium, hypersonorer Klopfschall über beiden Lungen, geringe Atemverschieblichkeit beidseits, keine Dämpfung. Abdomen: unauffällig. Extremitäten: unauffällig. Neurologie: Agitiertheit, ansonsten orientierend unauffällig.

Arterielle Blutgasanalyse

Unter Raumluft: pH 7,48; $PaCO_2$ 26 mmHg; PaO_2 62 mmHg; SaO_2 91 %.

1. **Wie lautet Ihre Verdachtsdiagnose? Begründen Sie diese! Welche Differenzialdiagnosen kommen in Betracht?**
2. **Welche therapeutischen Maßnahmen leiten Sie in der Akutsituation ein?**
3. **Wie erklären Sie die eingeschränkte Oxygenierung? Welcher Mechanismus wirkt dem entgegen?**
4. **Welche Formen der Erkrankung kennen Sie? Wodurch unterscheiden sie sich, worin gleichen sie sich?**
5. **Welche diagnostischen Maßnahmen sollten bei Verdacht auf eine Erstmanifestation der Erkrankung eingeleitet werden?**
6. **Beschreiben Sie die Dauertherapie der Erkrankung!**

1. Verdachtsdiagnose

Die akut aufgetretene Dyspnoe mit Tachy- sowie Sprechdyspnoe, die Tachykardie, das exspiratorische Giemen und Brummen sowie das verlängerte Exspirium sprechen für einen **schweren Asthmaanfall.** Untermauert wird der Verdacht auf **Asthma bronchiale** durch die Orthopnoe (Luftnot im Liegen, die durch Aufsetzen gebessert wird), das Auftreten der Symptome in den frühen Morgenstunden, die bekannte Atopieneigung der Patientin (Heuschnupfen) sowie die Ergebnisse der Blutgasanalyse. Möglicher Auslöser könnte hier die postoperative Gabe eines nichtsteroidalen Antiphlogistikums (NSAID) mit nachfolgender pseudoallergischer Reaktion sein.

Differenzialdiagnostisch muss insbesondere eine potenziell lebensbedrohliche **Lungenembolie** ausgeschlossen werden, da aufgrund des vorangegangenen chirurgischen Eingriffs ein erhöhtes Risiko besteht. Hinzu kommt, dass sich eine Lungenembolie klinisch ähnlich wie ein Asthmaanfall manifestieren kann (plötzliche Atemnot, Sinustachykardie, vergleichbare Ergebnisse der Blutgasanalyse). Weitere mögliche **Differenzialdiagnosen** sind:

- Verlegung der oberen Atemwege (z. B. Aspiration).
- Stimmbanddysfunktion (= Vocal Cord Dysfunction, VCD), insbesondere bei jungen Frauen.
- Hyperventilationssyndrom.
- Asthma cardiale bei Herzinsuffizienz mit Lungenstauung.
- Exazerbation einer COPD mit/ohne Lungenemphysem.
- Exogen allergische Alveolitis.
- Bronchitis und atypische Pneumonie.
- (Spontan-)Pneumothorax.

2. Akutmaßnahmen

Beim schweren Asthmaanfall sind folgende **Akutmaßnahmen** erforderlich:

- **Bedarfsgerechte Sauerstoffgabe** (Ziel SaO_2 > 92 %).
- Gabe eines rasch wirksamen, inhalativen β_2-**Sympathomimetikums** (RABA, z. B. Salbutamol).
- Gabe von **Glukokortikoiden** i. v. (z. B. Prednisolon).
- **Zusätzliche Vernebelung mit Ipratropiumbromid** (inhalatives Anticholinergikum), ggf. in Kombination mit einem RABA.
- **Beruhigung** der Patientin, allerdings **Verzicht auf Benzodiazepine** aufgrund der atemdepressiven Wirkung.
- Atemerleichternde Körperposition herstellen (Arme aufgestützt, Lippenbremse).
- Bei unzureichendem Ansprechen Eskalation durch
  - subkutane oder intravenöse Gabe eines RABA, z. B. Terbutalin s. c. oder Reproterol i. v. (**cave:** bei Herzvorerkrankungen).
  - Magnesiumsulfat i. v.
  - Theophyllin i. v. (nur unter stationären Bedingungen).
- Intensivmedizinische Übernahme der Patientin prüfen bzw. umgehender Transport in eine Klinik in notärztlicher Begleitung.

3. Interpretation der Blutgasanalyse

Der mit 7,48 leicht erhöhte pH-Wert und der mit 26 mmHg deutlich erniedrigte CO_2-Partialdruck sind Ausdruck einer hyperventilationsbedingten **respiratorischen Alkalose.**

Die eingeschränkte Oxygenierung wird durch einen erhöhten **arteriovenösen Shuntfluss** hervorgerufen (normal: bis zu 5 % des Herzzeitvolumens). Beim Asthmaanfall kommt es zur Minderbelüftung der Alveolen mit gestörtem Ventilations-Perfusions-Verhältnis. Das an nicht- bzw. minderventilierten Alveolen vorbeiströmende Blut wird unzureichend oxygeniert, sodass ein gesteigertes Shuntvolumen entsteht.

Der Erhöhung des Shuntvolumens wirkt der sogenannte **Euler-Liljestrand-Effekt (= hypoxische Vasokonstriktion)** entgegen, der bei absinkendem Sauerstoffpartialdruck in den Alveolen zu einer Vasokonstriktion der zuführenden Blutgefäße führt. Dadurch werden der Shuntfluss reduziert, die belüfteten Lungenabschnitte besser perfundiert und somit der Gasaustausch verbessert. Dennoch kann dieser Mechanismus das gestörte Ventilations-Perfusions-Verhältnis beim schweren Asthmaanfall nicht vollständig kompensieren. Langfristig führt die hypoxische Vasokonstriktion zur pulmonalen Hypertonie.

4. Formen der Erkrankung

Man unterscheidet verschiedene Formen des Asthma bronchiale:

- **Extrinsisches Asthma oder allergisches Asthma:** v. a. bei Patienten mit Atopieneigung (häufig Heuschnupfen oder atopische Dermatitis in Anamnese, positive Familienanamnese). Es wird nach vorausgehender Sensibilisierungsphase durch **Allergene** getriggert (z. B. Pollen, Tierepithelien), die eine IgE-vermittelte allergische Sofortreaktion auslösen. Nachfolgend kommt es zur Mastzelldegranulation mit Ausschüttung von Mediatoren (z. B. Histamin und Leukotrienen), die eine endobronchiale Obstruktion verursachen. Neben dieser Typ-I-Reaktion kann auch eine IgG-vermittelte Spätreaktion vom Typ IV zum Krankheitsgeschehen beitragen.
- **Intrinsisches oder nichtallergisches Asthma:** wird häufig durch Atemwegsinfektionen ausgelöst, ebenso durch eine Vielzahl weiterer nichtallergener Reize, z. B. NSAID (pseudoallergische Reaktion), körperliche Anstrengung, inhalative Noxen, kalte Atemluft und emotionale Faktoren. Im Gegensatz zum allergischen Asthma sind die Reaktionen auf die Reize nicht erworben (keine Sensibilisierungsphase, nicht-IgE-vermittelt), sondern genetisch festgelegt.

Unabhängig vom Auslöser kommt es bei beiden Formen zu folgenden Veränderungen im Bronchialsystem:

- **Chronische bronchiale Entzündung:** Inflammation der Bronchialschleimhaut, die durch eine Infiltration mit Mastzellen, Eosinophilen und Lymphozyten gekennzeichnet ist.
- **Bronchiale Hyperreagibilität:** Unspezifische Überempfindlichkeit der Atemwege gegenüber bronchokonstriktorischen Reizen.
- **Bronchiale Obstruktion:** Verlegung der zentralen Atemwege durch Hypertrophie und Spasmus der glatten Muskulatur, dyskrinen (= zähen) Mukus und ödematöse Schleimhaut.

Mischformen sind möglich, meist sind dies Übergänge von einem ursprünglich allergischen Asthma in eine Form mit im Vordergrund stehender intrinsischer Komponente. Darüber hinaus gibt es weitere Formen, z. B. Husten als Asthma-Äquivalent (Cough-Variant-Asthma) mit chronischem trockenen Husten ohne Dyspnoe oder Giemen.

5. Diagnostik

Bei Verdacht auf Erstmanifestation eines Asthma bronchiale sind folgende **Untersuchungen** sinnvoll:

- **Lungenfunktionstest** (z. B. Spirometrie, Bodyplethysmografie) zum Nachweis einer obstruktiven Ventilationsstörung (definiert durch FEV_1 [Einsekundenkapazität]/VK [Vitalkapazität] < 70 %). Bei einer Obstruktion in der Lungenfunktionsprüfung wird zur Abklärung der Reversibilität (FEV_1-Zunahme >15 %) zusätzlich ein **Bronchospasmolysetest** (= Inhalation eines RABA) durchgeführt.
- **Metacholin-Provokationstest** bei unauffälliger Lungenfunktionsprüfung zum Nachweis eines hyperreagiblen Bronchialsystems.
- **Peak-Flow-Protokoll** mit der Frage nach einer anfallsartigen Atemwegsobstruktion zum Nachweis eines hyperreagiblen Bronchialsystems (über 4 Wochen).

Bei bestätigtem Asthma bronchiale wird mit einer **allergologischen Stufendiagnostik** nach möglichen Auslösern gesucht:

- **Allergieanamnese** einschließlich Berufs- und Freizeitanamnese.
- **Karenz-** und **Reexpositionstest** z. B. bei Verdacht auf Tierhaarallergie.
- **Hauttestung** (Prick-Test, Intrakutantest) zum Nachweis spezifischer Antikörper gegen häufige Allergene als Suchtest und Bestätigungstest mit auffälligen Allergenen (nur im beschwerdefreien Intervall).
- Bestimmung **allergiespezifischer IgE-Antikörper** durch einen **RAST** (Radioallergo-Sorbent-Test).
- **Allergen-Provokationstest** (nasal, inhalativ) zum Nachweis der klinischen Relevanz eines Allergens.

Merke

Typisch für Asthma bronchiale ist das episodische Auftreten der Atemwegsobstruktion. Im anfallsfreien Intervall ist die Lungenfunktionsprüfung oft unauffällig, allerdings fällt der Metacholin-Provokationstest pathologisch aus.

6. Dauertherapie

Die Dauerbehandlung des Asthma bronchiale setzt sich aus einer **nichtmedikamentösen** und einer **medikamentösen** Komponente zusammen. Ziel ist die Unterdrückung der bronchialen Entzündung sowie die Verminderung von Hyperreagibilität und bronchialer Obstruktion.

- **Nichtmedikamentöser Therapieansatz:** Allergenkarenz und Hyposensibilisierung bei extrinsischem Asthma bronchiale, Prävention von Atemwegsinfekten und Meidung von NSAID beim intrinsischen Asthma bronchiale. Außerdem spielen Patientenschulung, körperliches Training, Physiotherapie sowie ggf. Tabakentwöhnung eine Rolle.
- **Medikamentöser, symptomatischer Therapieansatz:** Die Behandlung folgt, abhängig von der Asthmakontrolle, dem in ➤ Tabelle 13.1 dargestellten Stufenplan (3 Grade: kontrolliertes, teilweise kontrolliertes oder unkontrolliertes Asthma). Dabei wird der Grad der Asthmakontrolle regelmäßig überprüft und die Therapie schrittweise intensiviert oder reduziert. Eine Optimierung der Kombinationstherapie steht dabei im Vordergrund.

Zusammenfassung

Asthma bronchiale ist **definiert** als eine chronisch-entzündliche Erkrankung der Atemwege, die durch eine bronchiale Hyperreagibilität sowie eine intermittierende, reversible Atemwegsobstruktion gekennzeichnet ist. **Ätiologisch** unterscheidet man das allergische, extrinsische vom nichtallergischen, intrinsischen Asthma bronchiale. Das charakteristische **Symptom** ist bei beiden Formen die anfallsweise auftretende Dyspnoe mit exspiratorischem Stridor. Wegweisend für die **Diagnostik** ist die Lungenfunktionsprüfung. Die **Therapie** setzt sich aus einem kausalen (v. a. Allergenkarenz) und einem symptomatischen Ansatz (5-Stufenplan in Abhängigkeit der Asthmakontrolle) zusammen.

Tab. 13.1 Stufenplan für die Dauertherapie des Asthma bronchiale in Anlehnung an die Nationale Versorgungsleitlinie Asthma (2009, zuletzt geändert 08/2013).

Stufe	Bei Bedarf	Dauermedikation
1	Kurz wirksames, inhalatives β_2-Sympathomimetikum (RABA)	Keine
2		Inhalative Glukokortikoide (ICS) niedrigdosiert, Alternative: Montelukast (Leukotrienrezeptorantagonist, LTRA)
3		ICS niedrigdosiert plus lang wirksames, inhalatives β_2-Sympathomimetikum (LABA) oder ICS mitteldosiert, Alternativen: ICS niedrigdosiert plus LTRA oder ICS niedrigdosiert plus Theophyllin
4		ICS mittel bis hochdosiert plus LABA. Gegebenenfalls plus LTRA und/oder Theophyllin. Alternative zu LABA: LTRA und/oder Theophyllin
5		Zusätzlich zu Stufe 4: orale Glukokortikoide (niedrigste zur Kontrolle notwendige Dosis); bei IgE-vermittelter Genese ggf. zusätzlich Anti-IgE-Antikörper Omalizumab
Genannte Alternative jeweils in begründeten Fällen.		

14

Morgendliche Kopfschmerzen

Anamnese

Ein 47-jähriger Bankangestellter stellt sich in Ihrer Hausarztpraxis vor, weil beim Blutspenden ein erhöhter Blutdruck aufgefallen ist. Auf Ihre Frage nach Beschwerden berichtet der Patient, dass er seit einiger Zeit unter morgendlichen Kopfschmerzen leide, ansonsten fühle er sich gesund. An Vorerkrankungen sind ein Diabetes mellitus Typ 2 bekannt, der mit Metformin eingestellt ist, sowie eine Hypercholesterinämie, die mit Simvastatin behandelt wird. Der Patient gibt an, seit seiner Jugend täglich eine Schachtel Zigaretten zu rauchen. Abends trinke er gelegentlich eine Flasche Bier oder ein Glas Wein. Da der Vater des Patienten seit Jahren in Ihrer Behandlung steht, wissen Sie, dass er an einer KHK erkrankt ist und sich kürzlich einer koronaren Bypass-Operation unterziehen musste.

Untersuchungsbefunde

47-jähriger Patient in adipösem EZ (176 cm, 94 kg, BMI 30,4 kg/m^2) und altersentsprechendem AZ. Vitalparameter: HF 78/min, BD rechts 185/105 mmHg, links 185/110 mmHg, AF 16/min; Temperatur 37,1 °C. Kopf und Hals: stark gerötete Gesichtsfarbe, ansonsten unauffällig. Herz: reine, regelmäßige HT, keine pathologischen Geräusche. Lunge: sonorer Klopfschall, vesikuläres Atemgeräusch, keine RG. Abdomen: Leber 2 cm unter Rippenbogen tastbar, ansonsten unauffällig. Nierenlager: nicht klopfschmerzhaft. Extremitäten: Varizen an beiden Unterschenkeln, sonst unauffällig.

1. **Wie lautet Ihre Verdachtsdiagnose? Was wissen Sie über die Messung des Blutdrucks?**
2. **Beschreiben Sie die Schweregradeinteilung der Erkrankung! In welche Kategorie fällt der Patient?**
3. **Beschreiben Sie die Formen der Erkrankung, die anhand ihrer Ätiologie unterschieden werden!**
4. **Welche diagnostischen Maßnahmen sind sinnvoll?**
5. **Beschreiben Sie die Grundzüge der Therapie! Welches Therapieziel streben Sie bei diesem Patienten an?**
6. **Einige Wochen später treten akute Sehstörungen und Übelkeit auf. Der Blutdruck beträgt 240/145 mmHg. Was tun Sie?**

1. Verdachtsdiagnose/Blutdruckmessung

Die **Verdachtsdiagnose** lautet **arterielle Hypertonie.** Typisch ist das weitgehende Fehlen von Symptomen (abgesehen von Kopfschmerzen berichtet der Patient über subjektives Wohlbefinden). Da der Blutdruck von vielen Faktoren beeinflusst wird (z. B. Tageszeit, physische und psychische Belastung), darf die Diagnose erst gestellt werden, wenn **mindestens dreimal an 2 verschiedenen Tagen** erhöhte Werte gemessen werden. Folglich bestellen Sie den Patienten an einem weiteren Tag in Ihre Praxis ein und führen Kontrollmessungen des Blutdrucks durch.

Um verlässliche Ergebnisse zu erhalten, muss die Blutdruckmessung standardisiert im **Sitzen oder Liegen** erfolgen und zum Ausschluss einer Seitendifferenz **an beiden Armen** (ggf. auch an den Beinen zum Ausschluss einer Aortenisthmusstenose). Eine vorherige **Ruhephase** von 5 Minuten sowie eine Nikotin- und Kaffeekarenz von mindestens 30 Minuten sind einzuhalten. Die Arme sollten sich **auf Herzhöhe** befinden. Außerdem ist die **Größe der Blutdruckmanschette** dem Oberarmumfang des Patienten anzupassen, da eine zu schmale Manschette falsch hohe Werte vortäuscht und umgekehrt. Die Praxismessungen sind durch **Blutdruckselbstmessungen** zu ergänzen, mit deren Hilfe eine „Weißkittelhypertonie" (erhöhter Blutdruck nur bei Arztbesuchen) aufgedeckt werden kann. Eine 24-h-Blutdruckmessung ist ebenfalls anzustreben; physiologisch ist eine Nachtabsenkung um 10–20 % des Tagesmittelwerts.

2. Klassifikation der arteriellen Hypertonie

Im klinischen Alltag werden mehrere Hypertonieklassifikationen verwendet, die sich nur geringfügig voneinander unterscheiden. In ➤ Tabelle 14.1 ist die häufig angewandte **Einteilung der ESH/ESC** dargestellt. Fallen der systolische und der diastolische Blutdruckwert bei einem Patienten in unterschiedliche Kategorien, wird von dem höheren Schweregrad ausgegangen. Die arterielle Hypertonie ist ein wesentlicher Faktor zur Beurteilung des kardiovaskulären Gesamtrisikos (z. B. HEART-Score). Dieser Patient leidet bei Bestätigung der gemessenen Werte an einem anderen Tag an einer **schweren arteriellen Hypertonie (Grad 3).**

Tab. 14.1 Schweregradeinteilung der arteriellen Hypertonie nach ESH/ESC.

Kategorie	Systolischer Blutdruck (mmHg)	Diastolischer Blutdruck (mmHg)
Optimal	< 120	< 80
Normal	< 130	< 85
Hoch normal	130–139	85–89
Schweregerad 1/mild	140–159	90–99
Schweregerad 2/mittelschwer	160–179	100–109
Schweregerad 3/schwer	≥ 180	≥ 110
Isolierte systolische Hypertonie	≥ 140	< 90

3. Formen der arteriellen Hypertonie

Wird bei der Diagnostik **keine Ursache** gefunden, spricht man von einer **primären (= essenziellen) Hypertonie** (> 90 % der Fälle). Sie ist multifaktorieller Genese und wird in etwa 60 % der Fälle vererbt. Risikofaktoren sind u. a. Rauchen, Alkohol, Adipositas, Insulinresistenz, Stress und Bewegungsmangel.

Die **sekundäre Hypertonie** (< 10 % der Fälle) ist auf **eine bestimmte Ursache** zurückzuführen:

- **Renale Hypertonie** z. B. bei renovaskulären Ursachen (z. B. Nierenarterienstenose) oder renoparenchymatösen Ursachen (z. B. Glomerulonephritis oder Zystennieren).
- **Endokrine Hypertonie** z. B. beim primären Hyperaldosteronismus (Conn-Syndrom), Phäochromozytom oder Cushing-Syndrom (➤ Fall 05).
- **Kardiovaskuläre Hypertonie** z. B. bei Aortenisthmusstenose.
- **Pharmaka-induzierte Hypertonie** z. B. bei Einnahme von Östrogenen, Glukokortikoiden, NSAID, Ciclosporin A oder Amphetaminen.
- **Schlafapnoe-bedingte Hypertonie.**

- **Schwangerschaftsinduzierte Hypertonie** bis zur Eklampsie.
- **Neurogene Hypertonie** z. B. bei Enzephalitis oder erhöhtem Hirndruck.

Merke

Häufige Ursachen der sekundären Hypertonie sind die **Nierenarterienstenose (NAST)** mit einer atherosklerotischen (v. a. im höheren Alter) und einer fibromuskulären Form (v. a. junge Frauen) und der **primäre Hyperaldosteronismus (Conn-Syndrom).**

4. Diagnostik

Zur **Basisdiagnostik** der arteriellen Hypertonie und Erfassung der kardiovaskulären Risikos gehören neben der Anamnese (insbesondere Medikamente, kardiovaskuläre Risikofaktoren, Begleiterkrankungen) und der körperlichen Untersuchung:

- **Labordiagnostik:** Bestimmung von Kreatinin, Elektrolyten (v. a. Kalium), Lipiden, Glukose, Harnsäure und TSH; im Urin Messung von Protein (Mikroalbuminurie?) und Glukose.
- **EKG und Echokardiografie:** Hinweise auf eine linksventrikuläre Hypertrophie oder eine KHK?
- **Abdomensonografie:** Beurteilung von Nieren (Zystennieren? Schrumpfnieren?), Nebennieren (Tumor?) und großen Gefäßen (Aneurysma? Stenosen?).

Eine **weiterführende Diagnostik** auf sekundäre Hypertonieformen (z. B. Farbduplexsonografie bei Nierenarterienstenose, endokrinologische Abklärung) ist lediglich **bei begründetem Verdacht** sinnvoll. Folgende klinische Zeichen sprechen für eine sekundäre Hypertonie:

- Pathologisches Blutdruckverhalten (z. B. fehlende Nachtabsenkung, Inversion Tag-Nacht-Rhythmus) in der 24-Stunden-Blutdruckmessung.
- Erstmanifestation der arteriellen Hypertonie vor dem 30. Lebensjahr.
- Hypokaliämie, die nicht anders zu erklären ist (Screening auf Conn-Syndrom).
- Anamnestische Hinweise oder auffällige körperliche Befunde für Phäochromozytom oder Cushing-Syndrom.
- Therapierefraktäre arterielle Hypertonie (keine Kontrolle unter Dreifachkombination).

Bei diesem Patienten ergeben sich keine Hinweise auf sekundäre Ursachen der Hypertonie, sodass die Diagnose einer essenziellen Hypertonie gestellt wird.

Merke

Die primäre Hypertonie ist eine Ausschlussdiagnose!

5. Therapie

Die Indikation für eine Therapie erfolgt abhängig vom Grad der Blutdruckerhöhung und vom kardiovaskulären Gesamtrisiko. Eine medikamentöse Therapie kann bei hohem Risiko bereits bei hochnormalen Blutdruckwerten indiziert sein.

Für die Behandlung der **primären Hypertonie** stehen ausschließlich **symptomatische Therapieoptionen** zur Verfügung. Bei der **sekundären Hypertonie** kann bei behandelbarer Ursache **kausal** vorgegangen werden (z. B. Behandlung einer Nierenarterienstenose), andernfalls erfolgt eine Therapie wie bei primärer Hypertonie.

Unabhängig von der Hypertonieform sollte eine **Basistherapie** mit allgemeinen, nichtmedikamentösen Maßnahmen (Lebensstiländerungen) erfolgen:

- Gewichtsreduktion.
- Salzarme Kost und Ernährungsumstellung auf obst- und gemüsereiche Kost.
- Nikotin- und Alkoholkarenz.
- Vermehrte körperliche Aktivität durch Ausdauertraining.
- Therapie weiterer kardiovaskulärer Risikofaktoren.

Bei weiterhin unzureichender Blutdrucksenkung wird zusätzlich eine **medikamentöse Therapie** eingeleitet:

- **Stufentherapie:** Beginn mit einer Monotherapie, die bei unzureichender Effektivität um ein weiteres und ggf. um ein drittes Antihypertensivum ergänzt wird.

- **Primäre Kombinationstherapie:** Beginn mit einer Zweifachkombination, im Verlauf Umstellung auf Dreifachkombination möglich.

Zur Verfügung stehen dafür **Diuretika, ACE-Hemmer, Angiotensin-Rezeptorblocker, Kalziumantagonisten** und **Betablocker** sowie Reserveantihypertensiva (zentral wirkende Antihypertensiva, α_1-Blocker, arterioläre Vasodilatatoren). Bei einer Zweifachkombination wird meistens mit einer Kombination aus einem Diuretikum und einem anderen Antihypertensivum der ersten Wahl begonnen. Die Auswahl eines Medikaments bzw. der Kombination richtet sich nach den Begleiterkrankungen und Endorganschäden, z. B.:

- Bei **Herzinsuffizienz** und **KHK** Behandlung mit einem ACE-Hemmer und Betablocker.
- Bei **Diabetes mellitus** Gabe eines ACE-Hemmers oder Angiotensin-Rezeptorblockers aufgrund der nephroprotektiven Effekte (v. a. bei diabetischer Nephropathie).

Primäres **Ziel** der Hypertoniebehandlung ist die dauerhafte Senkung des Blutdrucks auf < **140/90 mmHg** und bei alten Patienten > 80 Jahre auf einen systolischen Blutdruck < 150 mmHg.

Bei **therapieresistenten Hypertonieformen** kann auf Reserveantihypertensiva zurückgegriffen werden. Seit Kurzem ist mit der **renalen sympathischen Denervation** ein interventionelles blutdrucksenkendes Verfahren verfügbar (Daten zur langfristigen Effektivität und Sicherheit fehlen noch).

Merke

Die medikamentöse Therapie ist häufig eine **Dauertherapie,** die lebenslang erfolgen muss.

6. Ambulante Erstbehandlung des hypertensiven Notfalls

Sehstörungen und Übelkeit in Kombination mit dem stark erhöhten Blutdruck sprechen für einen **hypertensiven Notfall.** Ziel der ambulanten Erstversorgung ist die schnelle medikamentöse Senkung des Blutdrucks, jedoch höchstens um 30 % des Ausgangswerts in der ersten Stunde. Zur Verfügung stehen Nitroglyzerin als Spray oder Kapsel, Urapidil i. v. oder Nifedipin oral (kontraindiziert bei ACS). Die weitere Abklärung und Behandlung sollte stationär erfolgen, sodass der Patient **mit Notarztbegleitung** in das nächstgelegene Krankenhaus eingewiesen werden sollte.

Zusammenfassung

Die **arterielle Hypertonie** ist nach neuen Leitlinien definiert als eine Blutdruckerhöhung, bei der Diagnostik und Therapie für den Patienten von Vorteil sind. Klinisch werden verschiedene Einteilungen verwendet, als Grenze eines hoch normalen Blutdrucks gilt nach ESH/ESC-Klassifikation 140/90 mmHg. Anhand der **Ätiologie** unterscheidet man zwischen primären (ca. 90 % der Fälle) und sekundären Hypertonieformen (ca. 10 % der Fälle). Die Erkrankung verläuft meist asymptomatisch. Kommt es dennoch zu **Symptomen,** klagen die Patienten häufig über Kopfschmerzen, Sehstörungen, Angina pectoris und Belastungsdysnoe. Neben Anamnese und körperlicher Untersuchung gehören verschiedene Blutdruckmessungen und laborchemische Untersuchungen von Blut und Urin zur **Basisdiagnostik.** Während sekundäre Hypertonien teilweise kausal **therapiert** werden können, wird die primäre Hypertonie symptomatisch mit allgemeinen Maßnahmen (Lebensstiländerung) und Medikamenten behandelt. Es stehen mehrere Substanzen der ersten Wahl zur Verfügung, die abhängig von Risikofaktoren und Begleiterkrankungen häufig kombiniert angewandt werden.

15

Müdigkeit und Abgeschlagenheit

Anamnese

Ein 27-jähriger Arzt kommt wegen Neueinstellung zur betriebsärztlichen Untersuchung. Ihm ginge es prinzipiell gesundheitlich gut. Bei der Systemanamnese gibt er zögerlich zu, sich manchmal ungewohnt müde und abgeschlagen zu fühlen. Er treibe trotzdem viel Sport und sei in seinem Alltag nicht eingeschränkt. Andere Symptome habe er nicht bemerkt. Alkohol würde er nur selten trinken, geraucht habe er nie.
Die körperliche Untersuchung ist unauffällig. Sie nehmen Blut ab und schicken auch Serum zur virologischen Untersuchung. Dabei erwähnt der Patient, die Hepatitisimpfung bisher versäumt zu haben, diese aber nun nachholen zu wollen.

Laborbefunde

Leukozyten 4,6 Tsd/µl; Erythrozyten 5,40 Mio/µl; Hb 13,9 g/dl; Hkt 42,5 %, MCV 82,0 fl; MCH 26,9 pg; MCHC 32,8 g/dl; Thrombozyten 208 Tsd/µl; Quick 100 %; INR 1,0; Natrium 138 mmol/l, Kalium 4,3 mmol/l, Harnstoff 29 mg/dl; Serumkreatinin 1,05 mg/dl; GOT 144 U/l; GPT 287 U/l; γ-GT 42 U/l; Bilirubin gesamt 0,9 mg/dl; Albumin 3,8 g/dl.
Hepatitisserologie: Anti-HAV-IgM negativ; Anti-HAV-IgG negativ, HBs-Ag positiv; HBe-Ag positiv; Anti-HBc-IgM negativ; Anti-HBc-IgG positiv; Anti-HBs negativ; Anti-Hbe negativ; HBV-DNA positiv (> 100.000 Kopien/ml); Anti-HDV negativ und Anti-HCV-IgG negativ.

1. **Wie lautet die Diagnose? Was fällt Ihnen an den Laborwerten auf? Beschreiben Sie diese!**
2. **Welche anderen virusserologischen Konstellationen können bei der Erkrankung auftreten?**
3. **Welche klinischen Verlaufsformen und Komplikationen können bei dieser Erkrankung auftreten?**
4. **Was wissen Sie zur Epidemiologie und Übertragung des Virus?**
5. **Welche Therapiemöglichkeiten kommen infrage?**
6. **Was wissen Sie generell zur Prophylaxe der Erkrankung?**

1. Diagnose

Die Konstellation weist auf eine **chronisch-infektiöse Hepatitis B** hin: positives HBs- und HBe-Antigen bei fehlenden entsprechenden Antikörpern sowie positiver HBV-DNA. Das positive Anti-HBc-IgG zeigt in diesem Fall nur den Zustand nach HBV-Primärinfektion an. Da bisher keine Serokonversion von HBe-Ag zu Anti-HBe erfolgt und die Anzahl der HBV-DNA-Kopien hoch ist, besteht eine **Phase mit entzündlicher Aktivität.** Auch die Transaminasen belegen eine Hepatitis (**De-Ritis-Quotient** aus GOT und GPT < 1). Die Syntheseleistung der Leber ist aktuell normal (Normalwerte von Albumin und Quick-Wert). Die restlichen Laborbefunde sind unauffällig.

Die **differenzialdiagnostisch** in Betracht kommenden anderen Hepatitiden können serologisch ausgeschlossen werden. Eine Infektion mit dem Hepatitis-A-Virus ist bisher nicht erfolgt (negative Antikörper), auch eine Super- oder Koinfektion mit dem Hepatitis-D-Virus liegt nicht vor. Bei negativem Anti-HCV-IgG gibt es kurz nach der Infektion eine diagnostische Lücke. Im Zweifel sollte zum Ausschluss einer Infektion mit dem Hepatitis-C-Virus eine Bestimmung der HCV-RNA erfolgen.

2. Konstellationen der Virusserologie

Abhängig von der Verlaufsform ergeben sich **verschiedene Konstellationen spezifischer Antigene und Antikörper,** die in ➤ Tabelle 15.1 dargestellt sind. Die serologische Diagnostik sollte einem Stufenschema folgen, beginnend mit Tests auf HBs-Ag sowie Anti-HBc (Gesamt-Ig, falls positiv auch Anti-HBc-IgM).

Eine akute Virushepatitis wird als **chronisch** bezeichnet, wenn sie nach 6 Monaten nicht ausgeheilt ist. Die Viruspersistenz geht mit einem positiven HBs-Ag einher. Wie in unserem Fall ist Anti-HBc-IgM dann meist negativ, sodass eine akute, frische Infektion ausgeschlossen werden kann. Solange HBsAg und HBeAg nachweisbar sind, muss von **Infektiosität** ausgegangen werden, zusätzlich spielt auch die Menge der ausgeschiedenen HBV-DNA eine Rolle (bei negativer HBV-DNA keine Infektiosität).

3. Verlaufsformen und Komplikationen

Die meisten Patienten (≈ 70 %) haben eine **klinisch inapparente Hepatitis-B-Infektion;** etwa 30 % erkranken an einer **akuten Hepatitis** (Ikterus, Anstieg der Transaminasen). In etwa 99 % der akuten Fälle heilt die Infektion aus. Bei den verbleibenden Fällen kommt es zum **fulminanten akuten Verlauf,** der zu einer Leberinsuffizienz führt, die im Labor anhand der verminderten Syntheseleistung (Quick ↓, INR ↑, Albumin ↓, Cholinesterase ↓) erkennbar wird, und im **akuten Leberversagen** (Gerinnungsstörung, Ikterus, Bewusstseinsstörung) tödlich enden kann (Letalität 50 %).

In 5–10 % aller Fälle kommt es zum **chronischen Verlauf** mit Viruspersistenz, entweder in Form einer immunaktiven Hepatitis (**hochvirämische Form,** etwa 30 %) oder als immuninaktive HBs-Trägerschaft (**niedrigvirämische Form,** etwa 70 %), die sich konsekutiv entwickeln können. Bei jährlich 5–10 % erfolgt eine Serokonversion von HBeAg zu Anti-HBe und damit zur inaktiven, asymptomatischen Verlaufsform (HBs-Trä-

Tab. 15.1 Markerkonstellationen verschiedener Verlaufsformen einer HBV-Infektion.

Verlaufsform	HBsAg	Anti-HBs	HBeAg	Anti-HBe	Anti-HBc-IgG	Anti-HBc-IgM	HBV-DNA	GPT
Akut	+	–	+	–	+	+	+	↑↑
Chronisch aktiv	+	–	+	–	+	–/(+)	+	Normal/↑
Inaktiver HBs-Träger	+	–	–	+	+	–	–/(+)	Normal/(↑)
Ausheilung	–	+	–	±	+	–	–	Normal
Impfimmunität	–	+	–	–	–	–	–	Normal

ger). Eine spontane Ausheilung (Verschwinden der HBV-DNA) ist selten (1 %/Jahr).

Neben verschiedenen extrahepatischen Manifestationen (z. B. Arthritis, Glomerulonephritis) sind bei der chronischen Hepatitis folgende **Komplikationen** relevant, die vor allem bei hoher Viruslast (10^4 Kopien DNA/ml) auftreten:

- **Leberzirrhose:** Etwa 20 % der Patienten mit chronisch aktiver Hepatitis (positives HBeAg) entwickeln nach 10 Jahren eine Leberzirrhose.
- **Primäres Leberzellkarzinom (HCC):** Bei chronisch aktiver Hepatitis (positives HBeAg) besteht ein um den Faktor 60 erhöhtes Risiko für ein HCC. Von den Patienten mit virusassoziierter Leberzirrhose erkranken 5 % pro Jahr an einem HCC.

Merke

Während die Hepatitis-B-Infektion bei Erwachsenen in 90–95 % der Fälle spontan und folgenlos abheilt, beobachtet man bei Neugeborenen mit perinataler Infektion in 90 % der Fälle einen chronischen Verlauf.

4. Epidemiologie und Übertragungswege

Das Hepatitis-B-Virus (HBV) ist ein **DNA-Virus,** das weltweit abhängig von der geografischen Lage unterschiedlich häufig vorkommt. So findet man in Zentralafrika und Südostasien bei mehr als 8 % eine chronische Infektion. In Deutschland sind 0,6 % HbsAg-Träger und damit chronisch infiziert. Die HBV-Übertragung erfolgt **parenteral, sexuell** oder **perinatal.** In **Risikogruppen** z. B. bei i. v.-Drogenabhängigen und medizinischem Personal breitet sich das Virus bevorzugt parenteral aus, in Ländern mit hoher Prävalenz bevorzugt vertikal (perinatal) von der chronisch infizierten Mutter auf das Neugeborene. Manchmal lässt sich der Infektionsweg nicht klären.

Merke

Etwa 60 % der Hepatitis-B-Infektionen werden sexuell übertragen.

5. Therapie

Die Therapie erfolgt abhängig davon, ob es sich um eine akute oder chronisch aktive Hepatitis-B-Infektion handelt.

Bei der **akuten Hepatitis** sind folgende Aspekte von Bedeutung:

- **Allgemeinmaßnahmen:** Meiden lebertoxischer Substanzen (z. B. hepatotoxische Medikamente, Alkohol), körperliche Schonung, Überwachung von Transaminasen und Syntheseparametern der Leber.
- **Keine antivirale Therapie:** aufgrund der hohen Spontanheilungsrate nicht sinnvoll.
- **Keine Gabe von Glukokortikoiden:** behindern Viruselimination, verschlechtern Prognose.
- **Fulminante Hepatitis** und **akutes Leberversagen:** bei frühen Anzeichen einer Leberinsuffizienz **Lamivudin** sinnvoll (geringere Transplantationsrate), ggf. Indikation zur **Lebertransplantation** stellen und frühzeitige Verlegung in Transplantatzentrum organisieren.

Bei der **chronischen Hepatitis** sind neben Allgemeinmaßnahmen (s. o.) abhängig von der entzündlichen Aktivität (HBV-DNA, Transaminasen, Biopsiestatus) und der vorhandenen Komplikationen **antivirale Therapiemaßnahmen** sinnvoll. Das Ziel ist eine dauerhafte Suppression der HBV-DNA unter die Nachweisgrenze sowie eine Serokonversion von HBeAg zu Anti-HBe:

- **α-Interferone:** subkutane Applikation, häufig NW (z. B. Myalgien, grippeähnliche Symptome und Fieber), pegyliertes Interferon α bietet patientenfreundlichere Anwendung (nur 1 ×/Woche s. c.), KI: z. B. dekompensierte Leberzirrhose, Autoimmunerkrankungen, Schwangerschaft. Dauer 24–48 Wochen.
- **Nukleosidanaloga** (z. B. **Lamivudin, Entecavir, Telbivudin**) und **Nukleotidanaloga** (z. B. Tenofovir): bei Versagen, NW oder KI einer Interferontherapie. Orale Therapie; Resistenzen sind teilweise möglich (z. B. gegen Lamivudin). NW: gastrointestinal und nephrotoxisch (insbesondere Nukleotidanaloga).

Die speziellen Maßnahmen erfordern bei der chronischen Hepatitis B eine **langfristige Medikation** von bis zu einem Jahr und länger je nach Medikament und An-

sprechen. Die HBV-DNA sollte im Verlauf regelmäßig kontrolliert werden.
Bei unserem Patienten besteht bei chronischer Hepatitis B mit positiven HBs-Ag und HBe-Ag sowie erhöhten Transaminasen die Indikation zur antiviralen Therapie. Entzündliche Aktivität und Fibroseausmaß lassen sich durch eine Leberbiopsie bestimmen. Abhängig vom Genotyp und bei fehlenden KI kann in erster Linie pegyliertes Interferon gegeben werden.

6. Prophylaxe

Zunächst sind **Allgemeinmaßnahmen** wichtig, die die Hygiene verbessern und Schutz vor einer HBV-Übertragung durch infektiöse Gegenstände oder Flüssigkeiten bieten, z. B.:

- Sicherheitskanülen, Abwurfgefäße.
- Screening-Untersuchung bei Blutspendern.
- Verwendung von Kondomen, Vermeiden von Risikosituationen.
- Aufklärung bei Risikogruppen (z. B. über Infektionswege).

Darüber hinaus existieren eine aktive und passive Immunisierung, die vor einer HBV-Infektion schützen sollen:

- **Aktive Immunisierung** (präexpositionell) mit HBsAg, indiziert entsprechend der STIKO-Indikationsliste bei Säuglingen (ab dem 3. Lebensmonat), Kindern und Jugendlichen unter 18 Jahren, die noch nicht geimpft wurden sowie Erwachsenen, die einer Risikogruppe angehören (z. B. medizinisches Personal, Dialysepatienten, bei chronischen Lebererkrankungen, i. v.-Drogenabhängige, Kontakt mit HBs-Ag Trägern, u. a.), dreimalige Impfung und Kontrolle des HBs-Titers im Verlauf (erfolgreiche Immunisierung, wenn Anti-HBs-Titer > 100 IE/l), in Kombination mit Immunisierung gegen Hepatitis A möglich.
- **Passive Immunisierung** (postexpositionell) erfolgt als **aktiv-passive Impfung** mit HBV-Immunglobulin und aktiver Impfung (HBs-Ag), indiziert bei Neugeborenen HBs-Ag-positiver Mütter und nach Verletzung mit HBV-infektiösem Material innerhalb von 48 Stunden nach Exposition.

Zusammenfassung

Die Infektion mit dem **Hepatitis-B-Virus** verläuft in etwa 70 % der Fälle klinisch inapparent. In etwa 30 % der Fälle entsteht eine akute Hepatitis, die selten (bis zu 1 %) fulminant verläuft und dann in der Hälfte der Fälle letal endet. Ein chronischer Verlauf ergibt sich bei 5–10 % aller Patienten und ist durch ein positives HBs-Ag nach 6 Monaten gekennzeichnet. Die **Diagnose** erfolgt durch spezifische serologische Tests und definierte Markerkonstellationen. Das **klinische Bild** hängt vom Infektionsverlauf ab und ist sehr variabel: Bei akuter Infektion können grippale Symptome, gastrointestinale Beschwerden und ein Ikterus auftreten. Bei chronischer Hepatitis reichen die Symptome abhängig von der entzündlichen Aktivität von Müdigkeit (häufig) bis zu Symptomen der Leberzirrhose (Aszites, Gerinnungsstörungen, Ikterus). Die akute Hepatitis B bedarf aufgrund der hohen Spontanheilungsrate lediglich einer symptomatischen **Therapie**, während bei der chronischen Hepatitis die antivirale Therapie im Vordergrund steht. **Komplikationen** der chronischen Hepatitis sind Leberzirrhose und primäres Leberzellkarzinom. Zur **Prophylaxe** sind eine aktive und aktiv-passive Immunisierung verfügbar.

16

Nächtliche Schmerzen im Unterschenkel

Anamnese

Ein 67-jähriger Landwirt stellt sich in Ihrer Praxis vor, weil er seit einigen Wochen nachts immer wieder mit quälenden Schmerzen in den Unterschenkeln aufwache. Die Beschwerden seien rechts schlimmer als links und manchmal so heftig, dass er es nicht mehr im Bett aushalte. Er stehe dann auf oder setze sich an die Bettkante, was eine gewisse Linderung herbeiführen würde. Des Weiteren berichtet der Patient, dass er seit ungefähr 2 Jahren im Alltag deutlich eingeschränkt sei. Beim Gehen verspüre er nach einer Strecke von 75 Metern einen brennenden Schmerz in der rechten Wade, der nach 150 Metern so stark werde, dass er stehen bleiben müsse. Die Beschwerden würden dann abklingen, aber beim Weitergehen nach kurzer Zeit erneut auftreten. Daher verlasse er seinen Hof kaum noch. Noxen: Nikotin etwa 60 py, gelegentlicher Alkoholkonsum. Vorerkrankungen: arterielle Hypertonie, Hypercholesterinämie. Familienanamnese: Vater an Herzinfarkt, Mutter an Schlaganfall verstorben.

Untersuchungsbefunde

67-jähriger Patient in adipösem EZ (172 cm, 90 kg, BMI 30,4 kg/m^2) und altersentsprechendem AZ. HF 87/min, BD 155/100 mmHg. Kopf/Hals: gerötete Gesichtsfarbe, maroder Zahnstatus. LK: unauffällig. Herz/Lunge: unauffällig. Abdomen: adipös, weich, kein Druckschmerz, positive Darmgeräusche, kleine Nabelhernie. Obere Extremitäten: unauffällig. Untere Extremitäten: Femoralispulse bds. gut tastbar. Poplitealpuls links schwach, rechts nicht tastbar. Pulse der A. dorsalis pedis und A. tibialis posterior bds. nicht palpabel. Beide Füße kalt und blass (rechts > links). Lautes systolisches Strömungsgeräusch über beiden Femoralarterien (rechts > links), Hyperkeratose beider Fußsohlen, Nagelmykose beider Großzehen, verminderte Behaarung an Unterschenkeln und Fußrücken. Neurologisch orientierend unauffällig.

1. **Wie lautet Ihre Verdachtsdiagnose? Nennen Sie Risikofaktoren für die Erkrankung!**
2. **Welche Lokalisationstypen werden unterschieden? Wo vermuten Sie das pathologische Korrelat bei diesem Patienten?**
3. **Beschreiben Sie die klinisch gebräuchliche Stadieneinteilung! In welche Kategorie fällt der Patient?**
4. **Welche Diagnostik führen Sie zur Sicherung der Verdachtsdiagnose durch? Gehen Sie dabei näher auf den ABI ein!**
5. **An welche weiteren Untersuchungen sollten Sie unbedingt denken?**
6. **Erläutern Sie die Prinzipien der stadienadaptierten Therapie!**

1. Verdachtsdiagnose/Risikofaktoren

Der Patient schildert das klassische Bild einer **peripheren arteriellen Verschlusskrankheit (pAVK).** Darunter versteht man eine in über 95 % der Fälle **atherosklerotisch bedingte, stenosierende Gefäßerkrankung,** die in aller Regel eine Minderperfusion der **unteren Extremität** verursacht.

Das Leitsymptom ist der belastungsabhängige ischämische Muskelschmerz, der die Betroffenen nach einer bestimmten Gehstrecke zum Anhalten zwingt und sich in Ruhe bessert **(Claudicatio intermittens = Schaufensterkrankheit).** Die neu hinzugekommenen, nächtlichen Ruheschmerzen, die durch eine Tieflagerung der Beine gelindert werden, kennzeichnen ein fortgeschrittenes Stadium der Erkrankung.

Zur Verdachtsdiagnose einer pAVK passen auch die Untersuchungsbefunde, die eine eingeschränkte, arterielle Durchblutung vor allem der rechten, in geringerer Ausprägung auch der linken unteren Extremität anzeigen. Klinisch äußert sich dies durch **abgeschwächte** bzw. **fehlende periphere Pulse,** ein **systolisches Strömungsgeräusch** (stenotisch bedingt) über den Femoralarterien sowie **Blässe** und **Kälte** der Füße. Als Ausdruck einer **trophischen Störung** liegen bei dem Patienten außerdem eine Hyperkeratose der Fußsohlen, eine Mykose beider Großzehennägel sowie eine Verminderung der Beinbehaarung vor.

Die **Risikofaktoren** der pAVK entsprechen denen der koronaren Herzerkrankung: u. a. Nikotinabusus, Alter, genetische Prädisposition, arterielle Hypertonie, Diabetes mellitus, Dyslipidämie und erhöhter Bauchumfang.

2. Lokalisationstypen

Abhängig von der Ausdehnung der Gefäßstenose unterscheidet man bei der pAVK die häufige **Ein-** von der selteneren **Mehretagenerkrankung.** Je nach Lokalisation der Engstelle werden Einetagenerkrankungen in folgende Subtypen unterteilt (➤ Tab. 16.1).

Da sich die ischämischen Beschwerden typischerweise auf Muskelgruppen distal der arteriellen Stenose projizieren, kann von der Schmerzlokalisation auf das betroffene Gefäß geschlossen werden. Folglich liegt bei diesem Patienten wahrscheinlich eine **beidseitige Einetagenerkrankung vom Oberschenkeltyp** vor. Die vaskulären Engstellen sind im Bereich der Femoral- bzw. Poplitealarterien zu vermuten. Dazu passen auch die Strömungsgeräusche über beiden Femoralarterien.

3. Stadieneinteilung der chronischen pAVK

Die gängige **Klassifizierung nach Fontaine-Ratschow** teilt die pAVK anhand des klinischen Schweregrads der Durchblutungsstörung in vier Stadien ein:

Tab. 16.1 Typen der Einetagenerkrankung mit jeweiligen Befunden und Symptomen.

Typ	Häufigkeit	Verschlusslokalisation	Fehlende Pulse	Schmerzlokalisation	Anmerkung
Iliakal- oder Beckentyp	35 %	A. iliaca	Ab Leiste	Gluteal- und Oberschenkelmuskulatur	
Oberschenkeltyp	50 %	A. femoralis superficialis (Einbeziehung der A. poplitea möglich)	Ab A. poplitea	Wadenmuskulatur	Bei Kollateralisation über A. profunda femoris asymptomatischer Verlauf möglich
Unterschenkel- oder peripherer Typ	14 %	Unterschenkel- oder Fußarterien	Fußpulse	Fußsohle	V. a. bei Diabetikern
Aorta-abdominalis-Typ (Leriche-Syndrom)	1 %	Aorta abdominalis im Bereich der Bifurkation	An beiden Beinen	Glutealmuskulatur und innere Beckenmuskulatur bds.	Sonderform, bei Männern außerdem häufig Erektionsschwäche

- **Stadium I:** weitgehende Beschwerdefreiheit.
- **Stadium II:** belastungsabhängige Schmerzen in der Muskulatur (Claudicatio intermittens)
  - II a: schmerzfreie Gehstrecke > 200 m.
  - II b: schmerzfreie Gehstrecke < 200 m.
- **Stadium III:** ischämische Ruheschmerzen in der Muskulatur.
- **Stadium IV:** ischämischer Gewebsuntergang mit Nekrose, Gangrän oder Ulkus.

Bei diesem Patienten liegt aufgrund der nächtlichen Ruheschmerzen ein Stadium III vor.

4. Diagnostik

Ziel ist die Lokalisation der Gefäßstenose und die Festlegung des Krankheitsstadiums. Sinnvoll ist eine **Stufendiagnostik,** bei der neben Anamnese und körperlicher Befunderhebung die nachfolgenden Untersuchungen durchgeführt werden:

Nichtapparative Funktionstests als primär-diagnostische Maßnahmen:

- **Ratschow-Lagerungsprobe:** Der liegende Patient führt mit senkrecht erhobenen Beinen für 2 Minuten kreisende Fußbewegungen aus. Dabei wird das Abblassen der Hautfarbe im Seitenvergleich beurteilt. Anschließend setzt er sich auf und es werden die Zeiten bis zur **reaktiven Hyperämie** (normal ≤ 10 s) und **Venenfüllung** (normal ≤ 20 s) gemessen. Sie sind bei Vorliegen einer pAVK deutlich verlängert.
- **Standardisierter Gehtest/Laufbandergometrie:** zur Erfassung der schmerzfreien und schmerzlimitierten Gehstrecke.

Apparative, nichtinvasive Diagnostik zur Sicherung der Diagnose, Erfassung des Schweregrads und Lokalisation der Gefäßengstelle:

- **Dopplerdruckmessung:** zur Ermittlung des **Ankle-Brachial-Index** (ABI). Die Erhebung des ABI ist eine einfache und zuverlässige Methode zur Diagnose einer pAVK. Er ist nicht verwertbar bei Inkompressibilität der Arterien (z. B. bei Mönckeberg-Mediasklerose oder bei Kalkablagerungen im Rahmen einer Niereninsuffizienz). Da der Knöchelarteriendruck beim Gefäßgesunden 10 mmHg höher ist als der arterielle Oberarmdruck, liegt der Quotient (ABI) normalerweise über 1 (0,9–1,2). Ein ABI-Wert von < 0,9 gilt als beweisend für das Vorliegen einer pAVK. Das Ausmaß der Durchblutungsstörung korreliert wie folgt mit dem ABI:
  - Leicht: ABI-Werte zwischen 0,9 und 0,75.
  - Mittelschwer: ABI-Werte zwischen 0,75 und 0,5.
  - Schwer: ABI-Werte < 0,5 (kritische Ischämie).
- **Farbduplexsonografie:** Verfahren der Wahl zur Beurteilung von Aorta, deren Seitenästen sowie Becken- und Beinarterien, bedeutend für die Therapieplanung der pAVK vor einem invasiven Eingriff. Die Aussagekraft hängt von der Erfahrung des Untersuchers, dem Gerät sowie patientenabhängigen Faktoren ab.
- **CT- oder MR-Angiografie:** bei nicht eindeutigen Befunden der Farbduplexsonografie.
- **Pulsoszillografie:** zur Aufzeichnung der arteriellen Pulskurve. Die normale Pulskurve ist durch einen steilen Anstieg, einen langsamen Abfall und eine kleine Inzisur (Dikrotie) gekennzeichnet. Ein Verlust der Dikrotie zeigt den Verschluss eines vorgeschalteten Gefäßes um ≥ 50 % an.
- Transkutane **O_2-Partialdruck-Messung:** bei fortgeschrittener pAVK deutlich erniedrigt.

Apparative Diagnostik bei geplanter **invasiver** Therapie:

- **Digitale Subtraktionsangiografie (DSA):** Sie gilt weiterhin als der Goldstandard in Bezug auf Genauigkeit und Übersichtlichkeit der Gefäßdarstellung. Wegen der Invasivität wird sie normalerweise nur dann als diagnostisches Mittel eingesetzt, wenn in gleicher Sitzung eine Intervention geplant ist.

5. Weiterführende Untersuchungen

Die pAVK stellt eine der wichtigsten Markerkrankheiten für eine **generalisierte Atherosklerose** dar. Sie geht mit einer deutlich erhöhten kardiovaskulären Morbidität und Mortalität einher, da bei einem Großteil der Patienten neben den Extremitäten versorgenden Gefäßen auch die **Herzkranzgefäße** oder die **hirnversorgenden Arterien** pathologisch verändert sind. Im Stadium III und IV liegt z. B. bei 90 % (!) der Patienten eine

KHK vor. Da 70 % der pAVK-Patienten im Verlauf an einer kardialen oder zerebralen Ischämie versterben, ist eine **Beurteilung der Koronararterien** (EKG, Belastungstest, evtl. Koronarangiografie), **der Karotiden** (z. B. Duplex-Sonografie) und des **kardiovaskulären Risikoprofils** (z. B. Blutfettwerte, Nüchternglukosewert) obligat.

6. Stadienadaptierte Therapie

Unabhängig vom Stadium der pAVK sollte versucht werden, durch **Minimierung von Risikofaktoren** (z. B. Nikotinkarenz, optimale Blutzucker- und Blutdruckeinstellung) einer Progression der Erkrankung vorzubeugen. Medikamente, welche die periphere Durchblutung verschlechtern (z. B. nichtkardioselektive Betablocker) sollten abgesetzt werden.

Die weitere **Therapie erfolgt stadienadaptiert** und besteht aus Gehtraining sowie pharmakologischen und revaskularisierenden Verfahren:

- **Stadium I:** Ziel der Behandlung ist die Prophylaxe der Krankheitsprogression mittels ASS (bei Unverträglichkeit Clopidogrel) und Gehtraining.
- **Stadium II:** In diesem Stadium wird eine Verbesserung der Gehstrecke angestrebt. Eine **konservative Behandlung** bestehend aus Gehtraining und medikamentöser Therapie (ASS/Clopidogrel, Cilostazol, vasoaktive Substanzen z. B. Naftidrofuryl) wird im Allgemeinen favorisiert, abhängig vom Leidensdruck des Patienten kommen auch invasive Therapieverfahren (interventionell oder gefäßchirurgisch) infrage.
- **Stadium III und IV:** In diesen Stadien liegt eine **kritische Ischämie** der Extremitäten vor. Das therapeutische Ziel besteht aus dem Erhalt der Extremität sowie dem Erreichen der Schmerzfreiheit. **Invasive Revaskularisationsverfahren,** wie die perkutane transluminale Angiografie (PTA), die Bypass-Operation und die Thrombendarteriektomie (TEA), haben Vorrang vor konservativen Maßnahmen. Supportiv können Prostaglandine i. v. oder i. a. appliziert werden. Bei Vorliegen eines Ulkus oder einer Gangrän werden unterstützend Wunddébridement, Druckentlastung, Antibiose und Analgesie durchgeführt. Ultima Ratio im Stadium IV ist die Amputation.

Zusammenfassung

Die **peripher arterielle Verschlusskrankheit (pAVK)** ist **definiert** als eine in > 95 % der Fälle atherosklerotisch bedingte Gefäßerkrankung, die eine Minderperfusion vorwiegend der unteren Extremitäten verursacht. Die wichtigsten **Risikofaktoren** sind Nikotinabusus, arterielle Hypertonie, Hyperlipidämie und Diabetes mellitus. Das **Leitsymptom** ist der belastungsabhängige Muskelschmerz (Claudicatio intermittens). In fortgeschrittenen Stadien kommen Ruheschmerzen und trophische Störungen hinzu. Im Rahmen der nichtinvasiven **Diagnostik** kommt v. a. der Farbduplexsonografie große Bedeutung zu, bei geplanter Intervention wird eine Angiografie durchgeführt. In den Stadien I und II erfolgt die **Therapie** der pAVK meist konservativ, in den Stadien III und IV werden vorrangig interventionelle und chirurgische Verfahren eingesetzt. Da die pAVK meist Ausdruck einer diffusen Atherosklerose ist, geht sie **prognostisch** mit einer erhöhten kardiovaskulären Morbidität und Mortalität einher.

Husten, Fieber und Gewichtsabnahme

Anamnese

Ein 53-jähriger Sozialarbeiter wird Ihnen aus der HNO zur weiteren Evaluation und Therapie überwiesen. Der Patient leide schon länger an Heiserkeit. In den letzten 4 Wochen sei es zudem vermehrt zu Husten mit gelegentlichem Auswurf und nun zu erhöhten Körpertemperaturen bis 39 °C gekommen. Eine antibiotische Therapie habe keine Besserung gebracht. Außerdem verliere er bereits seit 2 Monaten an Gewicht (−5 kg), fühle sich aber noch leistungsfähig. Ansonsten sei er immer gesund gewesen. Vor 15 Jahren habe er aufgehört zu rauchen (15 py), Alkohol trinke er selten. Bei der Frage nach der Reiseanamnese berichtet er, dass er bereits seit 12 Jahren als freiwilliger Helfer für je 4 Wochen im Jahr nach Südafrika in die Townships Kapstadts reise.

Untersuchungsbefunde

53-jähriger Mann (178 cm, 69,5 kg, BMI 21,9 kg/m^2), leicht reduzierter AZ, schlanker EZ, HF 84/min, BD 130/80 mmHg, Temperatur 38,8 °C. Haut/Schleimhäute: unauffällig. Kopf/Hals: Zunge leicht belegt, Rachen gerötet. LK: nicht tastbar. Herz: reine, regelmäßige HT, keine pathologischen Geräusche. Lunge: sonorer KS, links apikal leicht hypersonor, vesikuläres Atemgeräusch, rechts apikal abgeschwächt, Lungengrenzen atemverschieblich. Abdomen: weich, indolent, keine Resistenzen, positive Darmgeräusche; Leber und Milz unauffällig. Extremitäten: unauffällig. Neurologisch orientierend unauffällig.

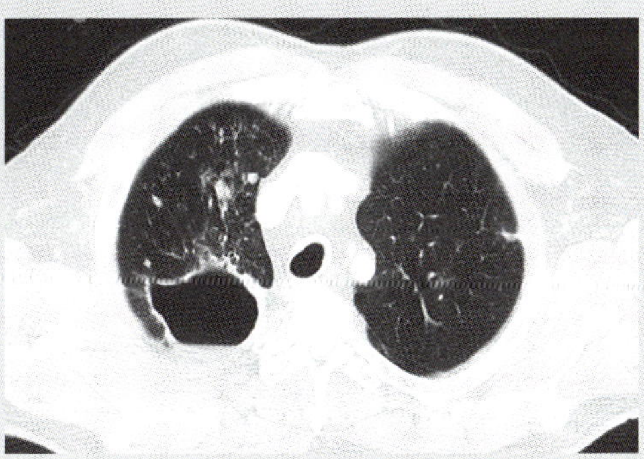

Die Biopsie der Stimmlippen zeigt eine chronisch granulierende Entzündung mit epitheloid-riesenzelligen Granulomen. Die HNO-Kollegen haben außerdem eine CT des Thorax angefordert (➤ Bild [T547]). Die Laboruntersuchung war unauffällig.

1. **Was ist Ihre Verdachtsdiagnose und wie lauten die Differenzialdiagnosen? Was erkennen Sie auf dem Bild des CT-Thorax?**

2. **Welche weiteren diagnostischen Maßnahmen kommen bei der vermuteten Erkrankung generell in Betracht?**

3. **Beschreiben Sie die Ätiologie und Pathogenese der Erkrankung!**

4. **Wie lautet die Standardtherapie, welche Probleme spielen zunehmend eine Rolle? Was sind relevante Nebenwirkungen?**

5. **Was wissen Sie zur Prävention der Erkrankung? Wann kann der Patient entlassen werden?**

1. Verdachts-/Differenzialdiagnose und CT-Befund

Die Symptome Husten, Fieber, Heiserkeit und Gewichtsverlust sind zwar unspezifisch, sollten aber gerade aufgrund des längeren Bestehens und des fehlenden Ansprechens auf Antibiotika vor dem Hintergrund der Reiseanamnese an eine **Tuberkulose** denken lassen. Dazu passt auch der Nachweis von epitheloid-riesenzelligen **Granulomen** auf den Stimmlippen, die dem Tuberkulosetyp entsprechen könnten.

Das **CT-Bild** zeigt eine **Kaverne** in der rechten Lungenhälfte mit einer Größe von 70 × 68 mm (➤ Abb. 17.1). Darüber hinaus wurden zahlreiche noduläre, rechts betonte Lungenläsionen und vergrößerte Lymphknoten (mediastinal, axillär, hilär) beschrieben.

Eine mögliche Infektionsquelle mit Mykobakterien könnte in Südafrika gelegen haben, wo die Prävalenz der Tuberkulose besonders in den ärmeren Bevölkerungsschichten größer als in Westeuropa ist.

An folgende **Differenzialdiagnosen** sollte u. a. je nach Anamnese und Ausprägung der klinischen Befunde gedacht werden:

- **Pneumonie:** ähnliche pulmonale Symptome, aber häufig akuter Verlauf, Erregernachweis anstreben.
- **Bronchialkarzinom:** ähnliche Symptome (B-Symptomatik: Fieber, Gewichtsverlust, Nachtschweiß), Bildgebung und Bronchoskopie mit Biopsie können Aufschluss geben.
- **Sarkoidose:** Die nichtverkäsenden Granulome haben Ähnlichkeit mit solchen des Tuberkulosetyps (bei Tuberkulose mit käsiger, zentraler Nekrose), typische Veränderungen in Bildgebung (z. B. bihiläre Lymphadenopathie) und histologischer Nachweis.
- **Lymphome:** abhängig vom Lymphknotenbefall bzw. als Differenzialdiagnose zur Hiluslymphknotentuberkulose bei Primärtuberkulose.

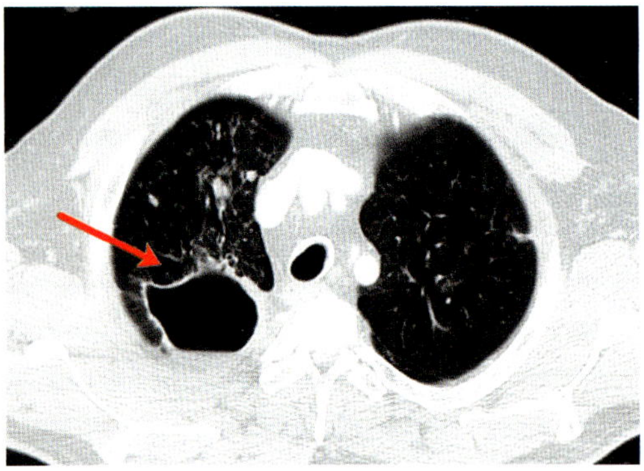

Abb. 17.1 CT-Thorax mit Lungenkaverne (Pfeil). [T547]

Merke

Bei unspezifischen Symptomen (Husten, Fieber, Gewichtsabnahme) immer auch an ein **Bronchialkarzinom** denken!

2. Diagnostische Maßnahmen

Zur Diagnosesicherung kommen folgende diagnostische Verfahren infrage:

- **Nachweis von** *Mycobacterium tuberculosis:*
  - **Mikroskopischer (direkter) Nachweis:** Färbung nach Ziehl-Neelsen oder Fluoreszenzmikroskopie aus **Sputum** oder anderem Material (z. B. Punktate, Urin). Durchführung an mindestens 3 aufeinanderfolgenden Tagen. Bei pneumonischen Infiltraten sollte im Zweifelsfall ein Erregernachweis aus bronchoalveolärer Flüssigkeit nach Bronchoskopie und Lavage erfolgen. Fehldiagnosen durch Verwechslung mit anderen säurefesten Stäbchen sind möglich (Umweltmykobakterien).
  - **Kultureller Nachweis:** Eine positive Bakterienkultur beweist eine aktive Tuberkulose, wobei das langsame Wachstum der Tuberkelbakterien **keine schnelle Diagnostik** ermöglicht. Der kulturelle Erregernachweis ist der diagnostische **Goldstandard** für die Diagnose einer Tuberkulose.
- **Laboruntersuchung:** Ausprägung je nach entzündlicher Aktivität: Entzündungszeichen (BSG, CRP) ↑, Leukozytose (mit Linksverschiebung), ggf. Entzündungsanämie (Hb ↓, Ferritin ↑).
- **Tuberkulintest der Haut:** Anwendung als **Mendel-Mantoux-Test** (Intrakutantest) oder **Tine-Test** (Stempeltest) mit Tuberkulin in unterschiedlicher Konzentration. **Falsch negative** Ergebnisse (z. B. bei Langzeittherapie mit Glukokortikoiden, Immunschwäche (HIV), akute Fälle innerhalb der ersten 8

Wochen) sind möglich ebenso wie **falsch positive** Ergebnisse (z. B. bei erfolgter BCG-Impfung).

- **Interferon-γ-Test:** In-vitro-Messung der Freisetzung von IFN-γ als Reaktion auf gereinigtes M.-tuberculosis-Protein, als primärer Test oder als Ergänzung zum Tuberkulintest. Keine falsch positiven Ergebnisse durch BCG-Impfung oder Umweltbakterien, im Vergleich zum Hauttest bessere Spezifität, aber teurer.
- **Röntgen-Thorax:** nur teilweise typische Röntgenbefunde, oft ist eine **Thorax-CT** zur genaueren Beurteilung erforderlich (auch zum Ausschluss eines Bronchialkarzinoms), Verlaufsaufnahmen bei V. a. frische Tuberkuloseinfektion.

Bei unserem Patienten sollte außerdem ein **HIV-Test** durchgeführt werden, da die manifeste Tuberkulose nach Primärinfektion durch immunschwächende Faktoren (z. B. HIV-Infektion) ausgelöst worden sein kann und Südafrika eine hohe HIV-Prävalenz aufweist.

Merke

Eine **offene Tuberkulose mit Infektiosität** besteht, wenn Mykobakterien im Sputum mikroskopisch nachweisbar sind. Bei kulturell offener Tuberkulose kann der Erreger nur in der Kultur nachgewiesen werden und die Patienten sind in Bezug auf die Übertragung durch Aerosole nicht infektiös.

3. Ätiologie und Pathogenese

Vitale Stäbchenbakterien *(Mycobacterium tuberculosis, Mycobacterium bovis, Mycobacterium africanum)* werden durch **infektiöse Aerosole** übertragen. Die Inkubationszeit beträgt 6–8 Wochen. Im Anschluss kommt es entweder zu einer **latenten tuberkulösen Infektion** oder zum radiologisch nachweisbaren **Primärkomplex** (Lungeninfiltrat und Lymphknotenreaktion), der meist ohne klinische Symptome auftritt. Aus einem nicht abheilenden Frühinfiltrat der Lunge kann sich eine Kaverne ausbilden.

Das Auftreten von Symptomen und weiteren Manifestationen ist sowohl von der Anzahl und Virulenz der Erreger als auch der Abwehrlage des Patienten abhängig. Im Anschluss an die Primärinfektion kann es durch **lymphogene, hämatogene** und **bronchogene Streuung** zur Absiedlung der Bakterien an anderen Orten kommen (z. B. Lymphknoten, andere Lungenareale, Organmanifestation). Obwohl hier die Infektion in den meisten Fällen zum andauernden Stillstand bzw. zur Ausheilung kommt, ist die mögliche Persistenz von Tuberkelbakterien entscheidend, da sie bei reduzierter Abwehrlage später zur **postprimären Tuberkulose** (endogene Reinfektion) führen können. Die dafür **prädisponierenden Faktoren** sind z. B. Alkohol- und/oder Drogenabhängigkeit, Diabetes mellitus, Immundefekte (z. B. HIV-Infektion), Immunsuppressiva oder Mangelernährung.

Eine **Generalisation** ist sowohl während der Primärinfektion als auch bei der postprimären Tuberkulose möglich und kann zur **Miliartuberkulose** (Streuung in zahlreiche Organe wie z. B. Lunge, Meningen, Leber, Milz) bis hin zur **Landouzy-Sepsis** (v. a. bei Immunschwäche, hohe Letalität) führen.

Merke

Die Tuberkulose kann sich als **pulmonale** (50 %) oder **extrapulmonale Erkrankung** (50 %) manifestieren. Bei einer extrapulmonalen Tuberkulose sind am häufigsten Lymphknoten betroffen, jedoch können zahlreiche Organmanifestationen (z. B. Urogenitaltuberkulose) vorkommen.

4. Therapie und Nebenwirkungen

Jede aktive Tuberkulose muss behandelt werden. Dabei sollten die Tuberkulostatika **kombiniert, konsequent** und **langfristig (mindestens 6 Monate)** gegeben werden. Bei komplizierten Tuberkulosen sollte die Therapie für 9–12 Monate erfolgen. Die verfügbaren Substanzen unterscheiden sich in ihrem Angriffspunkt und den Nebenwirkungen. Klassischerweise wird für 2 Monate eine Vierfachkombination und für weitere 4 Monate eine Zweifachkombination durchgeführt (➤ Tab. 17.1). Die bei der Therapie wichtige Einnahmetreue kann durch die Gabe von oralen Kombinationspräparaten verbessert werden.

Tab. 17.1 Standardtherapie der Tuberkulose.

Anfangsphase 2 Monate	Stabilisierungsphase 4 Monate
Rifampicin + Isoniazid + Pyrazinamid + Ethambutol	Rifampicin + Isoniazid

Durch inadäquate Therapien besteht zunehmend das **Problem der Resistenzentwicklung** gegenüber den Tuberkulostatika. Dabei werden wie folgt unterschieden:

- **SDR** (Single Drug Resistance): Monoresistenz.
- **MDR** (Multi Drug Resistance): mindestens gegen Rifampicin und Isoniazid.
- **XDR** (Extensive Drug Resistance): Resistenzen auch gegen Reservemittel.

Aufgrund der **Nebenwirkungen** der Substanzen sollte regelmäßig eine Kontrolle der Organfunktionen stattfinden:

- **Rifampicin** und **Pyrazinamid:** hepatotoxisch.
- **Ethambutol:** Retrobulbärneuritis und Schädigung des N. opticus (ophthalmologische Kontrolle im Verlauf) sowie nephrotoxisch.
- **Isoniazid:** hepatotoxisch und neurotoxisch (Gabe daher in Kombination mit Vitamin B_6).

Bei ausgedehnten Narben oder bei erfolgloser medikamentöser Therapie sind selten **chirurgische Maßnahmen** indiziert.

5. Prävention

Bei der behandlungsbedürftigen Tuberkulose besteht eine namentliche Meldepflicht, die auch für Therapieverweigerer und bei Therapieabbruch gilt. **Patienten mit offener Tuberkulose müssen isoliert werden.** Dabei gelten für das medizinische Personal und Besucher besondere Vorgaben wie die sorgfältige Händedesinfektion und das Tragen von Schutzkitteln, eines Mundschutzes (Maske Typ FFP2) sowie Handschuhen. Außerdem sollte der Kontakt durch Besucher und Personal auf das Nötigste reduziert werden und der Patient im Hinblick auf seine Infektiosität geschult werden.

Die Isolierung des Patienten muss bis zu der **Negativierung des Sputums** an mindestens 3 aufeinanderfolgenden Tagen aufrechterhalten bleiben. Dann kann der Patient unter einer adäquaten und konsequenten antibiotischen Therapie entlassen werden.

Bei bestimmten Indikationen (positiver Tuberkulin- oder Interferon-γ-Test) ist bei Risikogruppen (z. B. bei Immunsuppression oder bei HIV-Infizierten) eine **Chemoprävention** mit Isoniazid für 9 Monate durchzuführen. Bei Personen mit negativem Tuberkulintest, die Kontakt mit Erkrankten mit offener Tuberkulose hatten, ist nur in besonderen Fällen (HIV-Infizierte, unter Immunsuppression, Kinder) eine **Chemoprophylaxe** mit Isoniazid indiziert.

Merke

Die aktive Impfung mit M.-bovis-BCG wird von der STIKO seit 1998 in Deutschland nicht mehr empfohlen.

Zusammenfassung

Die **Tuberkulose** ist eine durch Mykobakterien ausgelöste Infektionskrankheit. Mit der latenten Infektion, der Primärtuberkulose und der postprimären Tuberkulose lassen sich drei Stadien abgrenzen. Abhängig von der Abwehrlage des Patienten sind organbezogene oder generalisierte Manifestationen (z. B. Miliartuberkulose) möglich. Die **Symptome** sind unspezifisch. **Diagnostisch** beweisend ist die mikroskopische oder kulturelle Sicherung der Erreger im Sputum. Bildgebende Maßnahmen erlauben eine Beurteilung der Aktivität der Erkrankung. Die **Therapie** erfolgt durch die konsequente Kombinationstherapie mit verschiedenen Tuberkulostatika über mindestens 6 Monate.

18

Thorakales Druckgefühl und Schmerz

Anamnese

Ihr Nachbar, ein 69-jähriger Rechtsanwalt, stellt sich in Ihrer kardiologischen Praxis vor. Er berichtet, dass er vor etwa 3 Wochen bei einer kleinen Wanderung erstmalig Schmerzen und ein Druckgefühl in der Brust gehabt habe, denen er aber nach dem Abklingen keine große Bedeutung zugemessen habe. Nach einem ruhigen Urlaub sei es beim Tennisspielen vor 2 Tagen erneut zu linksthorakal beginnenden und dann in den ganzen Thorax sowie den linken Arm ausstrahlenden Schmerzen gekommen. Diese hätten nach der Belastung spontan sistiert. Bekannt sind eine arterielle Hypertonie, die mit Enalapril gut behandelt sei, sowie eine Hypercholesterinämie, die bisher diätetisch kontrolliert werde. Der Zigarettenkonsum wurde vor 15 Jahren eingestellt, davor habe er viel geraucht (etwa 40 py).

Untersuchungsbefunde

Das von Ihnen durchgeführte Ruhe-EKG ist unauffällig. Bei der körperlichen Untersuchung finden Sie eine basaliomverdächtige Hautläsion oberhalb der rechten Augenbraue, ansonsten gibt es keinen pathologischen Befund.

Laborbefunde

Leukozyten 6,7 Tsd/μl; Erythrozyten 4,72 Mio/μl; Hb 14,1 g/dl; Hkt 42,2 %; MCV 89,4 fl; MCH 29,9 pg; MCHC 33,4 g/dl; Thrombozyten 254 Tsd/μl; Quick 116 %; INR 0,90; PTT 30 sec; Natrium 138 mmol/l; Kalium 4,4 mmol/l; Serumkreatinin 0,93 mg/dl; Harnstoff 46 mg/dl; GOT (AST) 23 U/l; Gesamtcholesterin 271 mg/dl; LDL 176 mg/dl; HDL 65 mg/dl; Gesamttriglyzeride 108 mg/dl.

1. **Äußern Sie eine Verdachtsdiagnose und begründen diese! Definieren Sie kurz die Erkrankung!**
2. **Welche kardiovaskulären Risikofaktoren sind Ihnen bekannt?**
3. **Grenzen Sie unterschiedliche Verlaufsformen der Grunderkrankung ab!**
4. **Welche Diagnostik sollten Sie bei dieser Verdachtsdiagnose generell durchführen? Wie verfahren Sie bei dem Patienten?**
5. **Nennen Sie die wichtigsten Kontraindikationen des Belastungs-EKGs!**
6. **Beschreiben Sie kurz die therapeutischen Möglichkeiten!**

1. Verdachtsdiagnose

Die Beschwerden sind typisch für eine **belastungsabhängige Angina pectoris** bei **koronarer Herzkrankheit** (KHK). Klassisch ist das thorakale Druck- oder Engegefühl mit ausstrahlendem Charakter (z. B. Arm, Hals) bei körperlicher Belastung (hier Wanderung und Tennisspielen). Die Beschwerden sistieren normalerweise in Ruhe nach etwa 10 Minuten. Alle Faktoren, die den myokardialen Sauerstoffbedarf erhöhen, können eine Angina pectoris auslösen oder verstärken, z. B. psychischer Stress, große Mahlzeiten oder Kälte. Der Schmerz wird oft retrosternal oder linksthorakal lokalisiert und als dumpf und diffus beschrieben.

Zur Diagnose passen zudem die Nebendiagnosen arterielle Hypertonie, Hypercholesterinämie (Erhöhung von Gesamtcholesterin und LDL-Cholesterin) und der sistierte Nikotinabusus (40 py).

Die **KHK** ist eine **Atherosklerose der Koronargefäße,** die bei höhergradigen Stenosen zu einer **Koronarinsuffizienz** mit **Myokardischämie** führt und sich häufig mit der oben beschriebenen, belastungsabhängigen Angina pectoris präsentiert.

2. Risikofaktoren

Aufgrund von epidemiologischen Studien unterscheidet man verschiedene **kardiovaskuläre Risikofaktoren,** von denen manche beeinflussbar sind.

Die **Hauptrisikofaktoren** umfassen:

- **Hypercholesterinämie:** LDL-Cholesterin ↑, HDL-Cholesterin ↓.
- **Arterielle Hypertonie:** Selbst hochnormale (130–140/85–90 mmHg) Werte erhöhen das kardiovaskuläre Risiko.
- **Nikotinkonsum:** auch nach Beendigung eines Nikotinabusus erhöhtes Risiko im Vergleich zu Nichtrauchern.
- **Diabetes mellitus:** Schon die Glukosetoleranzstörung gilt als Risikofaktor.
- **Positive Familienanamnese:** KHK bei erstgradigen Familienangehörigen vor dem 55. Lebensjahr (männlich) und 65. Lebensjahr (weiblich).
- **Lebensalter:** männlich > 45 Jahre, weiblich > 55 Jahre.

Weitere Risikofaktoren sind körperliche Inaktivität, Adipositas, Hypertriglyzeridämie, Lipoproteinerhöhung und Thrombophilie.

3. Verlaufsformen

Bei der KHK werden je nach klinischer Symptomatik unterschiedliche Verlaufsformen abgegrenzt:

- **Stabile Angina pectoris:** Der auslösende Mechanismus (z. B. körperliche Belastung) ist reproduzierbar und führt regelmäßig zu pektanginösen Beschwerden, die in Ruhe oder auf die Gabe von Nitraten sistieren.
- **Instabile Angina pectoris:** jede **Erstangina** bei zuvor asymptomatischen Patienten (primär instabile AP). Davon unterschieden wird die sekundär instabile AP, die sich durch rasche Zunahme der Häufigkeit, Schwere und Dauer **(Crescendo-Angina)** der Beschwerden oder nachlassendes bzw. fehlendes Ansprechen auf Nitrate oder eine **Ruhe-Angina** auszeichnet. Die Gefahr eines akuten Myokardinfarkts ist erhöht, da der instabilen AP eine dynamische Koronarstenosierung zugrunde liegt.

Der Begriff **akutes Koronarsyndrom** fasst drei akute Verlaufsformen der KHK zusammen: instabile AP, Nicht-ST-Strecken-Hebungsinfarkt (NSTEMI) und ST-Strecken-Hebungsinfarkt (STEMI).

- **Sonderformen:** u. a. **Walk-Through-Angina** mit Sistieren der AP bei weiterer Belastung (durch vasodilatierende Metaboliten).
- **Prinzmetal-Angina:** durch Koronarspasmen. Sie führt typischerweise in Ruhe zu Symptomen, die mit reversiblen ST-Hebungen einhergehen können (ohne Herzenzymveränderung).
- Stress-Kardiomyopathie (Synonym **Tako-Tsubo-Kardiomyopathie**): reversible linksventrikuläre Dysfunktion mit meist apikaler Wandbewegungsstörung, infarktähnlichen ST-Hebungen und positiven Herzenzymen. Die Koronarien sind unauffällig. Betroffen sind v. a. Frauen > 60 Jahre, häufig bestehen psychische Belastungssituationen.

4. Diagnostik

Trotz der häufig typischen Symptomatik kommt der **Stufendiagnostik** bei der KHK eine besondere Bedeutung zu:

- **Labor:** Bestimmung laborchemischer Risikofaktoren (z. B. Cholesterinwerte, Nüchternplasmaglukose), Ausschluss Anämie (kann AP-Symptomatik auslösen), ggf. Bestimmung herzspezifischer Biomarker zum Ausschluss eines akuten Myokardinfarkts.
- **Ruhe-EKG:** eingeschränkte Aussagekraft, da selbst bei schwerer KHK in Ruhe unauffällige Befunde möglich sind, ansonsten können sich unspezifische Veränderungen (T-Negativierungen, ST-Streckenveränderungen) zeigen.
- **Belastungs-EKG:** dient der Objektivierung einer Myokardischämie mittels zunehmender körperlicher Belastung z. B. bei halb liegender Fahrradergometrie. Typisch für eine induzierbare Myokardischämie sind horizontale oder deszendierende ST-Streckensenkungen (≥ 0,1 mV in Extremitätenableitungen und ≥ 0,2 mV in Brustwandableitungen, ➤ Abb. 18.1). Die Methode ist auf die Mitarbeit des Patienten angewiesen. Es sollte mindestens eine submaximale Abbruchsherzfrequenz (Näherung: 200 – Lebensalter) erreicht werden.
- **Echokardiografie:** Beurteilung der linksventrikulären Funktion und von Wandbewegungsstörungen (z. B. bei abgelaufenem Myokardinfarkt) sowie der Klappenfunktion, insbesondere bei auffälliger Auskultation, pathologischem EKG oder Zeichen der Herzinsuffizienz.
- **Stress-Echokardiografie:** Induktion von kardialem Stress entweder durch körperliche Belastung (Ergometrie) oder Pharmaka (z. B. Dobutamin) mit der Frage nach Wandbewegungsstörungen in Folge einer Myokardischämie, sensitivere Lokalisation der Ischämie im Vergleich zum Belastungs-EKG.
- **Myokardszintigrafie:** bei unklaren Befunden. Es erfolgt eine körperliche oder pharmakologische Belastung unter Gabe eines radioaktiven Markers (z. B. ^{201}Thallium i. v.) zur Darstellung einer Myokardperfusionsstörung.

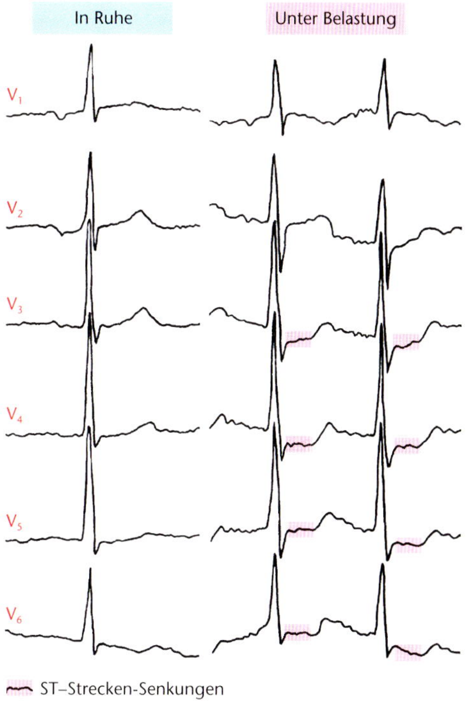

Abb. 18.1 Belastungs-EKG mit ST-Senkungen in V_3–V_6 bei Belastung. [M183]

- **PET:** Verfahren zur Darstellung der Myokardvitalität, sodass avitales, narbiges Gewebe von vitalem Gewebe (Hibernating myokardium) unterschieden werden kann. Teure Untersuchung, die nicht überall verfügbar ist.
- **Kardio-CT** und **Kardio-MRT:** dienen dem Nachweis von Koronarstenosen (z. B. sind Verkalkungen in den Koronarien im CT erkennbar). Diese Verfahren werden laufend weiterentwickelt, bieten aber nicht die Möglichkeit einer Intervention und sind nach Leitlinien nicht primär empfohlen.
- **Koronarangiografie:** invasives, röntgenologisches Verfahren, das bei V. a. KHK aufgrund pathologischer Belastungstests sowie bei akutem Koronarsyndrom angewendet wird. Das Verfahren dient der objektiven Lokalisation der Koronarstenosen durch Kontrastmittelapplikation sowie Darstellung in digi-

taler Bildtechnik und erlaubt außerdem eine direkte perkutane koronare Intervention (PCI).

Bei diesem Patienten sollten zunächst ein Ruhe-EKG und kurzfristig eine Echokardiografie erfolgen. Aufgrund der instabilen AP ist die Belastungsuntersuchung kontraindiziert. Daher sollte eine Koronarangiografie erwogen werden, um die Diagnose zu sichern und ggf. signifikante Stenosen zu behandeln.

5. Kontraindikationen Belastungs-EKG

Das Belastungs-EKG ist ein einfaches und günstiges Verfahren, sollte aber bei folgenden, absoluten Kontraindikationen nicht durchgeführt werden:

- Instabile AP mit Anstieg der Herzenzyme oder Ruhe-EKG-Veränderungen.
- Akuter Myokardinfarkt (innerhalb der ersten 2 Wochen).
- Hochgradige Hauptstammstenose.
- Klinisch manifeste Herzinsuffizienz (Stadium NYHA III und IV).
- Unkontrollierte Herzrhythmusstörungen.
- Schwere Aortenklappenstenose.
- Schwere Kardiomyopathie (z. B. HOCM).
- Akute Aortendissektion
- Schwere pulmonale Hypertonie.
- Schlechter Allgemeinzustand.

6. Therapie

Man unterscheidet zwischen der **Akuttherapie des AP-Anfalls** und der **Intervalltherapie der KHK.** Ziele sind die Reduktion der Risikofaktoren, eine Anfallsprophylaxe und die Verbesserung von Symptomatik und Prognose.

Bei der **Akuttherapie** des AP-Anfalls können vasodilatierende **Nitrate** (z. B. Glyzeroltrinitrat) als Zerbeißkapsel und Spray gegeben werden, die schnell, aber nur symptomatisch wirken und die Prognose nicht verbessern. Je nach Ausprägung des akuten Koronarsyndroms muss die Akuttherapie intensiviert werden (➤ Fall 40).

Im beschwerdefreien Intervall sollten die Risikofaktoren optimiert werden (z. B. **Lebensstilintervention** durch Umstellung der Ernährung, Aufgabe des Nikotinkonsums und regelmäßiges körperliches Training).

Die **medikamentöse Therapie** als Sekundärprävention umfasst die Gabe von:

- **ASS:** senkt das Koronarthromboserisiko und die Letalität.
- **Betablockern:** senken den myokardialen Sauerstoffbedarf und verbessern die Prognose.
- **Statinen:** bei Dyslipidämie.
- **ACE-Hemmern:** bei zusätzlichen Indikationen, z. B. arterieller Hypertonus, Herzinsuffizienz.
- Kalziumantagonisten als Alternative bei Intoleranz gegenüber Betablockern.

Interventionell sollte bei höhergradigen Stenosen koronarangiografisch eine **Revaskularisation** mittels perkutaner koronarer Intervention (PCI) erreicht werden. Dabei kommen am häufigsten Ballondilatation (perkutane transluminale koronare Angioplastie [PTCA]) und Stentimplantation zum Einsatz. Anschließend erfolgt eine duale Thrombozytenaggregationshemmung mit ASS und Clopidogrel je nach Stenttyp für 12 Monate (Drug Eluting Stents, DES) oder 4 Wochen (Bare Metal Stents, BMS), danach eine Dauertherapie mit ASS.

Je nach Lage und Ausprägung der Koronarstenosen kann stattdessen auch eine **operative Revaskularisation** mittels Bypass-Operation indiziert sein.

Zusammenfassung

Die **koronare Herzkrankheit** ist eine atherosklerotische Koronararterienstenose, die durch eine Myokardischämie zu einer belastungsabhängigen Angina pectoris führt. **Ätiologisch** sind vor allem kardiovaskuläre Risikofaktoren von Bedeutung. Die AP-**Symptomatik** präsentiert sich klinisch typischerweise durch ein thorakales Druckgefühl und ausstrahlende Schmerzen, die in Ruhe reversibel sind und auf Nitrogabe ansprechen. Die wichtigsten **diagnostischen Maßnahmen** sind Laboruntersuchungen zum Ausschluss eines Myokardinfarkts sowie ggf. ein Belastungs-EKG. Die multimodale **Therapie** umfasst interventionelle (PCI) und operative Verfahren (Bypass-Chirurgie) zur Revaskularisation und eine Sekundärprävention mit verschiedenen Medikamenten sowie eine Änderung des Lebensstils.

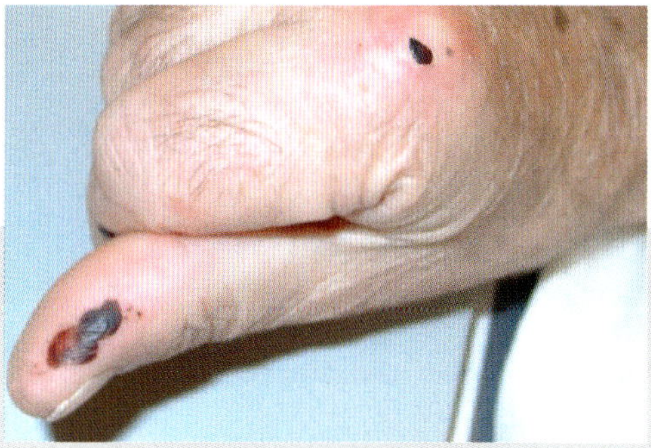

19

Fieber und Abgeschlagenheit

Anamnese

Ein 63-jähriger Patient stellt sich in der Notaufnahme vor, weil er seit einer Erkältung vor 2 Monaten unter Abgeschlagenheit, Kopf- und Gliederschmerzen, wiederholtem Fieber bis 39 °C, nächtlichem Schwitzen, Appetitlosigkeit und einer ungewollten Gewichtsabnahme von 5 kg leidet. Unter dem Verdacht einer Polymyalgia rheumatica sei er mit Glukokortikoiden behandelt worden, was die Symptome aber nur geringfügig gebessert habe. An Vorerkrankungen ist ein Diabetes mellitus bekannt. Vor 9 Monaten wurde bei hochgradiger Aortenklappenstenose ein mechanischer Klappenersatz durchgeführt.

Untersuchungsbefunde

63-jähriger Patient in leicht reduziertem AZ und ausreichendem EZ (169 cm, 64 kg). HF 105/min, BD 135/85 mmHg, Temperatur 38,1 °C. Haut/Schleimhäute: blass, konjunktivale Petechien. Kopf/Hals: unauffällig. LK: unauffällig. Herz: HT rhythmisch, metallischer Öffnungs- und Schließungsklick bei mechanischer Aortenklappenprothese, keine pathologischen Geräusche. Lunge: sonorer Klopfschall, vesikuläres Atemgeräusch, keine RG. Abdomen: weich, kein DS, keine Resistenzen, positive Darmgeräusche, Leberrand nicht sicher tastbar, Milzunterrand in Inspiration 3 cm unter Rippenrand palpabel. Nierenlager: nicht klopfdolent. Extremitäten: kleine druckdolente Knötchen an der rechten Hand (➤ Bild [M181]), Petechien an beiden Waden, strichförmige Einblutungen unter beiden Großzehennägeln. Neurologisch unauffällig.

Laborbefunde

Leukozyten 14,4 Tsd/µl; Hb 11,3 g/dl; BSG 55 mm/h; CRP 138 mg/l; INR 2,8. Elektrolyte, Nieren- und Leberwerte im Normbereich.

1. **Wie lautet Ihre Verdachtsdiagnose? Welche Differenzialdiagnosen kommen in Betracht?**

2. **Wie wird die Erkrankung eingeteilt?**

3. **Beschreiben Sie die Pathogenese der Erkrankung und nennen Sie typische Erreger!**

4. **Nennen Sie mögliche Komplikationen!**

5. **Welche diagnostischen Maßnahmen sind durchzuführen? Kennen Sie die Diagnosekriterien?**

6. **Beschreiben Sie die Therapie! Was tun Sie, um dem Auftreten der Erkrankung vorzubeugen?**

1. Verdachtsdiagnose/Differenzialdiagnosen

Am ehesten liegt eine **infektiöse Endokarditis** der Aortenklappe vor. Wegweisend ist der Klappenersatz in der Vorgeschichte, der einen wesentlichen prädisponierenden Faktor darstellt. Die druckdolenten Effloreszenzen an den Fingern, bei denen es sich um **Osler-Knötchen** handelt, sowie die strichförmigen Einblutungen unter den Zehennägeln, die **Splinter-Hämorrhagien** entsprechen, sind typische Zeichen dieser Erkrankung. Untermauert wird die Verdachtsdiagnose durch das **Fieber,** die **Tachykardie,** die **Splenomegalie,** die **konjunktivalen Einblutungen** und die **petechialen Hautveränderungen.**

Die **Allgemeinsymptome** (Abgeschlagenheit, Nachtschweiß, Gliederschmerzen, Appetitlosigkeit und Gewichtsverlust) und die **Laborbefunde** (Leukozytose, Anämie, CRP- und BSG-Erhöhung) sind zwar typisch, aber wenig spezifisch für die infektiöse Endokarditis. Die INR-Erhöhung ist wahrscheinlich auf eine therapeutische Antikoagulation mit einem Vitamin-K-Antagonisten nach mechanischem Aortenklappenersatz zurückzuführen.

Weitere charakteristische Befunde der infektiösen Endokarditis wären:

- Ein **neu aufgetretenes Herzgeräusch** bzw. die Aggravierung eines vorbestehenden Herzgeräuschs.
- **Janeway-Läsionen:** schmerzlose palmar oder plantar auftretende, hämorrhagische Läsionen.
- **Roth-Flecke:** ovale retinale Blutungen.

Differenzialdiagnostisch kommen alle Erkrankungen in Betracht, die chronisches Fieber oder B-Symptome (Fieber > 38 °C, Nachtschweiß, ungewollter Gewichtsverlust > 10 % des Körpergewichts in 6 Monaten) hervorrufen können. Hierzu gehören vor allem Malignome, chronische Infektionen (z. B. Tuberkulose) sowie Erkrankungen aus dem rheumatischen Formenkreis (z. B. SLE, rheumatoide Arthritis).

Merke

Leitsymptome der infektiösen Endokarditis sind **Fieber** und ein **neu aufgetretenes Herzgeräusch.**

2. Einteilung

Die foudroyant verlaufende **akute, septische Endokarditis** wird von der schleichend verlaufenden **subakuten Endokarditis (Endocarditis lenta)** abgegrenzt. Außerdem unterscheidet man zwischen **Nativ-** und **Prothesenklappenendokarditis.** Tritt die Endokarditis innerhalb eines Jahres nach einem Klappenersatz auf, spricht man von einer **frühen,** danach von einer **späten** Prothesenklappenendokarditis. Ferner wird die deutlich häufigere **Linksherzendokarditis,** bei der die Mitral- oder die Aortenklappe betroffen sind, von der prognostisch besser einzustufenden **Rechtsherzendokarditis** abgegrenzt (Risiko: i. v.-Drogenabusus, ZVK, Port), die meist mit dem Befall der Trikuspidalklappe einhergeht.

3. Pathogenese und Erreger

Die infektiöse Endokarditis ist eine Erkrankung des Endokards und/oder der Herzklappen, die trotz optimaler Therapie mit einer hohen Letalität einhergeht (20–30 %). Pathogenetisch kommt es im Bereich von **Endokardläsionen,** die insbesondere an mechanisch stark beanspruchten Strukturen auftreten (v. a. Mitral- und Aortenklappe betroffen), zur Ablagerung von sterilen **thrombotischen Vegetationen,** die einen idealen Nährboden für Erreger bilden. Bei zusätzlicher **transitorischer Bakteriämie** (z. B. iatrogen oder bei Infektionskrankheiten) ist eine Besiedlung der initial keimfreien thrombotischen Auflagerung mit **permanenter Bakteriämie** möglich. In der Regel kommt es zur Destruktion des Klappenapparats mit Klappeninsuffizienz.

Die häufigsten **Erreger** sind (➤ Tab. 19.1):

- **Staphylokokken:** ca. 50 %, Tendenz steigend.
- **Streptokokken:** ca. 30 %, tendenziell rückläufig, v. a. vergrünende Streptokokken (= *Streptococcus viridans*).
- **Enterokokken** und **gramnegative Bakterien:** ca. 10 %.
- **Pilze:** ca. 1 %.
- Selten: z. B. **Coxiella burnetii** und Bakterien der sog. **HACEK-Gruppe.**

4. Komplikationen

Im Rahmen einer infektiösen Endokarditis können u. a. folgende Komplikationen auftreten:

- **Kardial:** z. B. Herzinsuffizienz, paravalvulärer Abszess, höhergradige AV-Blockierungen (v. a. bei Aortenklappenendokarditis).
- **Extrakardial:** z. B. zentrale und periphere Embolisationen, septischer Schock, septische Milzruptur, Nephritis.

5. Diagnostische Maßnahmen/Diagnosekriterien

Bei klinischem Verdacht auf eine infektiöse Endokarditis sind die beiden folgenden Maßnahmen am wichtigsten:

- **Abnahme serieller Blutkulturen: mindestens drei Sets** (jeweils aerob und anaerob) mit separaten Entnahmen **vor Therapiebeginn.** Nicht auf den Fieberanstieg warten (kontinuierliche Bakteriämie!). Ziel ist der kulturelle Erregernachweis sowie die Resistenztestung des Keims, sodass eine erregergerechte antibiotische Therapie durchgeführt werden kann. Die Verdachtsdiagnose einer infektiösen Endokarditis muss dem Labor mitgeteilt werden, sodass eine ausreichend lange Bebrütungszeit zum Nachweis langsam wachsender Keime gewährleistet wird. Dennoch kann in 10–20 % der Fälle kein Keim nachgewiesen werden (z. B. häufig bei antibiotischer Vorbehandlung).
- **Transösophageale Echokardiografie (TEE):** zum Nachweis von Vegetationen und paravalvulären Abszessen; liefert zusätzliche Informationen über die kardiale Funktion und den Klappenstatus und dient im Verlauf auch der Therapiekontrolle. Im Vergleich zur transthorakalen Echokardiografie (TTE) ist mit dem TEE eine bessere Beurteilung der Herzklappen möglich.

Für die Diagnose der infektiösen Endokarditis werden die modifizierten **Duke-Kriterien** herangezogen. Aufgrund unterschiedlicher Gewichtung der einzelnen Aspekte werden Major- von Minorkriterien abgegrenzt. Die Diagnose gilt als gesichert, wenn zwei Majorkriterien oder ein Major- und drei Minorkriterien oder fünf Minorkriterien erfüllt werden.

Majorkriterien:

- Gesicherter Erreger: Zwei positive Blutkulturen mit typischem Erreger.
- Positive Echokardiografie (z. B. flottierende Klappenvegetation, neue Klappeninsuffizienz) oder neu aufgetretenes Insuffizienzgeräusch.

Minorkriterien:

- Prädisposition: z. B. Klappenprothese, bekanntes Vitium oder i. v.-Drogenabusus.
- Temperatur > 38,0 °C.
- Vaskuläre Befunde: z. B. arterielle Embolien, intrakranielle oder konjunktivale Blutungen, Janeway-Läsionen.
- Immunologische Phänomene: z. B. Osler-Knötchen, Roth-Flecke, Glomerulonephritis, positiver Rheumafaktor.
- Mikrobiologische Befunde, die nicht die Major-Kriterien erfüllen (z. B. eine positive Blutkultur mit typischem Erreger, positive Serologie).

6. Therapie/Endokarditisprophylaxe

Grundsätzlich erfolgt die Behandlung der infektiösen Endokarditis interdisziplinär durch Kardiologen, Herzchirurgen, Mikrobiologen und Infektiologen. Die Antibiotika werden intravenös für **mindestens 2–6 Wochen** gegeben. Bei klinischem Verdacht auf eine akute Endokarditis wird unverzüglich nach Abnahme serieller Blutkulturen mit einer **empirischen Antibiotikagabe** begonnen. Die **Medikamentenauswahl** richtet sich nach dem **Klappenstatus** des Patienten (Nativ- vs. Klappenprothese). In ➤ Tabelle 19.1 sind Antibiotikakombinationen einer kalkulierten Initialtherapie aufgeführt. Bei positiven Kulturergebnissen wird die Auswahl resistenzgerecht optimiert. Bei Gabe potenziell toxischer Substanzen z. B. Vancomycin oder Gentamicin muss deren Spiegel regelmäßig bestimmt und die Nierenfunktion überwacht werden (ggf. Dosisanpassung).

Bei etwa der Hälfte der Patienten ist zusätzlich ein **operativer Klappenersatz** indiziert, weshalb die Kardiochirurgie frühzeitig in die Therapie eingebunden werden sollte. Eine **OP-Indikation** ist z. B. die paravalvuläre Abszessbildung, bei der im Abszessbereich in der

Tab. 19.1 Empirische Initialtherapie bei klinischem Verdacht auf infektiöse Endokarditis.

	Häufigste Erreger	Empfohlene Antibiose
Nativklappenendokarditis	(Methicillinsensible) *Staph. aureus.* Streptokokken, *Enterococcus faecalis*	Ampicillin/Sulbactam + Gentamicin oder Vancomycin + Gentamicin + Ciprofloxacin
Frühe Klappenprothesenendokarditis (< 12 Monate nach OP)	(Methicillinresistente) Staph. aureus, koagulasenegative Staphylokokken, gramnegative Bakterien	Vancomycin + Gentamicin + Rifampicin
Späte Klappenprothesenendokarditis (> 12 Monate nach OP)	Wie Nativklappenendokarditis	Wie Nativklappenendokarditis

Regel keine ausreichenden Antibiotikakonzentrationen erreicht werden, sodass eine Sanierung nur chirurgisch gelingen kann.

Zur **Endokarditisprophylaxe** sollten **Hochrisikopatienten** 30–60 Minuten vor bestimmten Prozeduren (z. B. zahnärztliche Eingriffe mit Perforation der Gingiva oder oralen Mukosa) einmalig oral **Amoxicillin** (oder Ampicillin i. v.) erhalten. Bei einer Penicillinallergie kann alternativ Clindamycin oral oder i. v. gegeben werden. Indikationen sind vorhandene Klappenprothesen (biologisch und mechanisch), eine durchgemachte Endokarditis, angeborene und nichtkorrigierte zyanotische Vitien sowie Klappenrekonstruktionen mit Fremdmaterial (für 6 Monate).

Merke

Die infektiöse Endokarditis endet **unbehandelt tödlich.** Da sich der Erregernachweis häufig schwierig gestaltet, muss auch bei klinischer Verdachtsdiagnose ohne positive Blutkulturen mit einer empirischen Antibiotikatherapie begonnen werden.

Zusammenfassung

Die **infektiöse Endokarditis** ist eine meist bakteriell verursachte entzündliche Erkrankung des Endokards und/oder der Herzklappen, die oft septisch verläuft. Am häufigsten betroffen sind die Aorten- und die Mitralklappe. Das **Leitsymptom** ist Fieber in Kombination mit einem neu aufgetretenen Herzgeräusch. Die Abnahme serieller Blutkulturen sowie die transösophageale Echokardiografie (TEE) stellen die wichtigsten **diagnostischen Maßnahmen** dar. Zur **Diagnosestellung** werden die Duke-Kriterien verwendet. Die **Behandlung** besteht aus einer möglichst erregergerechten antibiotischen Therapie, die bei bestimmten Indikationen (z. B. paravalvulärer Abszess) durch eine operative Sanierung ergänzt werden muss. Unbehandelt ist die **Prognose** infaust, bei optimaler Therapie überleben über 75 % der Patienten. Zur **Endokarditisprophylaxe** sollten Hochrisikopatienten (z. B. nach Klappenersatz) vor bestimmten Eingriffen einmalig ein Antibiotikum (z. B. Amoxicillin) erhalten.

20

Aszites und Sklerenikterus

Anamnese

Nachdem ein 58-jähriger Patient vor 4 Tagen ein anderes Krankenhaus gegen ärztlichen Rat verlassen hat, stellt er sich erneut mit zunehmender Abgeschlagenheit und Sklerenikterus in der Notaufnahme vor. Außerdem habe der Bauchumfang seit einem halben Jahr deutlich zugenommen. Die hinzugeeilte Frau berichtet, dass ihr Mann in letzter Zeit manchmal verwirrt und schläfrig gewesen sei. Medikamente würden nicht eingenommen, geraucht habe er nie und seit einem Ehestreit vor 3 Monaten trinke er keinen Alkohol mehr, davor allerdings 0,5–0,75 l Wein/Tag. Den Hausarzt habe er lange nicht besucht.

Untersuchungsbefunde

58-jähriger Mann (184 cm, 72,3 kg) in herabgesetztem AZ und schlankem EZ, Sklerenikterus beidseits, brauner Teint mit multiplen Spider naevi, Palmarerythem, kein Flapping-Tremor. Kopf: Schleimhäute blass, LK unauffällig. Herz: reine, regelmäßige HT, keine pathologischen Geräusche. Lunge: sonorer Klopfschall, vesikuläres Atemgeräusch, keine RG. Abdomen: Aszites, weich, indolent, kein DS, keine Resistenzen, positive Darmgeräusche, keine Hepatosplenomegalie palpabel, Bauchglatze, geringe Venenzeichnung periumbilikal. Extremitäten: leichte periphere Ödeme, Pulse allseits tastbar. Neurologisch orientierend unauffällig.

Laborbefunde

Leukozyten 8,4 Tsd/µl; Erythrozyten 2,86 Mio/µl; Hb 11,5 g/dl; Hkt 32,5 %; MCV 108,4 fl; MCH 37,1 pg; MCHC 34,2 g/dl; Thrombozyten 125 Tsd/µl; Quick 49 %; INR 1,41; PTT 48 sec; Natrium 135 mmol/l, Kalium 3,8 mmol/l, Harnstoff 16 mg/dl; Serumkreatinin 0,77 mg/dl; GOT 70 U/l; GPT 28 U/l; γ-GT 77 U/l; Bilirubin gesamt 2,7 mg/dl; Albumin 2,18 g/dl, Cholinesterase 1.022 U/l.

1. **Welche Verdachtsdiagnose stellen Sie? Welche Differenzialdiagnosen kommen in Betracht?**

2. **Welche weiteren Untersuchungen führen Sie durch? Begründen Sie diese!**

3. **Welche Stadien der Erkrankung lassen sich abgrenzen?**

4. **Welche Therapiemaßnahmen leiten Sie bei diesem Patienten ein?**

5. **Nennen Sie die wichtigsten Komplikationen, die bei der Verdachtsdiagnose auftreten können!**

6. **Erläutern Sie TIPS(S) genauer. Was sind die Kontraindikationen?**

1. Verdachtsdiagnose/Differenzialdiagnosen

Anamnese und aktuelle Befunde sprechen am ehesten für eine **ethyltoxische Leberzirrhose** mit **portaler Hypertension** (Pfortaderhochdruck) und **Aszites.** Dazu passen die unspezifischen Symptome **(Abgeschlagenheit und Müdigkeit),** die klinischen Zeichen der Leberzirrhose **(Spider naevi, Palmarerythem, Bauchglatze, periumbilikale Venenzeichnung)** und der **Sklerenikterus** (durch eine intrahepatische Cholestase mit erhöhtem Gesamtbilirubin). Außerdem fallen die laborchemischen Zeichen einer **reduzierten Leberfunktion** (↓ Albumin, Quick-Wert, Cholinesterase) und das **erhöhte MCV** (ggf. alimentär bedingt bei Vitamin-B_{12}- oder Folsäuremangel) auf.

Weitere mögliche Symptome bei Leberzirrhose sind: Lackzunge, Mundwinkelrhagaden, Weißnägel, Dupuytren-Kontraktur, Blutungsneigung, Potenzstörungen, Hodenatrophie, evtl. Gynäkomastie und bei Frauen Zyklusstörungen.

Trotz der eindeutigen Hinweise auf eine Zirrhose durch Alkoholabusus kommen ätiologisch **weitere Erkrankungen** in Betracht:

- Leberzirrhose durch **Virushepatitis** B, C, D.
- Andere Ursachen einer Leberzirrhose: primär biliäre Zirrhose (PBC), primär sklerosierende Cholangitis (PSC), Autoimmunhepatitis, toxische Leberschäden (Medikamente, Chemikalien), Stoffwechselkrankheiten (Wilson-Krankheit, Hämochromatose u. a.), Cirrhosis cardiaque bei chronischer dekompensierter Rechtsherzinsuffizienz.
- Hepatomegalie durch **neoplastische Erkrankungen** (Metastasen, primäres Leberzellkarzinom).
- **Portale Hypertension anderer Genese:** prähepatischer Block (Pfortaderthrombose), intrahepatischer Block (Lebermetastasen, Bilharziose), posthepatischer Block (Budd-Chiari-Syndrom = Lebervenenverschluss durch Thrombose).

2. Weitere Untersuchungen

Zur Differenzialdiagnostik sollten weitere **Laborwerte** bestimmt werden:

- **Ferritin:** Differenzialdiagnose Hämochromatose.
- **Kupfer und Coeruloplasmin:** Differenzialdiagnose Wilson-Krankheit.
- **Lipase:** Ausschluss einer alkoholtoxischen Pankreatitis.
- **De-Ritis-Quotient** (Quotient aus GOT und GPT) zur Abschätzung der Leberzellschädigung:
  - Leichte Leberzellschäden: Quotient ≤ 1 (häufiger bei Virushepatitis).
  - Schwere Leberzellschäden: Quotient ≥ 1 (eher bei Alkoholhepatitis; mitochondriale Enzyme [GOT] steigen zusätzlich an).
- **Hepatitisserologie.**

Die **Abdomensonografie** mit Duplexuntersuchung dient zur Beurteilung der Leber, der anderen Bauchorgane, des Aszites und des portalen Drucks. Die **transiente Elastometrie** mit Messung der Lebersteifigkeit erlaubt eine Abschätzung des Fibrosegrads und eignet sich insbesondere für Verlaufsmessungen. Bei konkretem Verdacht auf eine Raumforderung oder schwierigen Schallbedingungen kann die Diagnostik um eine **Computertomografie** (ggf. mit Kontrastmittel) ergänzt werden.

Die Indikation zur **Leberbiopsie** sollte streng gestellt werden und hängt von anderen wegweisenden Befunden ab. Sie erfolgt sonografiegesteuert perkutan oder transjugulär (Indikation z. B. bei Thrombozytopenie und Gerinnungsstörungen). Letztlich kann die Diagnose einer Leberzirrhose nur histologisch gestellt werden. Auch PBC und PSC können histologisch ausgeschlossen werden.

Eine **Ösophagogastroduodenoskopie** (ÖGD) sollte zur Beurteilung von möglichen Varizen des Ösophagus, des Magenkorpus oder -fundus herangezogen werden.

Bei einer **diagnostischen Aszitespunktion** unter sonografischer Kontrolle sollten Zellzahl und -differenzierung, Gesamteiweiß und mikrobiologische Erreger (Beimpfen von Blutkulturflaschen mit Aszites) untersucht werden. Dadurch gelingt die Differenzierung von Transsudat und Exsudat, die Hinweise auf die Ätiologie gibt:

- Transsudat (Gesamteiweiß < 2,5 g/dl) eher bei Leberzirrhose, Rechtsherzinsuffizienz und Budd-Chiari-Syndrom.

- Exsudat (Gesamteiweiß > 2,5 g/dl): Eher bei malignem Aszites (oft hämorrhagisch), bakterieller Peritonitis (Gesamtzellzahl > 500/µl bzw. segmentkernige Granulozyten > 250/µl) oder Pankreatitis.

Bei Verdacht auf malignen Aszites sollte zusätzlich eine zytologische Untersuchung erfolgen und ggf. mehrfach wiederholt werden, um Tumorzellen mit einer größeren Wahrscheinlichkeit zu isolieren.

3. Stadien

Die Einteilung der Leberzirrhose erfolgt unabhängig von der Ätiologie anhand der **Child-Pugh-Klassifikation,** bei der die Syntheseleistung und das Auftreten möglicher Komplikationen anhand eines Punktesystems bewertet werden (➤ Tab. 20.1). Man unterscheidet dabei **drei Schweregrade** A–C. Bei dem 58-jährigen Patienten besteht aktuell ein Stadium C (11 Punkte).

In den meisten Zentren wird der sog. **MELD-Score** (Model of End Stage Liver Disease) zur Abschätzung der Mortalität im Endstadium einer Leberzirrhose verwendet. Dazu werden die Parameter Serumkreatinin, Serumbilirubin und der INR herangezogen. Der dabei anhand einer Formel berechnete Wert liegt bei maximal 40. Besonders bei zur Lebertransplantation gelisteten Patienten besitzt dieser Score als Maß für die Dringlichkeit eine besondere Bedeutung.

4. Therapiemaßnahmen

Eine spezielle Therapie steht bei der Leberzirrhose nicht zur Verfügung. Sofern möglich sollte die **Behandlung der Grunderkrankung** erfolgen. Bei der alkoholbedingten Leberzirrhose steht die dauerhafte Alkoholabstinenz im Vordergrund, wobei das Rückfallrisiko durch eine **psychotherapeutische Behandlung** (Motivationsphase) sowie bei manchen Patienten durch die unterstützende Gabe von Acamprosat in der Entwöhnungsphase vermindert werden kann. Weitere **Allgemeinmaßnahmen** sind das Meiden aller potenziell lebertoxischen Medikamente sowie eine **ausreichende Kalorienzufuhr.**

Zur Prophylaxe einer **hepatischen Enzephalopathie** (die bei dem Patienten anamnestisch bestanden haben kann) wird **Laktulose** gegeben und **Vitamin-B-Komplex** (B_1, B_6, B_{12}) sowie **Folsäure** substituiert. Die Gabe von Vitamin K zur Anhebung des Quickwerts ist für gewöhnlich nicht wirksam. Die Eiweißzufuhr sollte auf etwa 1 g/kg KG/d reduziert werden.

Wichtig beim **Aszites** ist eine eiweißhaltige Ernährung mit ausreichendem Energiegehalt. Bei refraktärem oder schwierig therapierbarem Aszites wird eine diätetische Kochsalzrestriktion empfohlen (max. 5 g/d) und bei ausgeprägter Hyponatriämie (< 125 mmol/l) eine Flüssigkeitsrestriktion auf 1,5 l/d. Medikament der Wahl ist Spironolacton, das je nach Ansprechen mit einem Schleifendiuretikum kombiniert wird. Der **Therapieerfolg** wird durch tägliche Gewichtskontrollen

Tab. 20.1 Child-Pugh-Klassifikation der Leberzirrhose.

	1 Punkt	2 Punkte	3 Punkte
Albumin im Serum (g/dl)	> 3,5	2,8–3,5	< 2,8
Bilirubin im Serum (mg/dl)	< 2,0	2,0–3,0	> 3,0
Quick (%)	> 70	40–70	> 40
Aszites	Kein	Leicht (Sono)	Mittel (klinisch)
Enzephalopathie	Keine	I–II	III–IV
Einteilung durch Addition: Child A (5–6 Punkte), Child B (7–9 Punkte), Child C (10–15 Punkte)			

überwacht (Gewichtsreduktion um < 500 g/d ohne periphere Ödeme bzw. < 1.000 g/d mit peripheren Ödemen). Außerdem werden regelmäßig die Elektrolyte und Kalium im Serum kontrolliert. Bei Versagen der diuretischen Therapie ist eine therapeutische Aszitespunktion (großvolumige Parazentese) möglich.
Eine **Lebertransplantation** kommt bei Versagen aller konservativen Therapiemaßnahmen und einer dauerhaften Alkoholkarenz (für mindestens 6 Monate vor Transplantation) als kurative Option infrage.

5. Wichtigste Komplikationen

Folgen der portalen Hypertension:
- Blutung aus Ösophagus- und Korpus-/Fundusvarizen.
- Spontan bakterielle Peritonitis (SBP) als relevante Komplikation des Aszites.
- Hepatorenales Syndrom (Typ 1 und 2): Einschränkung der Nierenfunktion ohne Nachweis einer parenchymatösen Nierenerkrankung.
- Hepatopulmonales Syndrom: Lungenfunktionsstörung.
- Splenomegalie mit übermäßigem Abbau von Thrombozyten und Leukozyten.
- Ödeme.

Folgen der Leberzirrhose:
- **Hepatische Enzephalopathie (HE):** prinzipiell reversibel und durch Retention neurotoxischer Substanzen im Blut bedingt. Einteilung in vier Schweregrade. Aufgrund der Angaben der Ehefrau kann hier zeitweise Stadium I bestanden haben, welches v. a. durch beginnende Schläfrigkeit, Verwirrtheit und Stimmungsschwankungen imponiert.
- Leberausfallkoma.
- Hämorrhagische Diathese.
- Primäres Leberzellkarzinom als Spätfolge.

6. TIPS(S)

Unter TIPS(S) versteht man die Anlage eines **t**ransjugulären **i**ntrahepatischen **p**ortosystemischen **S**tent-Shunts, also eine Stentanlage zwischen Pfortader und Lebervene, um den Pfortaderdruck zu senken. Das angiografische Verfahren ist die **Ultima Ratio** bei der Behandlung von Komplikationen bei zirrhosebedingter portaler Hypertension. Eine TIPS(S)-Anlage kann bei **unstillbarer Varizenblutung** (Versagen der konservativen Therapie) indiziert sein, ebenso bei Patienten mit einem hepatorenalen Syndrom. Zum anderen, und häufiger, kann ein TIPS(S) **therapierefraktären Aszites** in etwa 70 % der Fälle beseitigen oder entscheidend vermindern. Kontraindikationen sind eine chronische hepatische Enzephalopathie > Grad I, ein Serumbilirubin > 5 mg/dl, Lebermalignome sowie eine länger bestehende Pfortaderthrombose.

Zusammenfassung

Die **Leberzirrhose** ist die Spätfolge verschiedener Erkrankungen. Die häufigste **Ursache** ist der Alkoholabusus, gefolgt von der Virushepatitis (B, C, D) sowie anderen Erkrankungen (z. B. Autoimmunhepatitis, primäre biliäre Zirrhose, primär sklerosierende Cholangitis, Hämochromatose). Neben unspezifischen Allgemeinsymptomen sind **klinisch** vor allem Lebersynthesestörungen und Symptome einer sekundären portalen Hypertension (Aszites, Ösophagusvarizen, Nierenfunktionseinschränkungen) relevant. Die Einteilung des Schweregrads erfolgt anhand der Child-Pugh-Klassifikation (Schweregrade A–C). Neben Allgemeinmaßnahmen und der **Therapie** von Komplikationen steht die Behandlung der Grunderkrankung im Vordergrund. **Aszites** wird durch eine nichtmedikamentöse Basistherapie und Diuretika behandelt, therapierefraktärer Aszites durch großvolumige Parazentesen und eine TIPS-Anlage. Die einzige potenziell kurative Therapieoption einer Leberzirrhose besteht mit der Lebertransplantation. Die **Prognose** hängt vom Schweregrad, der Ätiologie der Zirrhose und dem Auftreten von Komplikationen ab.

21

Husten und Dyspnoe

Anamnese

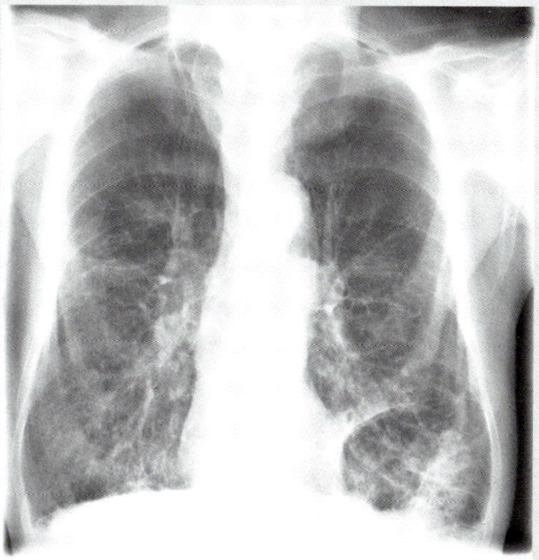

Ein 68-jähriger Patient war bis vor 2 Tagen in seinem Sommerhaus in Kroatien und kommt zu Herbstbeginn wieder nach Deutschland zurück. Nun stellt er sich in der Notaufnahme vor. Seine übliche Medikation konnte er im Ausland nicht weiter einnehmen, da er dort weder Arzt noch Apotheke aufsuchen wollte. Seitdem fühle er sich immer schwächer und habe zunehmend Dyspnoe, inzwischen bereits in Ruhe. Der Patient berichtet über einen seit Langem bekannten, chronischen Husten und morgendliche Dyspnoeattacken, die mit weißlichem Auswurf einhergingen. Das Sputum habe sich zuletzt allerdings gelblich-grün verfärbt. Der Patient raucht seit etwa 40 Jahren täglich eine Packung Zigaretten, der Nikotinkonsum liege seit ca. 2 Jahren bei etwa 10 Zigaretten/Tag. In der Vorgeschichte ist eine benigne Prostatahyperplasie bekannt.

Untersuchungsbefunde

68-jähriger Mann in reduziertem AZ und adipösem EZ (176 cm, 95 kg, BMI 30,7 kg/m^2). BD 140/80 mmHg, HF 96/min, Puls regelmäßig. Inspektion: Trommelschlägelfinger, Fassthorax, Zyanose. Kopf und Hals: enoral trocken, Karotiden ohne Strömungsgeräusch. Herz: HT leise, rhythmisch, rein. Lunge: Bronchialatmen, spastisch, exspiratorisches Giemen. Abdomen: weich, indolent, keine Resistenzen, normale DG. Extremitäten: Pulse peripher schwach tastbar, diskrete periphere Ödeme. Neurologisch orientierend unauffällig.

1. **Wie lautet Ihre Verdachtsdiagnose? Beschreiben Sie das Röntgenbild des Thorax!**
2. **Welche Untersuchungen sind bei der Erstdiagnose wichtig? In welche Schweregrade wird die Krankheit eingeteilt?**
3. **Nennen Sie die Therapie der stabilen Erkrankung.**
4. **Welche Diagnostik ist bei der akuten Exazerbation sinnvoll? Nennen Sie die Therapieoptionen.**
5. **Was verstehen Sie unter einem Cor pulmonale und der pulmonalen Hypertonie? Erläutern Sie die Pathogenese!**

1. Verdachtsdiagnose

Die Anamnese und der klinische Untersuchungsbefund lassen am ehesten an eine **akute Exazerbation einer chronisch-obstruktiven Lungenerkrankung (AECOPD)** denken. Hinweise auf die Grunderkrankung COPD ergeben sich durch den chronischen Husten mit Auswurf und die Dyspnoe sowie die scheinbar notwendige Dauermedikation. Typisch sind außerdem die Raucheranamnese, der Fassthorax sowie die Jahreszeit, da die Beschwerden im Herbst und Winter in der Regel verstärkt auftreten. Die diskreten Unterschenkelödeme könnten durch eine Rechtsherzinsuffizienz bedingt sein. Außerdem liefert das **Röntgenbild des Thorax** (➤ Abb. 21.1) eindeutige Hinweise. Die akute Exazerbation ist neben der Zunahme der Symptomatik (Dyspnoe tritt schon in Ruhe auf) auch an der gelblich-grünen Verfärbung des Sputums erkennbar.

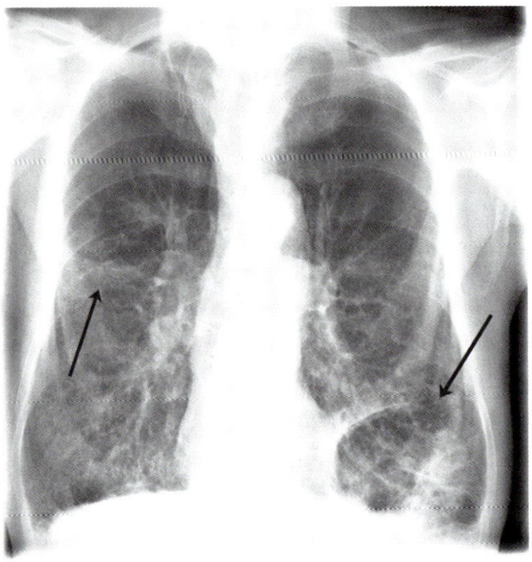

Abb. 21.1 Röntgenthoraxbild bei COPD: Fassthorax, deutliche fibrotische Umbauprozesse, Bullae (Pfeile) im linken Unterlappen und rechten Oberlappen. Pleuraergüsse zeigen sich nicht, die Randwinkel sind frei und das Herz ist schlank konfiguriert. Der ebenfalls erfasste knöcherne Thorax erscheint unauffällig. [T547]

Merke

Von einer **chronischen Bronchitis** spricht man laut WHO, sofern in 2 aufeinanderfolgenden Jahren in wenigstens 3 konsekutiven Monaten pro Jahr produktiver Husten (mit Auswurf) auftritt. Als **COPD** wird die chronische Bronchitis bezeichnet, wenn eine Obstruktion vorliegt, die trotz optimaler antiobstruktiver Therapie nicht voll reversibel und typischerweise progredient ist.

2. Untersuchungen/Schweregrade

Die Diagnose einer COPD gründet sich auf:

- **Typische Anamnese** (Risikofaktoren) und Symptome (Husten, Auswurf, Belastungsdyspnoe).
- **Klinische Befunde:** Zyanose, pathologische Atemgeräusche und verlängertes Exspirium, häufig abgeschwächtes Atemgeräusch (silent lung), Rechtsherzinsuffizienz, pulmonale Kachexie.
- **Laboranalyse:** Blutbild, Blutgasanalyse (bei schwerer COPD Hypoxämie und Hyperkapnie).
- **Röntgen-Thorax** in 2 Ebenen: auch zur Erfassung von Emphysemblasen.
- **Spirometrie:** zur quantitativen Beurteilung der Obstruktion anhand der Einsekundenkapazität (**FEV_1**) und der Vitalkapazität (**VC**) sowie des **FEV_1/VC-Verhältnisses.** Die forcierte VC (FVC) liegt der amerikanischem GOLD-Klassifikation zugrunde und wird bei schneller Exspiration gemessen. Sie ist stets kleiner als die VC.
- **Bronchospasmolysetest:** dient der Unterscheidung von COPD und Asthma bronchiale. Beim Asthma steigt die FEV_1 (um > 200 ml oder um > 15 % gegenüber dem Ausgangswert) nach Gabe eines rasch wirksamen β_2-Sympathomimetikums mit Reversibilität der Obstruktion.
- **Ganzkörperplethysmografie:** Messung des Atemwegswiderstands und des intrathorakalen Gasvolumens, insbesondere bei Vorliegen der Schweregrade III und IV.
- **CO-Diffusionskapazität:** zur Analyse der Funktionseinschränkung beim Lungenemphysem.

- **Pulsoxymetrie:** dient der Verlaufskontrolle der Oxygenierung, schließt bei Werten $SaO_2 > 90\,\%$ eine kritische Hypoxämie aus.
- **Echokardiografie:** bei Verdacht auf ein Cor pulmonale zur Abschätzung einer pulmonalen Hypertonie.

Die **Schweregrade der COPD** werden anhand der Lungenfunktionsdiagnostik (Deutsche Atemwegsliga bzw. GOLD-Klassifikation) eingeteilt (➤ Tab. 21.1). Verwendet werden die Werte nach Bronchospasmolyse. Bei allen vier Schweregraden liegt eine nichtreversible Obstruktion vor, definiert durch **$FEV_1/VC < 70\,\%$**.

3. Therapie der stabilen COPD

Die Therapie der Erkrankung umfasst Allgemeinmaßnahmen, die einen hohen Stellenwert haben, und eine stufenadaptierte Therapie:

- **Allgemeinmaßnahmen:** Aufgabe des Rauchens und Vermeidung inhalativer Schadstoffe, Pneumokokken- und Influenzaimpfung, Atemphysiotherapie, körperliches Training, Patientenschulung, Ernährungstherapie.
- **Langzeitsauerstofftherapie:** bei deutlicher arterieller Hypoxämie ($paO_2 < 55$ mmHg, ggf. unter körperlicher Belastung, bei Cor pulmonale $paO_2 < 60$ mmHg), Beginn unter stationären Bedingungen.
- **Heimbeatmung:** v. a. bei Patienten mit Hyperkapnie.
- **Stufentherapie:** orientiert sich an den Schweregraden (➤ Tab. 21.2).

Bei schwerer COPD im Stadium III oder IV mit gehäuften Exazerbationen kann außerdem der orale Phosphodiesterase-4-Hemmer **Roflumilast** eingesetzt werden (häufig gastrointestinale NW mit Gewichtsverlust, kontraindiziert bei pulmonaler Kachexie).

Tab. 21.1 Schweregrade der COPD, nach Global Initiative for Obstructive Lung Disease (GOLD)

Schweregrad	Klinisches Bild	FEV_1 % Soll
I, leicht	Mit/ohne Husten, Auswurf	≥ 80
II, mittel		≥ 50 – < 80
III, schwer		≥ 30 – < 50
IV, sehr schwer		< 30
	Mit chronisch respiratorischer Insuffizienz	< 50

4. Akute Exazerbation

Eine akute Verschlechterung des Befindens eines COPD-Kranken mit Zunahme von Husten, Atemnot oder Auswurf wird als **akute Exazerbation** (AECOPD) bezeichnet (bis 75 % viral bedingt). Neben der klinischen Untersuchung sollten folgende Untersuchungen erfolgen:

- **Arterielle Blutgasanalyse:** zur Einschätzung der respiratorischen Insuffizienz.
  - **Hypoxämisches Versagen:** $paO_2 < 60$ mmHg, $SaO_2 < 90\,\%$.
  - **Hyperkapnisches Versagen:** $paO_2 < 50$ mmHg, $paCO_2 > 70$ mmHg, pH < 7,30.
- **Entzündungsparameter:** Blutbild (ggf. Differenzialblutbild), **CRP,** bei purulentem Sputum Procalcitonin (PCT).
- **Mikrobiologische Sputumdiagnostik:** bei purulentem Sputum und häufigen Exazerbationen (≥ 3/Jahr), Therapieversagen und/oder besonders schweren Erkrankungen mit Verdacht auf multiresistente Keime.

Tab. 21.2 Stufentherapie der COPD.

Schweregrad	Therapie
I, leicht	Bei Bedarf rasch wirksame Bronchodilatatoren: β_2-Sympathomimetika (z. B. Salbutamol, Fenoterol)/Anticholinergika (z. B. Ipratropium)
II, mittel	+ lang wirksame Bronchodilatatoren: β_2-Sympathomimetika (z. B. Formoterol, Salmeterol)/Anticholinergika (z. B. Tiotropium)
III, schwer	+ inhalative Glukokortikoide bei rezidivierenden Exazerbationen (z. B. Budesonid), ggf. + Theophyllin (Medikament 3. Wahl)
IV, sehr schwer	+ ergänzende Maßnahmen: O_2-Langzeittherapie, selten chirurgische Intervention (ggf. bei Lungenemphysem)

- **Röntgen** des Thorax in 2 Ebenen.
- **EKG** zum Ausschluss akuter kardialer Ursache der Dyspnoe.

Abhängig vom Schweregrad sollte bei **leichter AECOPD** eine **ambulante Therapie,** bei **mittelschwerer AECOPD** eine **stationäre Aufnahme** (z. B. schwere Dyspnoe mit rasch progredienter Symptomatik, Zunahme von Zyanose und Ödemen, Vigilanzstörungen) sowie **schwerer AECOPD** eine **intensiv-medizinische Behandlung** erfolgen (z. B. fehlende Besserung auf die Notfalltherapie mit persistierender schwerer Atemnot, komatöser Zustand, persistierende Hypoxämie trotz O_2-Gabe, hyperkapnisches Versagen, respiratorische Azidose).

Folgende **Therapieoptionen** bestehen:

- **Inhalationstherapie** und **Aerosolbehandlung:** z. B. mit rasch wirksamem β_2-Sympathomimetikum (z. B. Salbutamol) und Anticholinergikum (z. B. Ipratropiumbromid).
- Bei schwerem Verlauf **systemische bronchodilatatorische Therapie,** z. B. Reproterol i. v., Terbutalin s. c., Gabe von Theophyllin erst als 3. Wahl (Spiegel überwachen).
- Zusätzlich kurzfristig **Glukokortikoide** i. v. oder oral für maximal 14 Tage bei schweren Verläufen
- **O_2-Behandlung:** Ziel $paO_2 > 60$ mmHg unter BGA-Kontrolle.
- Gegebenenfalls **diuretische Therapie** bei Rechtsherzinsuffizienz (z. B. Furosemid i. v.).
- Förderung der **Expektoration** z. B. durch Klopfmassage, ggf. bronchoskopische Absaugung.
- **Beatmung:** bei respiratorischer Insuffizienz als nichtinvasive Beatmung bis hin zur Intubation bei Versagen der nichtinvasiven Beatmung innerhalb von 2 Stunden.
- **Antibiotische Therapie:** nur bei purulentem Sputum und COPD Stadium III und IV indiziert (bei einem PCT < 0,1 ng/ml kann auf Antibiotika verzichtet werden). Bei schwerer Exazerbation sind immer Antibiotika indiziert, z. B. Aminopenicillin (plus Betalaktamasehemmer), parenterales Cephalosporin oder ein pneumokokkenwirksames Fluorchinolon.
- Stadienabhängige Neueinstellung der Dauertherapie.

5. Cor pulmonale/pulmonale Hypertonie

Unter einem **Cor pulmonale** versteht man eine Dilatation und Hypertrophie des rechten Ventrikels infolge einer Lungenstruktur- oder Funktionsveränderung. Als **pulmonale Hypertonie** wird die chronische Druckerhöhung des pulmonal-arteriellen Mitteldrucks > 25 mmHg in Ruhe (normal 12–16 mmHg) bezeichnet.

In Zusammenhang mit der COPD kommt es zu diesen Veränderungen bei zunehmender Vasokonstriktion in unzureichend oder nicht belüfteten Lungenarealen (Euler-Liljestrand-Effekt), die eine chronische Druckerhöhung im kleinen Kreislauf zur Folge hat und zu der typischen Dilatation und Rechtsherzhypertrophie führt. Dabei können im fortgeschrittenen Stadium klinisch die typischen Zeichen einer Rechtsherzinsuffizienz imponieren (z. B. Halsvenenstauung, periphere Ödeme).

Zusammenfassung

Die **chronisch-obstruktive Lungenerkrankung (COPD)** ist durch eine chronische Bronchitis mit fehlender vollständiger Reversibilität der Atemwegsobstruktion gekennzeichnet. **Ätiologisch** steht bei den exogenen Faktoren neben der Exposition gegenüber Luftverschmutzung vor allem die Raucheranamnese im Vordergrund; eine endogene Ursache ist z. B. der α_1-Antitrypsinmangel. Die klinischen **Symptome** sind chronischer Husten und Auswurf. Der Schweregrad wird nach der GOLD-Klassifikation anhand der Lungenfunktionsprüfung (FEV_1) festgelegt. Die spezifische **Therapie** erfolgt stadienadaptiert mit β_2-Sympathomimetika, Anticholinergika und ggf. Glukokortikoiden. Typisch sind **rezidivierende Exazerbationen,** die abhängig vom Schweregrad behandelt werden. Weitere **Komplikationen** sind z. B. ein Cor pulmonale und eine pulmonale Hypertonie. Der **Verlauf** ist chronisch und kann je nach Schweregrad eine Langzeitsauerstofftherapie notwendig machen. Bei häufigen Exazerbationen und in höheren Stadien ist die Lebenserwartung deutlich eingeschränkt.

22

Unterbauchschmerzen

Anamnese

Eine 69-jährige Italienerin, die seit 9 Jahren in Deutschland lebt, kommt nach Zuweisung durch den Hausarzt in Begleitung ihrer Tochter in die Notaufnahme. Seit wenigen Tagen verspüre sie krampfartige Schmerzen im linken Unterbauch und fühle sich körperlich schwach und müde. Der Hausarzt habe eine Temperatur von 38,5 °C gemessen. Bei den letzten Toilettengängen seien ihr dunkelrote Blutspuren im Stuhl aufgefallen, die sie sehr beunruhigen würden. Zudem habe sie seit etwa 2 Monaten Stuhlunregelmäßigkeiten im Sinne von Durchfällen und Obstipation bemerkt. Sie erfahren, dass in Italien einmal eine Darmspiegelung durchgeführt wurde. Die Patientin erinnert sich nicht genau an den Befund, aber eine damals festgestellte Auffälligkeit sei nicht weiter behandlungsbedürftig gewesen. Bezüglich eines Diabetes mellitus nehme sie Metformin ein.

Untersuchungsbefunde

Adipöser EZ, Abdomen: deutlich druckdolenter linker Unterbauch mit vage zu tastender walzenförmiger Resistenz. Spärliche Darmgeräusche. Haut/Schleimhäute: blasser Teint. Sonst unauffällig.

Laborbefunde

Leukozyten 14,1 Tsd/µl; Erythrozyten 3,53 Mio/µl; Hb 11,1 g/dl; Hkt 33,0 %; MCV 93,5 fl; MCH 31,4 pg; MCHC 33,6 g/dl; Thrombozyten 99 Tsd/µl; Quick 83 %; INR 1,10; PTT 36 sec; CRP 36 mg/l; Natrium 138 mmol/l; Kalium 4,5 mmol/l; Harnstoff 29 mg/dl; Serumkreatinin 0,80 mg/dl; GPT 20 U/l; GOT 27 U/l; γ-GT 60 U/l.

1. **Wie lautet Ihre Verdachtsdiagnose? Bewerten Sie mögliche Differenzialdiagnosen!**
2. **Welchen Befund hat man am ehesten in der zurückliegenden Darmspiegelung gesehen? Was wissen Sie darüber?**
3. **Wie verfahren Sie zur weiteren Abklärung der Beschwerden? Erläutern Sie jeweils die Wertigkeit der Untersuchungen!**
4. **Nennen Sie die wichtigsten Komplikationen der Erkrankung! Welche Stadien der Erkrankung kennen Sie?**
5. **Welche therapeutischen Möglichkeiten haben Sie?**
6. **Was wissen Sie über untere gastrointestinale Blutungen? Welche Ursachen kennen Sie?**

Fall 22 Unterbauchschmerzen

1. Verdachtsdiagnose/Differenzialdiagnosen

Die Entzündungskonstellation der Blutwerte (Leukozytose, CRP ↑), die subfebrilen Temperaturen zusammen mit der typischen Schmerzsymptomatik („Linksappendizitis") im linken Unterbauch und den Stuhlunregelmäßigkeiten lassen am ehesten an eine **Kolondivertikulitis** denken. Die Blutspuren im Stuhl und die leicht erniedrigte Hb-Konzentration deuten auf eine begleitende **untere gastrointestinale Blutung** hin. Auch die Vorgeschichte passt zur Divertikulitis (➤ Frage 02).

Folgende **Differenzialdiagnosen** kommen in Betracht:

- **Kolonkarzinom:** Stuhlunregelmäßigkeiten und blutiger Stuhl sind ebenfalls möglich, dagegen spricht die Entzündungskonstellation mit Fieber.
- **Angiodysplasien:** besonders aufgrund der unteren gastrointestinalen Blutung möglich, aufgrund der zusätzlichen Entzündungskonstellation eher unwahrscheinlich.
- **Reizdarmsyndrom:** häufiges Krankheitsbild mit ähnlichem klinischen Bild, aber in der Regel kein Blutverlust. Ausschlussdiagnose. Häufig längere Beschwerdeanamnese über Jahre und ohne Entzündungskonstellation.
- **Chronisch entzündliche Darmerkrankung:** eher unwahrscheinlich, da das Alter der Patientin nicht typisch für eine Erstmanifestation ist.
- **Gynäkologische Ursachen,** z. B. eine Adnexitis, sollten bei klinischem Verdacht abgeklärt werden.

2. Befund auswärtige Koloskopie

Bei der im Ausland festgestellten Auffälligkeit hat es sich unter Berücksichtigung der aktuellen Symptome am ehesten um den Zufallsbefund einer **Divertikulose** gehandelt. Darunter versteht man das gleichzeitige Bestehen mehrerer Darmdivertikel, die meist als **Pseudodivertikel** auftreten, also als Ausstülpung der Darmschleimhaut durch Muskellücken an Gefäßdurchtrittsstellen. Abgegrenzt werden **echte Divertikel,** bei denen es aufgrund von angeborenen Wandfehlbildungen zu Ausstülpungen der gesamten Darmwand kommt.

Die Divertikulose tritt im zunehmenden Alter häufiger auf und wird in Zusammenhang mit ballaststoffarmer Ernährung und Obstipation gesehen. In den meisten Fällen bleibt sie asymptomatisch und besitzt keinen Krankheitswert. Die Divertikel sind mehrheitlich im Sigma des Kolons lokalisiert. Kommt es zur Entzündung eines oder mehrerer Divertikel, spricht man von einer **Divertikulitis,** die sich klinisch wie in diesem Fallbeispiel präsentieren kann.

3. Diagnostik

Neben der Anamnese sowie körperlicher und laborchemischer Untersuchung stehen für die weitere Abklärung folgende diagnostische Maßnahmen zur Verfügung:

- **Abdomensonografie:** zur Darstellung von Divertikeln und Divertikulitis (Darmwandverdickung), bei adipösen Patienten häufig eingeschränkte Beurteilbarkeit.
- **CT- oder MRT-Abdomen:** sensitivste Untersuchung, die neben der eindeutigen Diagnose einer Divertikulitis auch Komplikationen und Differenzialdiagnosen darstellen kann (➤ Abb. 22.1). Die Durchführung erfolgt ggf. mit wasserlöslicher Kontrastmittelfüllung von oral und rektal und ist insbesondere bei unklarem akuten Abdomen gerechtfertigt

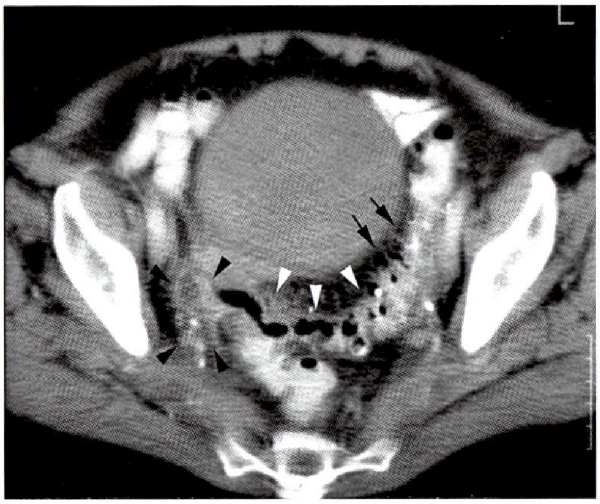

Abb. 22.1 CT-Abdomen: langstreckig und zirkumferenziell verdickte Sigmawand (weiße Pfeile) und multiple Divertikel (→). Zudem lokale Abszessbildung (schwarze Pfeilspitzen) in unmittelbarer Nachbarschaft zum wandveränderten Sigma. [M500]

- **Röntgen-Abdomenübersicht** im Stehen oder Linksseitenlage: dient zum Ausschluss freier Luft (Perforation) und Spiegelbildungen (Kolonobstruktion).

Merke

Eine **Koloskopie** sollte bei akuter Divertikulitis aufgrund der Perforationsgefahr durch Luftinsufflation unterbleiben und erst im entzündungsfreien Intervall erfolgen, besonders zum definitiven Ausschluss eines Kolonkarzinoms.

4. Komplikationen

Die Divertikulitis kann sich durch verschiedene Komplikationen zu einem ernsthaften Krankheitsbild entwickeln:

- **Untere gastrointestinale Blutung:** durch Arrosion eines benachbarten Gefäßes in der Darmwand, mit zunehmendem Lebensalter eine der häufigsten Ursachen einer unteren gastrointestinalen Blutung.
- **Perforation:** gedeckt mit nachfolgendem perikolischen **Abszess** oder als freie Perforation mit **Peritonitis.**
- **Entzündliche Stenosen** und möglicher **(Sub-)Ileus.**
- **Fistelbildung** zu benachbarten Darmabschnitten, in die Blase (kolovesikal) oder Vagina (kolovaginal). Bei jungen Patienten differenzialdiagnostisch Morbus Crohn erwägen.

Anhand klinischer Befunde und der Bildgebung (Sonografie, CT, ggf. Koloskopie) kann die Divertikulitis in verschiedene **Stadien** eingeteilt werden (nach Hansen und Stock):

- Stadium 0: Divertikulose.
- Stadium I: akute unkomplizierte Divertikulitis.
- Stadium II: akute komplizierte Divertikulitis:
  - II a: Peridivertikulitis, phlegmonöse Divertikulitis.
  - II b: abszedierende Divertikulitis, gedeckte Perforation, Fistel.
  - II c: freie Perforation.
- Stadium III: chronisch-rezidivierende Divertikulitis.

5. Therapie

Grundsätzlich wird bei der Divertikulitis zwischen konservativer und operativer Therapie unterschieden. Bei der akuten Divertikulitis sind zunächst folgende **konservative Maßnahmen** indiziert:

- **Diätmaßnahmen:** je nach Schweregrad flüssige Kost bis Nahrungskarenz und zeitweise parenterale Ernährung.
- **Antibiotische Therapie:** Breitbandantibiotika i. v. (z. B. Ciprofloxacin und Metronidazol) über 7–10 Tage.
- **Analgesie:** je nach Schmerzintensität.
- **Spasmolytika:** z. B. Butylscopolamin bei Bedarf.

Operative Interventionen können bei Komplikationen notfallmäßig oder bei rezidivierender Divertikulitis elektiv indiziert sein.

- Bildgesteuerte Punktion (Sonografie, CT) zur Drainage von Abszessen.
- Bei freier Perforation und/oder massiver Blutung sofortige OP-Indikation, dann am ehesten **zweizeitiges Vorgehen** mit temporärem Anus praeter (z. B. Hartmann-OP).
- **Einzeitiges Vorgehen** mit Resektion des betroffenen Darmabschnitts bei elektiver Indikation möglich.

Generell gilt für den Zeitraum nach der akuten Entzündung (Abklingen der Beschwerden, Rückgang Entzündungsparameter), dass zur **Rezidivprophylaxe** folgende **Allgemeinmaßnahmen** durchgeführt werden sollten:

- Ballaststoff- und faserreiche Ernährung.
- Stuhlregulation.
- Erhöhte Flüssigkeitszufuhr.
- Vermehrte körperliche Aktivität.

Merke

Eine **komplizierte Divertikulitis** erfordert stets eine interdisziplinäre Evaluation, da eine Notoperation aufgrund der hohen Letalität (> 10 %) unbedingt vermieden werden sollte.

6. Untere gastrointestinale Blutung

Als untere gastrointestinale Blutung bezeichnet man Blutungen im Bereich von **Kolon** und **Rektum.** Sie imponieren klinisch durch eine rote Darmblutung **(Hämatochezie),** je nach Passagezeit unter Umständen auch schwärzlich. In Abhängigkeit der Lokalisation zeigen sich Blutungen des Rektums sowie des Analkanals eher als hellrote Stuhlauflagerung, während solche des Kolons eher einen dunkelroten Charakter haben. Die Menge des Blutverlusts spiegelt sich in der allgemeinen Symptomatik (hämodynamische Stabilität) wider. Bei massiven Verlusten kann sich ein **hypovolämischer Schock** entwickeln.

Die **häufigsten Ursachen** der unteren gastrointestinalen Blutung in Rektum und Kolon sind:

- Hämorrhoiden: häufigste rektale Blutungsursache.
- Angiodysplasien im Kolon, insbesondere bei Personen > 60. Lebensjahr.
- Divertikulose und Divertikulitis.
- Chronisch-entzündliche Darmerkrankung (eher Colitis ulcerosa).
- Polypen.
- Rektum- und Kolonkarzinom.
- Infektiöse Kolitis.
- Ischämische Kolitis.

Zusammenfassung

Bei der **Divertikulitis** handelt es sich um eine Komplikation der häufig asymptomatischen Divertikulose bei Entzündung eines oder mehrerer Divertikel. Das **klinische Bild** geht typischerweise mit einem (krampfartigen) linksseitigen Unterbauchschmerz („Linksappendizitis") und einer laborchemischen Entzündungskonstellation einher. Die sensitivste **Diagnostik** gelingt durch ein CT-Abdomen, die auch Komplikationen und Differenzialdiagnosen gut erfassen kann und in Kombination mit dem klinischen Bild eine Stadieneinteilung erlaubt. In den meisten Fällen genügt eine konservative **Therapie,** v. a. mit adäquater Antibiose. Komplikationen, wie die freie Perforation, Stenosen oder massive Blutungen, können eine Operation notwendig machen. Zur **Rezidivprophylaxe** einer Divertikulose stehen eine ballaststoff- und faserreiche Ernährung sowie eine Stuhlregulation und vermehrte körperliche Aktivität im Vordergrund.

23

Bauchschmerzen, Erbrechen und Somnolenz

Anamnese

Eine 18-jährige Schülerin wird somnolent in die Notaufnahme eingeliefert. Den Angaben der Eltern zufolge habe sie am Vorabend über starke Bauchschmerzen geklagt und mehrfach erbrochen. An diesem Morgen hätte sie kaum auf Ansprache reagiert. Des Weiteren berichten die Eltern, dass ihre Tochter seit 4 Tagen wegen einer Mittelohrentzündung antibiotisch behandelt werde. Außerdem habe sie seit einigen Wochen über allgemeine Schwäche geklagt, trinke auffällig viel, werde immer dünner und würde ständig die Toilette benutzen. Die Eltern befürchten, ihre Tochter könnte an einer Essstörung leiden.

Untersuchungsbefunde

Deutlich reduzierter AZ und EZ (166 cm, 46 kg). HF 112/min, BD 90/60 mmHg, AF 29/min, Temperatur 37,6 °C. Haut/Schleimhäute: trocken, Hautturgor ↓. Kopf/Hals: süßlicher, obstartiger Atemgeruch. LK: unauffällig. Herz: HT rein, rhythmisch, keine pathologischen Geräusche. Lunge: sonorer KS, vesikuläres Atemgeräusch, vertiefte Atmung. Abdomen: weich, positive Darmgeräusche, diffuser leichter DS, keine Abwehrspannung. Leberrand 2 cm unter Rippenbogen, Milz nicht palpabel. Nierenlager frei. Extremitäten: unauffällig. Neurologisch: somnolent, Pupillen isokor, eng, lichtreagibel, Reflexe unauffällig.

Laborbefunde

Leukozyten 14,5 Tsd/µl; Erythrozyten 4,96 Mio/µl; Hb 16,1 g/dl; Hkt 52,4 %; Thrombozyten 289 Tsd/µl; Natrium 137 mmol/l; Kalium 4,7 mmol/l; Chlorid 92 mmol/l; Serumkreatinin 1,4 mg/dl; Serumharnstoff 53 mg/dl; GOT 18 U/l; GPT 22 U/l; BZ 591 mg/dl; CRP 10 mg/l. Arterielle BGA: pH 7,11; PaO_2 119 mmHg; $PaCO_2$ 19 mmHg; BE –15 mmol/l; Bikarbonat 10 mmol/l.

1. **Wie lautet Ihre Verdachtsdiagnose? Was ist der Auslöser für die akute Stoffwechselentgleisung?**

2. **Erklären Sie, wie es zu den auffälligen Laborbefunden kommt und wie diese die Symptome hervorrufen!**

3. **Welche therapeutischen Maßnahmen leiten Sie ein? Welchen Wert müssen Sie engmaschig kontrollieren?**

4. **Beschreiben Sie die Ätiologie und Pathogenese der Grunderkrankung!**

5. **Welche akuten und längerfristigen Komplikationen der Grunderkrankung kennen Sie?**

6. **Beschreiben Sie die Therapieprinzipien der Grunderkrankung!**

1. Verdachtsdiagnose und Ursache der akuten Entgleisung

Die Patientin leidet am ehesten unter einer **diabetischen Ketoazidose.** Charakteristisch sind die klinischen Symptome (Erbrechen, Bauchschmerzen, Bewusstseinstrübung), die Befunde der körperlichen Untersuchung (Tachykardie, Tachypnoe, vertiefte Atmung [**Kußmaul-Atmung**], druckschmerzhaftes Abdomen [**Pseudoperitonitis diabetica**], verminderter Hautturgor, **Azetongeruch** des Atems) sowie die Laborergebnisse (➤ Frage 02). Diese Stoffwechselentgleisung tritt vor allem beim **Diabetes mellitus Typ 1** auf und ist in etwa 25 % der Fälle die Primärmanifestation der Erkrankung.

Die seit einigen Wochen bestehende Schwäche, Polydipsie und Gewichtsabnahme sind Hinweise auf einen schon länger bestehenden Insulinmangel. Die **akute ketoazidotische Stoffwechselentgleisung** ist höchstwahrscheinlich auf die **Mittelohrentzündung** zurückzuführen. Infektionen sind als häufigste Auslöser in 40 % der Fälle Ursache einer ketoazidotischen Entgleisung.

2. Interpretation der Laborergebnisse/Pathophysiologie

Laborchemische Auffälligkeiten sind:

- **Hyperglykämie:** Insulin hemmt die Glukoneogenese und die Glykogenolyse in der Leber. Umgekehrt führen Insulinmangelzustände zu einer Steigerung der hepatischen Glukosebereitstellung. Da gleichzeitig die Glukoseutilisation durch insulinsensitive Gewebe herabgesetzt ist (die Glukoseaufnahme der meisten Gewebe erfolgt insulinabhängig), kommt es bei **Insulinmagel** zu Hyperglykämien. Die im Rahmen der Mittelohrentzündung ausgeschütteten **Stresshormone** verstärken die hepatische Glukoneogenese und Glykogenolyse durch ihre diabetogene Wirkung weiter und damit auch die Hyperglykämie. Diese geht mit einem Anstieg der Serumosmolarität einher, was eine osmotische Diurese mit Wasser- und Elektrolytverlusten sowie eine intrazelluläre Dehydratation verursacht. Die Folge sind **Polydipsie, Polyurie** und **Bewusstseinsstörungen.**
- **Metabolische Azidose** (pH ↓, Bikarbonat ↓; BE ↓): Insulin hemmt die Lipolyse. Umgekehrt führt ein **Insulinmangel** zu einer **Steigerung der Lipolyse** mit **Gewichtsabnahme.** Die Mittelohrentzündung verstärkt die Lipolyse akut durch Freisetzung von Stresshormonen. Ohne Insulin werden die freigesetzten Fettsäuren in der Leber zu „sauren" Ketonkörpern oxidiert, sodass eine metabolische Azidose entsteht, die zu **Erbrechen** führt. Typisch für die Ketonkörper bedingte metabolische Azidose ist die mit 40 mmol/l deutlich erhöhte Anionenlücke (= Natrium + Kalium – Chlorid – Bikarbonat, Normbereich 10–18 mmol/l).
- **Hyperventilation** ($PaCO_2$ ↓): Versuch einer respiratorischen Kompensation der metabolischen Azidose, verantwortlich für **Tachypnoe** und **Kußmaul-Atmung.**
- **Hämokonzentration** (Hb ↑, Hkt ↑): Zeichen der Dehydratation.
- **Erhöhung der renalen Retentionswerte** (Kreatinin ↑, Harnstoff ↑): am ehesten Ausdruck eines akuten prärenalen Nierenversagens bei Dehydratation.
- **Leukozytose:** infektbedingt oder unspezifisch im Rahmen der Ketoazidose.

3. Therapeutische Maßnahmen

Die Therapie der diabetischen Ketoazidose sollte unter intensivmedizinischer Überwachung erfolgen und beinhaltet:

- **Flüssigkeitssubstitution:** zur Behandlung der Dehydratation und Hyperosmolarität mit isotoner Kochsalzlösung bei Natrium < 150 mmol/l (12 % des KG in 24 Stunden, 1 l innerhalb der ersten Stunde). Bei ausgeprägter Hypernatriämie (> 150 mmol/l) oder ausgeprägter Hyperosmolarität (auch im Verlauf) ggf. Gabe halbisotoner Kochsalzlösung oder hypotoner Vollelektrolytlösung.
- **Dauerinfusion Normalinsulin:** Ziel ist die Korrektur der Azidose. Daher bei BZ-Werten < 250 mg/dl und persistierender Azidose Insulintherapie unter gleichzeitiger Glukosesubstitution. **Cave:** BZ-Sen-

kung um max. 50 mg/dl pro Stunde wegen der Gefahr von Hirnödem und Retinaschäden.
- **Kaliumsubstitution:** Durch die Azidose steigt das Serumkalium, weil intrazelluläre Kaliumionen im Austausch mit Protonen freigesetzt werden. Bei der Azidosekorrektur sinkt das Serumkalium, daher ist selbst bei initial hohen Kaliumspiegeln meist eine kontinuierliche intravenöse Kaliumsubstitution über einen zentralen Venenzugang erforderlich.
- **Azidosekorrektur:** nur ab einem pH-Wert < 7,0 ist eine vorsichtige Korrektur mittels Bikarbonatgabe zu erwägen. **Cave:** Hypokaliämie!

Um Komplikationen zu vermeiden, sollte der Ausgleich der Stoffwechselentgleisung generell **langsam** unter regelmäßiger Kontrolle der Blutgase, des Serumkaliums und des Blutzuckers erfolgen. Bei rezidivierendem Erbrechen ist außerdem eine Magensonde zu legen.

Merke

Das **Flüssigkeitsdefizit** im Rahmen einer diabetischen Ketoazidose wird meist unterschätzt, da der Extrazellulärraum von den Flüssigkeitsverlusten erheblich weniger betroffen ist als der Intrazellulärraum (der hohe osmotische Druck im EZR führt zu einer Flüssigkeitsverschiebung vom IZR in den EZR). Dies ist der Grund, warum Hypovolämie und Schock seltene, aber ernste Komplikationen darstellen.

4. Ätiologie/Pathogenese des Diabetes mellitus Typ 1

Der Diabetes mellitus Typ 1 beruht auf einer meist **autoimmun vermittelten** (selten idiopathischen) **Destruktion der insulinproduzierenden β-Zellen** des Pankreas mit der Folge eines **absoluten Insulinmangels.** Die Ursachen sind nicht restlos geklärt, jedoch scheinen genetische Faktoren eine Rolle zu spielen, da mehr als 90 % der Betroffenen die HLA-Merkmale DR3 und/oder DR4 besitzen.

Bei der Erstmanifestation sind bei 90 % der Patienten Diabetes-assoziierte **Autoantikörper** nachweisbar (z. B. Anti-GAD-AK = Auto-AK gegen Glutamatdecarboxylase, Anti-IA2-AK = Auto-AK gegen Tyrosinphosphatase 2). Sie spielen diagnostisch eine wichtige Rolle, sind aber im weiteren Krankheitsverlauf meist nicht mehr nachweisbar.

Differenzialdiagnostisch kommen bei jungen Patienten auch seltene genetische Defekte der β-Zellfunktion infrage, welche die Insulinsekretion reduzieren (sog. MODY: „Maturity Onset Diabetes of The Young").

5. Komplikationen des Diabetes mellitus Typ 1

Man unterscheidet Akut- von Spätkomplikationen. Zu den **Akutkomplikationen** gehören:
- **Hypoglykämie:** per definitionem BZ < 40 mg/dl, häufige Komplikation unter Insulintherapie. Typische Symptome sind Tachykardie, Unruhe, Tremor, Schwitzen, Heißhunger, Bewusstseinstrübungen und zerebrale Krampfanfälle.
- **Diabetische Ketoazidose/ketoazidotisches Koma** (➤ oben).

Diabetische **Spätkomplikationen** sind beim Typ-1-Diabetiker meist erst 5–8 Jahre nach Krankheitsbeginn zu beobachten:
- **Mikroangiopathische Veränderungen:** diabetische Nephropathie, diabetische Retinopathie (führende Erblindungsursache bei Erwachsenen), mikroangiopathische KHK (betrifft die kleinen intramuralen Koronararterien = Small Vessel Disease).
- **Makroangiopathische Veränderungen:** KHK (betrifft die großen epikardialen Koronararterien), zerebrale Durchblutungsstörung, pAVK.
- **Diabetische Neuropathie:** Am häufigsten ist die periphere sensomotorische Polyneuropathie, gefolgt von der autonomen diabetischen Neuropathie (ADN), die z. B. dazu führt, dass kardiale Ischämien nicht wahrgenommen werden.
- **Diabetisches Fußsyndrom:** neuropathischer diabetischer Fuß (Komplikation schmerzloses neuropathisches Ulkus = Malum perforans) oder ischämischer diabetischer Fuß (Gangrän) oder Mischformen.
- **Weitere Folgeerkrankungen:** z. B. diabetische Kardiomyopathie, diabetische Fettleber.

Die Prognose des Diabetes mellitus Typ 1 wird heutzutage in den westlichen Ländern vor allem durch **kardiovaskuläre Folgeerkrankungen** bestimmt.

Merke

Während beim Typ-1-Diabetes typischerweise ein **ketoazidotisches Koma** (Letalität 10–15 %) mit BZ-Werten ≤ 700 mg/dl auftritt, beobachtet man beim Typ-2-Diabetes (relativer Insulinmangel) klassischerweise ein **hyperosmolares Koma** (Letalität 40–60 %) mit BZ-Werten von > 700 mg/dl.

6. Therapie des Typ-1-Diabetes

Eine BZ-Einstellung auf fast normale Werte verhindert diabetische Folgeerkrankungen bzw. verlangsamt ihre Progression. Angestrebt wird eine möglichst **normoglykämische Stoffwechsellage** durch **Simulation der physiologischen Insulinsekretion** unter Vermeidung schwerwiegender Hypoglykämien. Als Ziel-Parameter dient der **HbA_{1c}-Wert,** der in der Regel **< 7,5 %** betragen sollte und individuell unter Berücksichtigung von Komorbiditäten, Lebenserwartung und Patientencompliance festgelegt wird.

- **Intensivierte konventionelle Therapie (ICT)** nach dem **Basis-Bolus-Konzept:** Standardtherapie beim Typ-1-Diabetiker. Ermöglicht die individuelle Festlegung der Mahlzeitenmenge sowie den Zeitpunkt der Einnahme. Aufteilung des Insulins in:
  - **Basales Insulin:** 40–50 % des Tagesbedarfs. Wird in Form eines Verzögerungsinsulins in 1–2 Dosen verabreicht. Geeignet sind z. B. Insulin Glargin oder Detemir.
  - **Prandiales Insulin:** 50–60 % des Tagesbedarfs (in Form von Normalinsulin oder kurz wirksamen Insulinanaloga in mehreren Dosen zu den Mahlzeiten).
- **Insulinpumpentherapie:** kontinuierliche s. c. Zufuhr von Normalinsulin oder schnell wirksamen Insulinanaloga mit variabler Basalrate, Patient gibt zu den Mahlzeiten per Knopfdruck zusätzliche Boli. Bessere Nachahmung der natürlichen Insulinsekretion als durch ICT.
- Die **konventionelle Insulintherapie (CT,** festgelegte Injektion eines Verzögerungs- oder Mischinsulins mindestens zweimal täglich) kann die natürliche Insulinsekretion nur unzureichend imitieren und wird beim Typ-1-Diabetiker lediglich bei mangelnder Compliance eingesetzt.

Zusammenfassung

Der **Diabetes mellitus Typ 1** ist **definiert** als eine meist autoimmune Zerstörung pankreatischer Betazellen mit der Folge eines absoluten Insulinmangels, der für die primäre Insulinabhängigkeit und die Ketoseneigung der Betroffenen verantwortlich ist. Die wichtigsten **Symptome** bei Manifestation sind Polydipsie, Polyurie und Gewichtsabnahme. **Diagnostisch** spielt neben Blutzuckermessungen der Nachweis diabetesassoziierter Antikörper eine wichtige Rolle. Für die **Behandlung** steht entweder die intensivierte konventionelle Therapie oder die Insulinpumpentherapie zur Verfügung. Ziel beider Verfahren ist die Gewährleistung einer möglichst normoglykämen Stoffwechsellage zur Prävention von **Spätkomplikationen.** Die **Prognose** wird vor allem durch das Auftreten kardiovaskulärer Folgeerkrankungen bestimmt.

24

Diarrhö

Anamnese

Sie werden am Wochenende zu einer 63-jährigen Patientin gerufen, die 5 Tage zuvor wegen eines diabetischen Fußsyndroms stationär aufgenommen wurde. Bei laborchemisch hohen Infektwerten hatten Ihre Kollegen – nach Entnahme von Abstrichen – am Aufnahmetag eine empirische antibiotische Therapie mit Clindamycin und Moxifloxacin begonnen. Die Patientin berichtet, dass sie sich seither von Tag zu Tag besser gefühlt habe. Seit dem Vorabend bestünden nun allerdings wässrige, übel riechende Durchfälle mit krampfartigen Bauchschmerzen. Ihr sei die Situation sehr unangenehm, zumal sie sich das Badezimmer mit der Zimmernachbarin teile. Sie bittet daher um die Verordnung von Loperamid. Die Frage nach Stuhlunregelmäßigkeiten in der Vorgeschichte wird verneint. Der Kurve entnehmen Sie, dass die Patientin am Vorabend erhöhte Temperaturen bis 38,4 °C hatte. Laut Krankenakte ist seit 14 Jahren ein Diabetes mellitus Typ 2 bekannt, seit 5 Jahren besteht eine Insulinpflichtigkeit. Bei peripher arterieller Verschlusskrankheit vom Unterschenkeltyp war vor einem Monat eine beidseitige Becken-Bein-Angiografie durchgeführt worden mit Rekanalisation der A. tibialis anterior rechts.

Untersuchungsbefunde

63-jährige Frau in leicht reduziertem AZ und schlankem EZ (167 cm, 56 kg). Herz: HT rein, rhythmisch, keine pathologischen Geräusche, HF 104/min, BD 105/65 mmHg. Lunge: sonorer KS, vesikuläres Atemgeräusch bds., keine RG. Abdomen: lebhafte Darmgeräusche über allen vier Quadranten, Druckschmerz im linken Unterbauch. Nierenlager bds. frei. Trockene, borkige Zunge. Stehende Hautfalten. Feuchte Gangrän Digitus I und II rechts. Neurologische Untersuchung: symmetrische sensible Polyneuropathie beider Füße und Unterschenkel, ansonsten orientierend unauffällig.

1. **Wie lautet Ihre Verdachtsdiagnose? Beschreiben Sie die Erkrankung und die Pathophysiologie.**
2. **Wie therapieren Sie? Welche weiteren Maßnahmen ergreifen Sie? Verordnen Sie der Patientin Loperamid?**
3. **Nennen Sie weitere typische Erreger einer infektiösen Enteritis!**
4. **Welche Ursachen der chronischen Diarrhö kennen Sie, abgesehen von den infektiösen?**
5. **Wann spricht man definitionsgemäß von Diarrhö? Wie können Diarrhöen anhand der Pathophysiologie eingeteilt werden?**

1. Verdachtsdiagnose

Die Patientin leidet am ehesten unter einer **Antibiotika-assoziierten Diarrhö,** welche nosokomial in den meisten Fällen durch *Clostridium difficile,* ein grampositives, obligat anaerobes und sporenbildendes Bakterium, verursacht wird. Dazu passt die bereits 5 Tage bestehende Antibiotikatherapie mit Clindamycin und Moxifloxacin sowie die am Vorabend aufgetretenen erhöhten Körpertemperaturen.

C. difficile ist für ein Fünftel der **Antibiotika-assoziierten Diarrhöen** verantwortlich, wobei die Häufigkeit weltweit zunimmt. Die Infektion erfolgt fäkal-oral durch Aufnahme von Sporen, die von symptomatischen Patienten in großen Mengen mit dem Stuhl ausgeschieden werden.

Die Symptome der C.-difficile-assoziierten Diarrhö reichen von leichter Diarrhö bis zu einer schweren **pseudomembranösen Kolitis** mit Fieber und krampfartigen Bauchschmerzen. Kolonperforation mit Sepsis, toxisches Megakolon und Ileus sind mögliche Komplikationen. Laborchemisch bestehen bei einer Infektion mit *C. difficile* typischerweise eine Leukozytose sowie ein hohes CRP. In der Koloskopie imponiert je nach Ausprägung eine ödematöse, leicht vulnerable Schleimhaut, gelbliche Plaques oder Pseudomembranen (aus Fibrin, Granulozyten und avitaler Darmmukosa).

Etwa 5 % der erwachsenen Normalbevölkerung sind asymptomatische Träger von *C. difficile*. Einer invasiven Infektion geht in der Regel eine antibiotische Therapie voran, insbesondere mit **Clindamycin, Fluorchinolonen (z. B. Moxifloxacin) oder Cephalosporinen der 3. Generation.** Weitere prädisponierende Faktoren sind große abdominalchirurgische Eingriffe, immunsuppressive Therapie, lange Krankenhausaufenthalte, hohes Patientenalter sowie die Einnahme von Protonenpumpeninhibitoren. Durch die genannten Auslöser kommt es zu einer Veränderung der physiologischen Darmflora mit einer starken Vermehrung von *C. difficile*.

Die einzelnen Stämme unterscheiden sich erheblich hinsichtlich ihrer Virulenz, was die Variabilität der klinischen Symptomatik erklärt. Die beiden wichtigsten Virulenzfaktoren sind das **enterotoxische Toxin A** (vermehrte Sekretion von Elektrolyten und Flüssigkeit) und das **zytotoxische Toxin B** (Schädigung der Kolonmukosa). Stämme, die nicht in der Lage sind, diese Toxine zu bilden, gelten als apathogen. Durch den Nachweis der Toxine im Stuhl mittels ELISA kann eine invasive Infektion von einer asymptomatischen Besiedlung abgegrenzt werden. Auch die Anzucht von *C. difficile* aus dem Stuhl ist möglich (nur unter anaeroben Bedingungen auf speziellen Nährböden, daher die Bezeichnung „difficile").

2. Therapie

In erster Linie müssen die **auslösenden Antibiotika abgesetzt** werden (sofern klinisch vertretbar) sowie eine Flüssigkeits- und Elektrolytsubstitution erfolgen. Zur Senkung der Rezidivrate wird die Einnahme von Probiotika (z. B. *Saccharomyces boulardii*) empfohlen. Eine symptomatische Behandlung mit motilitätshemmenden Medikamenten (z. B. Loperamid) sollte unterbleiben.

Außerdem wird die Gabe von **Metronidazol** für 10–14 Tage empfohlen (in der Regel oral, selten i. v.). Bei schweren Krankheitsbildern oder Rezidiven sollte alternativ **Vancomycin** per os eingesetzt werden (i. v.-Gabe unwirksam, weil nur sehr geringe Vancomycin-Konzentrationen im Kolon erreicht werden). Seit dem Jahr 2011 ist außerdem das neuartige Schmalspektrum-Makrolid **Fidaxomicin** zur oralen Therapie der C.-difficile-assoziierten Diarrhö zugelassen, das alternativ zu Vancomycin eingesetzt werden kann.

Zur Verhinderung einer Erregerausbreitung sollte bei jeder C.-difficile-assoziierten Diarrhö eine geeignete Unterbringung (**Einzelzimmer mit eigener Toilette**), Anwendung von **Barrieremaßnahmen** (Handschuhe, Schutzkittel usw.) sowie **Desinfektionsmaßnahmen** (Händedesinfektion usw.) gewährleistet werden (**cave:** übliche alkoholische Händedesinfektionsmittel sind nicht gegen Sporen von C. difficile wirksam, daher nach jeder Händedesinfektion gründliches Händewaschen erforderlich). Die Isolierung kann 3 Tage nach Ende der klinischen Symptomatik aufgehoben werden, unabhängig vom Ergebnis weiterer Stuhlproben. Eine **Meldepflicht** besteht u. a. für schwer verlaufende C.-difficile-Infektionen und bei Keimen mit erhöhter Virulenz.

3. Erreger der infektiösen Enteritis

Die Erreger infektiöser Enteritiden können unterteilt werden in folgende Gruppen:

- **Bakterien:** neben C. difficile z. B. Campylobacter jejuni, Salmonellen, Shigellen, Staphylokokken, Yersinia enterocolitica und Vibrio cholerae.
- **Viren:** z. B. Norovirus, Rotavirus, Norwalk-Virus, Adenoviren.
- **Protozoen:** z. B. Lamblien, Amöben.
- **Würmer:** z. B. Spulwürmer.

4. Ursachen der chronischen Diarrhö

Eine weniger als 2 Wochen (je nach Literatur auch 3–4 Wochen) andauernde Diarrhö wird als akute Diarrhö bezeichnet, danach spricht man von einer chronischen Diarrhö. Neben infektiösen **Ursachen** kommen als Auslöser einer **chronischen Diarrhö** infrage:

- Chronisch-entzündliche Darmerkrankungen: Morbus Crohn und Colitis ulcerosa.
- Endokrinologische Störungen: z. B. Hyperthyreose.
- Exokrine Pankreasinsuffizienz.
- Laktasemangel.
- Gallensäureverlustsyndrom.
- Glutensensitive Enteropathie (einheimische Sprue, bei Kindern Zöliakie).
- Maligne Erkrankungen: z. B. Kolonkarzinom.
- Strahlenkolitis.
- Laxanzienabusus.
- Funktionelle Störungen: Reizdarmsyndrom (irritables Kolon).

Tab. 24.1 Pathophysiologische Einteilung der Diarrhö.

Diarrhö	Pathophysiologie	Charakteristika	Beispiele
Osmotisch	Flüssigkeitsübertritt ins Darmlumen aufgrund nichtresorbierbarer, osmotisch wirksamer Bestandteile des Darminhalts	▪ Sistieren der Diarrhö bei Nahrungskarenz (keine Durchfälle nachts) ▪ Osmotische Lücke	▪ Laktoseintoleranz ▪ Glutensensitive Enteropathie ▪ Einnahme osmotischer Laxanzien (u. a. Natriumsulfat, Laktulose) ▪ Verzehr von Sorbitol-haltigen Produkten
Sekretorisch	Gestörter Ionentransport der Enterozyten (bei intakter Darmmukosa) mit aktiver Sekretion von Flüssigkeiten und Elektrolyten	▪ Persistenz der Diarrhö bei Nahrungskarenz (auch nächtliche Durchfälle) ▪ Keine osmotische Lücke ▪ Wässrige Stuhlkonsistenz ▪ Große Stuhlvolumina	▪ Infektion mit Enterotoxin-bildenden Bakterien (u. a. Vibrio cholerae) ▪ Einnahme sekretorischer Laxanzien (u. a. Rizinusöl) ▪ Gallensäureverlustsyndrom ▪ Pankreasinsuffizienz
Entzündlich (synonym: exsudativ)	Schädigung der Darmmukosa im Rahmen entzündlicher Prozesse mit Barrierestörung (Flüssigkeitsverlust und gestörte Absorption von Flüssigkeiten und Elektrolyten)	▪ Häufig Blut-, Eiter- und Schleimbeimengungen ▪ Häufig abdominale Schmerzsymptomatik ▪ Häufig Fieber	▪ Chronisch-entzündliche Darmerkrankungen ▪ Infektionen, die zu einer Schädigung der Enterozyten führen (u. a. Shigellen, Salmonellen, Campylobacter jejuni, EHEC) ▪ Enterale Schädigung durch u. a. Radiatio und Chemotherapie
Motilitätsbedingt	Gestörte Dünn- und/oder Dickdarmmotilität	▪ Vorausgegangene abdominalchirurgische Eingriffe bzw. systemische Grunderkrankung (z. B. Diabetes mellitus)	▪ Colon irritabile ▪ Autonome diabetische Neuropathie ▪ Nach Gastrektomie oder Vagotomie ▪ Bei endokrinen Ursachen (Hyperthyreose, Karzinoidsyndrom, Phäochromozytom)

5. Definition und Einteilung Diarrhö

Von Diarrhö spricht man definitionsgemäß bei einem Stuhlgewicht von > 200 g/d sowie einer erhöhten Stuhlfrequenz (> 3 ×/Tag) bei gleichzeitig verminderter Konsistenz (breiig bis flüssig). ➤ Tabelle 24.1 zeigt eine Einteilung der Diarrhö nach der Pathophysiologie.

Zusammenfassung

Clostridium difficile ist der häufigste Erreger nosokomialer Diarrhöen. **Ursache** für eine invasive Infektion ist eine Störung der physiologischen Darmflora ausgelöst durch eine antibiotische Therapie. Die **klinische Symptomatik** ist abhängig von der Virulenz des Erregerstammes (wichtigste Virulenzfaktoren: Toxin A und B) und reicht von einer leichten Diarrhö bis zu einer schweren pseudomembranösen Kolitis mit Allgemeinsymptomen.
Anamnese, der Toxin- und Erregernachweis im Stuhl sowie eine Koloskopie stellen die wichtigsten **diagnostischen Maßnahmen** dar. Neben einer Isolierung und der Einhaltung strenger Hygienemaßnahmen besteht die **Therapie** aus dem Absetzen des auslösenden Antibiotikums sowie aus einer 10- bis 14-tägigen antibiotischen Therapie mit Metronidazol oder Vancomycin bei schweren Verläufen (seit 2011 auch Fidaxomicin alternativ zu Vancomycin zugelassen).
Gemäß **Definition** spricht man von einer **Diarrhö** bei einem Stuhlgewicht > 200 g/d, mehr als 3 Stuhlentleerungen pro Tag sowie einer verminderten Konsistenz. Nach der Symptomdauer unterscheidet man **akute** (< 3 Wochen) von **chronischen Diarrhöen** (> 3 Wochen). Anhand der **Pathogenese** können Diarrhöen in vier große Gruppen eingeteilt werden (osmotisch, sekretorisch, entzündlich, motilitätsbedingt).

25

Kopfschmerzen und Abgeschlagenheit

Anamnese

Ein 76-jähriger Rentner berichtet, dass er seit einigen Tagen unter Kopfschmerzen leide und sich schwach und abgeschlagen fühlte. Er sei sicher, dass die Beschwerden Folge der aktuellen Hitzewelle seien, weshalb er keinen Arzt damit belästigen wolle. Seine Tochter bestehe jedoch darauf. Auf Nachfrage berichtet er, dass er in den letzten 2–3 Tagen ungewöhnlich wenig Wasser habe lassen müssen. An Vorerkrankungen sind ein oral eingestellter Diabetes mellitus Typ 2, eine arterielle Hypertonie, ein obstruktives Schlafapnoe-Syndrom und eine schwere Arthrose beider Hüftgelenke bekannt. Seit einigen Jahren nehme er Ibuprofen, Oxycodon, Ramipril und Metformin ein. Vor 5 Wochen war der Patient schon einmal bei Ihnen, damals waren körperliche Untersuchung und Laborbefunde unauffällig.

Untersuchungsbefunde

76-jähriger Patient in akut reduziertem AZ und adipösem EZ (174 cm, 92 kg, BMI 30,4 kg/m^2). HF 89/min, BD 100/70 mmHg, Temperatur 37,1 °C. Haut/Schleimhäute: trocken, borkige Zunge, verminderter Hautturgor. Kopf/Hals: urämischer Foetor ex ore, sonst unauffällig. LK: unauffällig. Herz: HT rein, rhythmisch, keine pathologischen Geräusche. Lunge: sonorer KS, vesikuläres Atemgeräusch, keine RG. Abdomen: unauffällig. Nierenlager: nicht klopfdolent. Extremitäten: unauffällig. Neurologisch: orientierend unauffällig.

Laborbefunde

Leukozyten 7,5 Tsd/µl; Erythrozyten 5,36 Mio/µl; Hb 16,5 g/dl; Hkt 51,1 %; Thrombozyten 208 Tsd/µl; Natrium 141 mmol/l; Kalium 6,3 mmol/l; Chlorid 107 mmol/l; Kalzium 2,3 mmol/l; Serumkreatinin 2,5 mg/dl; Serumharnstoff 143 mg/dl; GOT 14 U/l; GPT 12 U/l; Gesamtbilirubin 0,2 mg/dl; BZ 98 mg/dl.

1. **Wie lautet Ihre Verdachtsdiagnose? Benennen Sie die wahrscheinlichste Ursache!**
2. **Definieren Sie die Erkrankung und beschreiben Sie die vier klassischen Stadien!**
3. **Welche drei Formen der Erkrankung werden anhand der Ätiologie unterschieden? Nennen Sie jeweils mögliche Auslöser!**
4. **Sie wollen herausfinden, um welche Form es sich in diesem Fall handelt. Wie gehen Sie vor?**
5. **Beschreiben Sie die Therapie der Grunderkrankung!**
6. **Wie behandeln Sie die Elektrolytstörung?**

1. Verdachtsdiagnose/Ursache

Die deutlich erhöhten Kreatinin- und Harnstoffwerte (die noch einige Wochen zuvor im Normbereich lagen), die Hyperkaliämie, die akut eingeschränkte Harnausscheidung sowie der urinartige Foetor ex ore sprechen für ein **akutes Nierenversagen (ANV).** Der hier wahrscheinlichste Auslöser ist eine **Dehydrierung** durch verminderte Flüssigkeitszufuhr bei gleichzeitig erhöhten Verlusten (hohe Außentemperaturen). Die entscheidenden Hinweise liefert die körperliche Untersuchung (trockene Haut und Schleimhäute, verminderter Hautturgor, borkige Zunge). Auch die leicht erhöhten Hämoglobin- und Hämatokritwerte weisen auf ein Flüssigkeitsdefizit hin (dehydratationsbedingte **Hämokonzentration**). Neben der Dehydratation könnte die Medikation das ANV mit verursacht haben, da **NSAID** und **ACE-Hemmer** renale Autoregulationsmechanismen inhibieren, zu einer renalen Minderperfusion führen und insbesondere bei Volumenmangel zum ANV beitragen können. Arterielle Hypertonie und der Diabetes mellitus sind chronische Risikofaktoren für ein ANV.

2. Definition/Stadien des akuten Nierenversagens

Das ANV ist definiert als eine rasche Verschlechterung der Nierenfunktion mit einem absoluten Kreatininanstieg von > 0,3 mg/dl in 48 h oder einem relativen Kreatininanstieg > 50 % des Ausgangswerts (in den 7 Tagen zuvor) oder einem Rückgang der Urinausscheidung (< 0,5 ml/kg Körpergewicht/h für mindestens 6 h). Es ist potenziell voll reversibel, hat aber aufgrund von Begleiterkrankungen eine hohe Mortalität.

Beim ANV lassen sich klassischerweise folgende Stadien abgrenzen:

- **Schädigungsstadium:** Beeinträchtigung der Niere (z. B. durch Ischämie, Toxine), Urinproduktion und Retentionswerte initial unauffällig.
- **Stadium der Oligurie** (24-h-Urinproduktion < 500 ml): Abnahme von GFR und Urinausscheidung, Anstieg der Retentionswerte. **Cave:** Hyperkaliämie und Hypervolämie.
- **Stadium der Polyurie** (24-h-Urinproduktion > 2.000 ml): erhöhte Harnausscheidung verursacht durch:
  - Normalisierte GFR bei noch eingeschränkter tubulärer Rückresorption.
  - Hypervolämie.
  - Osmotische Diurese harnpflichtiger Substanzen (v. a. Harnstoff).
- **Regenerationsstadium:** Erholung der Nierenfunktion, Normalisierung von Urinmenge und Retentionsparametern.

Nicht jeder Patient mit einem akuten Nierenversagen durchläuft alle Stadien.

3. Formen des akuten Nierenversagens

Abhängig von der Ätiologie unterscheidet man zwischen prärenalem, renalem und postrenalem ANV.

Das **prärenale ANV** ist am häufigsten (55–60 % der Fälle) und entsteht durch eine **renale Minderperfusion** bei primär unbeeinträchtigter tubulärer und glomerulärer Funktion. Es ist, sofern diese beseitigt wird, vollständig und rasch reversibel. Bei anhaltender renaler Hypoperfusion kann es in ein renales ANV übergehen. Das prärenale ANV hat folgende **Ursachen:**

- **Hypovolämie:** z. B. durch Blutungen, gastrointestinale Flüssigkeitsverluste (Diarrhö, Erbrechen), Schleimhautverluste (Verbrennungen, Hyperthermie), renale Volumenverluste (Diabetes insipidus).
- **Systemische Vasodilatation:** z. B. bei Sepsis, Anaphylaxie, medikamentös.
- **HZV-Erniedrigung** mit **Abfall des arteriellen Mitteldrucks:** durch kardiale (z. B. Myokardinfarkt, Rhythmusstörungen, Vitien) und pulmonale Erkrankungen (z. B. Lungenembolie).
- **Renale Hypoperfusion:** z. B. durch Katecholamine, Hemmung der Autoregulation (NSAID, ACE-Hemmer), beim hepatorenalen Syndrom.

Das **renale ANV** (35–40 % der Fälle) entsteht durch toxische, ischämische oder entzündliche Schäden des Nierenparenchyms und geht in der Regel mit **akuten Tubulusnekrosen (ATN)** einher. Die geschädigten Tubulusepithelzellen lösen sich von der Basalmembran und bilden im Tubuluslumen sog. **Muddy Brown Casts**

(Pigmentzylinder). Diese sind im Urin mikroskopisch nachweisbar und verursachen eine Tubulusobstruktion. Die Schädigung der Tubulusepithelzellen beeinträchtigt die tubuläre Natriumrückresorption und führt zur Vasokonstriktion der afferenten Arteriole. Die Folge ist eine **verminderte GFR.** Aufgrund der strukturellen Schäden kann das renale ANV nicht durch Volumengabe beseitigt werden. Stattdessen bedarf es der Regeneration der Nierentubuli, was einige Wochen in Anspruch nehmen kann. Typische **Auslöser** sind:

- **Medikamente und Toxine:** z. B. Antibiotika, Zytostatika, Immunsuppressiva, Kontrastmittel.
- **Makrovaskuläre Erkrankungen:** z. B. Verschluss der Nierenarterie oder -vene beidseits (einseitiger Verschluss führt nur bei Einzelniere oder Transplantat zu relevantem Kreatininanstieg).
- **Mikrovaskuläre Erkrankungen:** z. B. bei rapid-progressiver Glomerulonephritis (RPGN), Vaskulitis, hämolytisch-urämischem Syndrom (HUS).
- **Intratubuläre Präzipitate:** z. B. Myoglobin (infolge Rhabdomyolyse), Hämoglobin (infolge Hämolyse), Harnsäure (bei Hyperurikämie), Leichtketten (bei multiplem Myelom).
- **Akute interstitielle Nephritis:** z. B. parainfektiös (bei EBV, CMV, Leptospiren, Scharlach).

Das **postrenale ANV** (5 % der Fälle) entsteht durch die Obstruktion der ableitenden Harnwege mit konsekutivem Harnaufstau. Typische **Auslöser** sind:

- **Erworbene Abflusshindernisse:** z. B. Prostatahyperplasie, Urinsteine.
- **Maligne Tumoren:** z. B. Prostatakarzinom, gynäkologische Tumore.
- **Kongenitale Fehlbildungen:** z. B. Ureterabgangsstenose, Urethralklappen.

4. Differenzierung der verschiedenen Formen des akuten Nierenversagens

Im Anschluss an die Diagnose eines ANV erfolgt die Differenzierung zwischen den verschiedenen Formen (prärenal, renal, postrenal). Zunächst sollte eine **Sonografie der Nieren und ableitenden Harnwege** durchgeführt werden. Zeigt diese einen Harnaufstau, kann die Diagnose eines postrenalen ANV gestellt werden. Um zwischen den beiden verbleibenden Formen unterscheiden zu können, schließen sich im Falle eines unauffälligen sonografischen Befunds weitere **Laboruntersuchungen** an:

- **Prärenales ANV:** konzentrierter Urin mit niedrigem Natriumgehalt (funktionstüchtige Tubuli).
- **Renales ANV:** verdünnter Urin mit hohem Natriumgehalt wegen Tubulusnekrose mit eingeschränkter Wasser- und Natriumrückresorption.

➤ Tabelle 25.1 zeigt Parameter, die typischerweise für die Unterscheidung herangezogen werden können.

Bei diesem Patienten wurde sonografisch eine Harnwegsobstruktion ausgeschlossen. Die fraktionelle Natriumausscheidung betrug 0,78 % und bestätigte damit die Verdachtsdiagnose eines **prärenalen ANV.**

5. Therapie ANV

Das Ziel der Therapie ist die rasche Wiederherstellung der Nierenfunktion sowie die Behandlung von Komplikationen. Im Zentrum steht die **Beseitigung der Ursache** (z. B. Ausgleich des Flüssigkeitsdefizits beim prärenalen ANV, Behandlung der Obstruktion beim postrenalen ANV, antibiotische Therapie bei Sepsis), was oft ausreicht, um die Nierentätigkeit wieder anzustoßen. Zusätzlich ist zu beachten:

Tab. 25.1 Parameter zur Differenzierung zwischen prärenalem und renalem ANV. Unter Diuretikatherapie sind die Ergebnisse nicht verwertbar.

	Prärenales ANV	Renales ANV
Fraktionelle Natriumausscheidung (%)	< 1	> 2
Kreatinin Urin/Kreatinin Plasma	> 15	< 15
Urinosmolarität (mosmol/kg)	> 500	< 250
Natrium im Urin (mmol/l)	< 10	> 20
Harnsediment	Hyaline Zylinder	„Muddy brown casts"

- Alle **nephrotoxischen Medikamente** sollten abgesetzt werden, sofern die Begleiterkrankungen dies zulassen.
- Die **Dosis** renal eliminierter Pharmaka muss der eingeschränkten Nierenfunktion angepasst werden.
- Wegen der potenziell nephrotoxischen Nebenwirkung darf die Gabe von **Röntgenkontrastmittel nur unter strenger Indikationsstellung** und nach Durchführung der empfohlenen **prophylaktischen Maßnahmen** (z. B. ausreichende Hydrierung) erfolgen.

Beim oligurischen Nierenversagen werden zur Aufrechterhaltung der Diurese Schleifendiuretika verabreicht, welche die Harnproduktion, nicht aber die GFR steigern.

Bei erfolgloser konservativer Therapie wird frühzeitig ein **Nierenersatzverfahren** eingeleitet. **Indikationen** sind eine Überwässerung/Lungenödem, eine schwere Hyperkaliämie (v. a. bei EKG-Veränderungen), eine schwere metabolische Azidose und ein urämisches Syndrom (z. B. Perikarditis, Enzephalopathie, Übelkeit).

6. Therapie Hyperkaliämie

Bei **Hyperkaliämie** bestehen folgende Therapieoptionen:

- **Absetzen von auslösenden Medikamenten,** z. B. Aldosteronantagonisten, ACE-Hemmer, Sartane, kaliumsparende Diuretika.
- Reduktion der Kaliumaufnahme (Absetzen von Kaliumpräparaten, Meiden kaliumreicher Speisen).
- **Glukose-Insulin-Infusion, Natriumbikarbonat i. v.** und/oder **β-Sympathomimetika** inhalativ zur Förderung der Kaliumaufnahme in die Zellen.
- **Schleifendiuretika** zur forcierten Diurese und Förderung der Kaliumexkretion.
- **Kationenaustauscher** oral oder rektal zur Hemmung der intestinalen Kaliumresorption.
- **Kalziumglukonat i. v.** zur Antagonisierung der kardiotoxischen Kalium-Effekte.
- **Hämodialyse** als Ultima Ratio.

Zusammenfassung

Das akute Nierenversagen (ANV) ist durch eine rasche Abnahme der GFR gekennzeichnet und geht **definitionsgemäß** mit einem Anstieg der renalen Retentionsparameter (Kreatininanstieg um > 0,3 mg/dl in 48 Stunden oder um > 50 % des Ausgangswerts) einher. Die Folge sind Störungen des Flüssigkeits- und Säure-Basen-Haushalts sowie der Elektrolythomöostase. Abhängig von der **Ätiologie** unterscheidet man zwischen der prärenalen, der renalen und der postrenalen Form des ANV. Das typische **Symptom** ist die Oligurie, die bei 50 % der Erkrankten auftritt. Für die **Diagnostik** sind neben Anamnese und Klinik vor allem laborchemische Untersuchungen von Blut und Urin sowie die Sonografie der Nieren und ableitenden Harnwege von Bedeutung. Die **Therapie** besteht aus der Behandlung der Grunderkrankung, der Wiederherstellung eines ausgeglichenen Flüssigkeitshaushalts und dem Absetzen nephrotoxischer Substanzen. Bei Erfolglosigkeit konservativer Maßnahmen wird ein Nierenersatzverfahren eingeleitet. Das ANV ist in vielen Fällen reversibel, geht jedoch aufgrund der häufig hohen Mortalität der Begleiterkrankung (z. B. Sepsis) mit einer schlechten **Prognose** einher.

26

Dysarthrie, Somnolenz und Hemiparese

Anamnese

Eine 77-jährige Patientin wird in Begleitung von Angehörigen in somnolentem Zustand in die Notaufnahme eingeliefert. Die Tochter berichtet, dass die Patientin am Morgen am Telefon wie immer gewesen sei und keinerlei Beschwerden geäußert habe. Die Mutter lebe allein, versorge sich selbst und sei nie ernsthaft krank gewesen (es sei einzig ein arterieller Hypertonus bekannt). Als die Tochter am Nachmittag Kuchen vorbeibringen wollte, habe sie ihre Mutter kaum ansprechbar in einem Sessel sitzend vorgefunden.

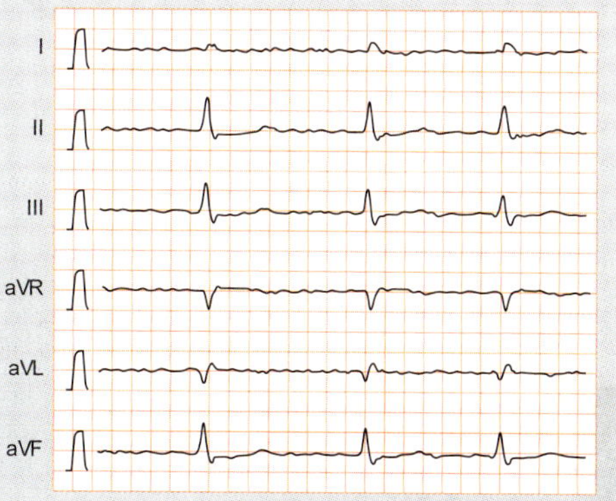

Untersuchungsbefunde

77-jährige Patientin in stark reduziertem AZ und schlankem EZ. HF 70/min, BD 155/90 mmHg, Temperatur 36,8 °C. Herz: HT arrhythmisch, peripheres Pulsdefizit, keine pathologischen Geräusche, EKG ➤ Bild [T578]. Lunge: sonorer KS, vesikuläres Atemgeräusch, keine RG. Abdomen: unauffällig. Extremitäten: periphere Pulse allseits tastbar, Varikosis beider Beine. Neurologisch: somnolent, stark dysarthrisch, Pupillen isokor, seitengleich lichtreagibel, keine Nackensteifheit, Hemiparese rechts, Babinski rechts pathologisch, links unauffällig, Reflexe rechts > links auslösbar.

1. **Stellen Sie die Diagnose! Was ist die wahrscheinlichste Ursache für die neurologische Symptomatik?**

2. **Was wissen Sie über die Prävalenz und die Ätiologie der kardialen Grunderkrankung?**

3. **Wie wird die kardiale Erkrankung eingeteilt?**

4. **Stellen Sie die Therapie der Rhythmusstörung dar!**

5. **Was wissen Sie über sog. neue orale Antikoagulanzien und deren Wirkungsweise?**

6. **Nennen Sie Nebenwirkungen von Amiodaron!**

1. Diagnose

Die Patientin leidet unter einer **absoluten Arrhythmie** bei **Vorhofflimmern (VHF).** Die neurologischen Untersuchungsbefunde sprechen für einen **linkszerebralen Insult.** Da arterielle Embolien die häufigste Komplikation des VHFs sind (jährliche Inzidenz unbehandelt bis zu 8 %) und sich zu 80 % zerebral manifestieren, ist eine **Hirnembolie** die wahrscheinlichste Ursache der neurologischen Symptomatik.

Vorhofflimmern ist eine supraventrikuläre Rhythmusstörung mit unkoordinierter Erregung der Vorhöfe. Die Folge sind hämodynamisch unwirksame Vorhofkontraktionen mit Reduktion des Herzzeitvolumens um bis zu 20 %. Im EKG (**Bild**) erkennt man die typischen Zeichen dieser Rhythmusstörung:

- Schmale QRS-Komplexe (QRS < 100 ms), unregelmäßige R-R-Abstände sowie fehlende P-Wellen; auch tachy- oder bradykardes VHF (insbesondere unter frequenzsenkender Medikation) möglich.
- Flimmerförmige Schwankungen der isoelektrischen Linie (Flimmerwelle), welche das elektrophysiologische Korrelat der chaotischen Vorhofaktionen darstellen.

Im Einklang mit der Diagnose steht der Untersuchungsbefund, der eine **arrhythmische Herzaktivität mit peripherem Pulsdefizit** (Differenz zwischen der auskultatorisch bestimmten und der anhand des Radialispuls bestimmten Herzfrequenz) ergab.

Bei dieser Patientin bestimmt die neurologische Komplikation das klinische Bild. Typische Symptome des VHFs sind ansonsten Herzklopfen, Herzrasen, Schwäche, Schwindel, Synkope, Polyurie und Dyspnoe. In 80 % der Fälle verläuft VHF jedoch asymptomatisch.

2. Prävalenz/Ätiologie

Vorhofflimmern ist die **häufigste Rhythmusstörung im Erwachsenenalter.** In Deutschland sind über eine Million Menschen betroffen. Die Prävalenz steigt mit dem Lebensalter: bei unter 60-Jährigen liegt sie bei < 1 %, bei über 60-Jährigen bei 2–4 %, bei über 80-Jährigen steigt sie auf 6 %. Aufgrund der zunehmenden Alterung der Bevölkerung ist in Deutschland in den nächsten Jahrzehnten mit einer weiteren Zunahme der Prävalenz zu rechnen. Es gibt zahlreiche prädisponierende Faktoren, die ein VHF verursachen oder aufrechterhalten können:

- **Kardial:** u. a. Vitien (z. B. Mitralklappeninsuffizienz), KHK, Kardiomyopathie, Herzinsuffizienz, Peri- und Myokarditis, vorausgegangene Herz-OP (z. B. nach Bypass-OP).
- **Extrakardial:** u. a. arterielle Hypertonie, Hyperthyreose, Alkoholmissbrauch, Medikamente (z. B. Betamimetika), hohes Alter, Diabetes mellitus, Adipositas, Schlafapnoe-Syndrom.

Bei etwa 15 % der Patienten tritt VHF idiopathisch auf. Man spricht dann von **Lone Atrial Fibrillation.** Da die Familienanamnese dieser Patienten häufig positiv ist, wird von einer genetischen Veranlagung ausgegangen.

3. Einteilung

Das Vorhofflimmern lässt sich einteilen in:

- **Paroxysmales VHF:** selbstlimitierende Episoden von VHF mit Spontankonversion innerhalb von maximal 7 Tagen, üblicherweise innerhalb von 48 Stunden.
- **Persistierendes VHF:** keine Spontankonversion innerhalb von 7 Tagen, pharmakologische oder elektrische Kardioversion erfolgreich.
- **Permanentes VHF:** anhaltendes VHF, weder pharmakologisch noch elektrisch kardiovertierbar bzw. akzeptiertes VHF (kein Kardioversionsversuch).

In 25 % der Fälle geht paroxysmales VHF in persistierendes bzw. permanentes VHF über. Aufgrund dieser **Chronifizierungsneigung** wird eine Konversion in den Sinusrhythmus bei anhaltender Rhythmusstörung zunehmend schwieriger. Verantwortlich dafür sind strukturelle Umbauprozesse („Remodeling") im Vorhofmyokard, die durch das VHF ausgelöst werden. Es entsteht ein Circulus vitiosus, der die Rhythmusstörung unterhält.

4. Therapie

Neben der kausalen Therapie (z. B. Behandlung Hyperthyreose) werden zwei grundsätzliche Behandlungsstrategien unterschieden: **Frequenzkontrolle** und **Rhythmuskontrolle.** Prognostisch sind die beiden Strategien gleichwertig:

- **Frequenzkontrolle:** Angestrebt wird eine Ruheherzfrequenz < 90/min. Man unterscheidet:
  - **Medikamentös:** Betablocker (v. a. bei begleitender koronarer Herzerkrankung oder arterieller Hypertonie) oder Kalziumantagonisten vom Verapamil-Typ (wenn Betablocker kontraindiziert, z. B. bei Asthma bronchiale), ggf. in Kombination mit Herzglykosiden.
  - **Nichtmedikamentös:** Bei pharmakologisch therapierefraktärem tachykardem VHF besteht als Ultima Ratio die Möglichkeit einer AV-Knoten-Ablation. Es resultiert ein kompletter AV-Block, der vor dem Eingriff deshalb die Implantation eines Schrittmachers erfordert.
- **Rhythmuskontrolle:** Wegen der **Thrombemboliegefahr** muss bei länger als 48 Stunden bestehendem VHF vor einer Kardioversion eine suffiziente Antikoagulation für mindestens 4 Wochen durchgeführt oder kardiale Thromben mittels transösophagealer Echokardiografie ausgeschlossen werden. Eine Ausnahme besteht bei Vorliegen eines instabilen Krankheitsbilds, bei dem eine sofortige Kardioversion indiziert sein kann. Aufgrund eines weiterhin erhöhten Thrombembolierisikos sollte nach erfolgreicher Rhythmisierung für mindestens 4 Wochen eine Antikoagulation erfolgen.
  - **Medikamentöse Kardioversion:** V. a. bei kurz bestehendem VHF. Bei Patienten ohne kardiale Grunderkrankung sind Antiarrhythmika der Klasse Ic (Flecainid, Propafenon) Mittel der Wahl (bei paroxysmalem VHF Einsatz auch als ambulante Bedarfsmedikation möglich, sog. „pill-in-the-pocket"). Bei kardialer Grunderkrankung wird in der Regel Amiodaron eingesetzt. Seit 2011 ist mit Vernakalant ein weiteres Medikament für die medikamentöse Konversion (i. v.) zugelassen, die klinische Bedeutung bleibt noch abzuwarten.
  - **Elektrische Kardioversion:** hohe Erfolgsquote auch bei Patienten mit länger bestehendem VHF. Außerdem notfallmäßiger Einsatz bei hämodynamisch instabilen Patienten.
- **Rezidivprophylaxe:**
  - **Medikamentös:** Bei Patienten ohne kardiale Grunderkrankung eignen sich Antiarrhythmika der Gruppe Ic, bei kardialer Vorerkrankung Betablocker oder Amiodaron.
  - **Pulmonalvenenisolation:** Die Trigger für die Entstehung und Aufrechterhaltung von VHF sind im Bereich der Pulmonalvenen lokalisiert, es erfolgt eine Isolation mittels Katheterablation. Initial werden in Zentren hohe Erfolgsraten bis 80 % erreicht, im Verlauf sind jedoch häufig Wiederholungseingriffe notwendig.
  - **Chirurgische Therapie:** nur im Rahmen anderer geplanter Herzoperationen. Es kommen Ablationsverfahren sowie eine MAZE-OP (elektrische Isolierung atrialer Kompartimente durch lineare Inzisionen) infrage.
- **Thrombembolieprophylaxe:** Zur Vermeidung thrombembolischer Komplikationen erfolgt eine **risikoadaptierte Antikoagulation.** Heute sollte der sog. CHA_2DS_2-VASc-Score zur Abschätzung des Thrombembolierisikos verwendet werden. Zur Verfügung stehen neben Heparin in der Akut- und Vitamin-K-Antagonisten in der Langzeittherapie auch sog. **neue Antikoagulanzien** (➤ Frage 05).

5. Neue Antikoagulanzien

Bis vor Kurzem standen zur Thrombembolieprophylaxe in der Akutbehandlung in erster Linie unfraktioniertes Heparin sowie niedermolekulare Heparine zur Verfügung. Die Langzeittherapie wurde fast ausschließlich mit Vitamin-K-Antagonisten durchgeführt. In den letzten Jahren wurden mehrere neue gerinnungshemmende Medikamente zur oralen Einnahme entwickelt (= NOAC, Novel Oral Anticoagulant Drugs), um die oben genannten Substanzen in der Akut- und Langzeitbehandlung abzulösen. Dazu gehören unter anderem der **direkte Thrombininhibitor Dabigatran** sowie **Hemmstoffe des aktivierten Faktors X, z. B. Rivaroxaban** und **Apixaban.** Da Thrombin (= Faktor II) und der Gerinnungsfaktor X am Ende der Gerinnungskaskade stehen, führt die Hemmung der aktivierten Faktoren zu einer effektiven Blockade der Fibrinbildung.

NOACs setzen eine hohe Compliance voraus, da die Medikamente kurze Halbwertszeiten haben und Patienten bei Auslassen von mehr als einer Dosis ohne suffiziente Antikoagulation sind. Alle NOACs werden zumindest teilweise renal ausgeschieden und sind daher bei höhergradiger Niereninsuffizienz kontraindiziert. Eine Dosisanpassung anhand eines spezifischen Labortests (in Analogie zum INR bei Vitamin-K-Antagonisten) ist bei den NOACs nicht erforderlich.

6. Nebenwirkungen von Amiodaron

Amiodaron ist ein sehr wirksames Antiarrhythmikum, welches jedoch besonders bei längerfristiger Anwendung häufig Nebenwirkungen verursacht. Typischerweise sind folgende Organsysteme betroffen:

- **Schilddrüse:** Amiodaron enthält große Mengen an Jod, sowohl Hyper- als auch Hypothyreose sind möglich.
- **Lunge:** Lungenfibrose (seltene, aber schwerwiegende Nebenwirkung).
- **Leber:** Hepatitis, Leberfibrose.
- **Nervensystem:** periphere Neuropathie.
- **Haut:** Fotosensibilisierung, Pigmentablagerungen (blau-graue Verfärbungen der Haut).
- **Auge:** Amiodaron lagert sich in der Kornea ab und kann zu reversiblen Visusbeeinträchtigungen führen.
- **Herz:** proarrhythmische Nebenwirkungen, z. B. Torsade-de-pointes-Tachykardie.

Wegen der langen Halbwertszeit von 50–100 Tagen besteht bei Amiodaron die **Gefahr der Kumulation.**

Zusammenfassung

Vorhofflimmern ist definiert als eine supraventrikuläre Rhythmusstörung, die durch eine ungeordnete atriale kreisende Erregung hervorgerufen wird. Die Folge ist eine hämodynamisch unwirksame Vorhofkontraktion, die das Herzzeitvolumen senken und die Bildung von atrialen Thromben verursachen kann. **Epidemiologisch** handelt es sich um die häufigste Rhythmusstörung bei Erwachsenen. Die wichtigsten **Risikofaktoren** sind hohes Alter, Herzinsuffizienz und arterieller Hypertonus. Typische **Symptome** sind Herzrasen, Synkopen und Dyspnoe. Die häufigste **Komplikation** ist die arterielle Embolie (in 80 % zerebral). Die **Diagnose** erfolgt mittels EKG, charakteristisch dabei sind Tachykardie, schmale QRS-Komplexe, unregelmäßige RR-Abstände, Fehlen von P-Wellen und flimmerförmige Schwankungen der isoelektrischen Linie. Die **Therapie** besteht aus Frequenz- oder Rhythmuskontrolle (medikamentös oder elektrisch) sowie einer Thromboembolieprophylaxe mit Heparin, Vitamin-K-Antagonisten oder neuen oralen Antikoagulanzien. Die Abschätzung des Thromboembolierisikos sollte anhand des CHA_2DS_2-VASc-Scores erfolgen.

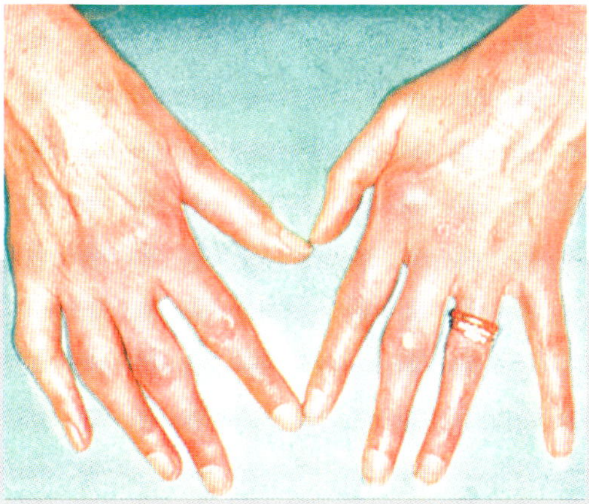

27

Gelenkschmerzen

Anamnese

Eine 32-jährige Lehrerin berichtet, dass sie sich seit einem halben Jahr abgeschlagen fühle und unbeabsichtigt 6 kg an Gewicht verloren habe. Vor 3 Monaten seien Schmerzen in Ellenbogen, Handgelenken und Fingern hinzugekommen, die anfangs sporadisch aufgetreten seien, in den letzten Wochen aber oft tagelang angehalten hätten. Die Einnahme von Paracetamol und Ibuprofen würde eine vorübergehende Linderung herbeiführen. Die Finger seien zeitweise geschwollen und überwärmt. Außerdem würden das morgendliche Ankleiden und das Frühstück viel Zeit in Anspruch nehmen, weil sich ihre Finger nach dem Aufstehen für bis zu 2 Stunden steif anfühlten. Auf Ihre Nachfrage hin verneint die Patientin Hautausschläge, gastrointestinale und urogenitale Beschwerden sowie andere Vorerkrankungen.

Untersuchungsbefunde

32-jährige Patientin in leicht reduziertem AZ und schlankem EZ. HF 74/min, BD 120/75 mmHg, Temperatur 37,0 °C. Haut: warm, trocken. Schleimhäute: blass. Kopf und Hals: unauffällig. Herz: HT rein, rhythmisch, keine pathologischen Geräusche. Lunge: sonorer KS, vesikuläres Atemgeräusch, keine RG. Abdomen: unauffällig. Extremitäten: symmetrische, teigige Schwellung der Hand-, Metakarpophalangeal- (MCP) und proximalen Interphalangealgelenke (PIP) (➤ Bild [E441]), Gaenslen-Zeichen (schmerzhafter Händedruck) bds. pos., schmerzbedingte Bewegungseinschränkungen, periphere Pulse allseits tastbar. Neurologisch: orientierend unauffällig.

1. **Wie lautet Ihre Verdachtsdiagnose? Welche Differenzialdiagnosen kommen in Betracht?**
2. **Nennen Sie weitere klinische Symptome abhängig vom Erkrankungsstadium!**
3. **Was sind Rheumafaktoren? Sind sie pathognomonisch für diese Erkrankung?**
4. **Welche Diagnostik führen Sie durch?**
5. **Was wissen Sie über die Diagnosekriterien der Erkrankung?**
6. **Wie wird die Erkrankung behandelt?**

1. Verdachtsdiagnose/Differenzialdiagnosen

Die anamnestischen Angaben (Abgeschlagenheit, Gewichtsverlust, Gelenkschmerzen, Morgensteifigkeit) und die Untersuchungsbefunde (symmetrisch geschwollene, druckschmerzhafte Hand- und Fingergelenke) sprechen für eine **rheumatoide Arthritis** (RA, Synonym: chronische Polyarthritis). Die distalen Interphalangealgelenke (DIP) sind typischerweise nicht betroffen.

Differenzialdiagnostisch kommen unter anderem folgende Erkrankungen infrage:

- **Kollagenosen und Vaskulitiden:** möglich, aber keine spezifischen Symptome (z. B. Hautveränderungen, Raynaud-Syndrom, Sicca-Syndrom) oder Hinweise auf Organbeteiligung.
- **HLA-B27-assoziierte Spondylarthropathien:** Psoriasisarthritis (mit Hauteffloreszenzen und strahlförmigem Gelenkbefall), reaktive Arthritis/Reiter-Syndrom (Enteritis/Urethritis und asymmetrische Oligoarthritis), ankylosierende Spondylitis (Wirbelsäulenbeschwerden), enteropathische Arthritis (gastrointestinale Symptome).
- **Infektiöse, eitrige Arthritis:** Monarthritis mit deutlicher Rötung und Überwärmung.
- **Rheumatisches Fieber:** springende Gelenkbeschwerden, Fieber und vorausgegangener Streptokokkeninfekt.
- **Chronische Gichtarthropathie:** Mon-/Oligoarthritis, meist an den Großzehengrundgelenken, selten bei Frauen vor Menopause.
- **Lyme-Arthritis:** Zeckenbiss und Erythema migrans sowie Mon-/Oligoarthritis.
- **Fingerpolyarthrose:** bei älteren Patienten, selten MCP.

2. Weitere klinische Symptome

Bei unserer Patientin liegt ein frühes Erkrankungsstadium vor. In fortgeschrittenen Stadien kommt es durch die chronisch persistierende Entzündung zur Gelenkdestruktion mit Funktionseinbußen und Fehlstellungen. Typische Spätzeichen sind **Ulnardeviation, Schwanenhals-** (überstreckte PIP und gebeugte DIP) und **Knopflochdeformität** (gebeugte PIP und überstreckte DIP) der Finger, Atrophie der Daumenballen, Sensibilitätsstörungen der Finger I–III infolge einer Medianuskompression bei **Karpaltunnelsyndrom,** Atrophie der Mm. interossei, **Krallen-** und **Hammerzehen** sowie ein Halsmarkkompressionssyndrom (bei Zervikalarthritis mit atlantoaxialer Subluxation). Im Endstadium kommt es außerdem zu **Ankylosen** (Gelenkversteifungen). In allen Erkrankungsstadien sind extraartikuläre Manifestationen möglich (z. B. Perikarditis, Pleuritis, Keratoconjunctivitis sicca, Vaskulitis).

3. Rheumafaktoren

Rheumafaktoren (RF) sind **Autoantikörper** verschiedener Ig-Klassen gegen das **Fc-Fragment von IgG.** Routinemäßig wird im Labor der IgM-Rheumafaktor nachgewiesen, der initial bei 40 % der Patienten, im Krankheitsverlauf bei 80 % (seropositive RA) vorkommt. Hohe Titer sind häufig mit einem aggressiven Verlauf vergesellschaftet (rasch fortschreitende Gelenkdestruktionen, extraartikuläre Manifestationen). Rheumafaktoren sind **unspezifisch** für die RA. Sie treten auch bei anderen Erkrankungen aus dem rheumatischen Formenkreis (z. B. Vaskulitiden, Kollagenosen), bei bestimmten Infektionen (z. B. Hepatitis C) und selten auch bei Gesunden (meist niedrige Titer) auf.

4. Diagnostik

Neben Anamnese und körperlicher Untersuchung sind bei klinischem Verdacht auf eine RA folgende diagnostische Maßnahmen sinnvoll:

- **Laboruntersuchungen:**
  - Blutbild: bei länger dauernder aktiver RA Entzündungsanämie (normo- bis hypochrom), evtl. leichte Leuko- und Thrombozytose.
  - **BSG und CRP:** typischerweise ↑, aber unspezifisch.
  - **Rheumafaktor (RF):** ➤ Frage 03.
  - **Anti-CCP-AK (AK gegen zyklische citrullierende Peptide):** ähnliche Sensitivität wie RF, aber wesentlich höhere Spezifität (> 95 %). Oft schon Jahre vor Erkrankungsbeginn nachweisbar, hoher

Vorhersagewert für die RA und einen chronisch-aggressiven Verlauf.
  - ANA (antinukleäre AK): Hinweis auf Kollagenose (z. B. SLE), bei etwa 30 % der RA-Patienten positiv.
  - ANCA (Antineutrophile zytoplasmatische AK): differenzialdiagnostischer Hinweis auf Vaskulitis (z. B. Granulomatose mit Polyangiitis).
  - HLA-B27: Hinweis auf HLA-B27-assoziierte Spondylarthropathien.
- **Röntgen:** essenzieller Bestandteil der Primärdiagnostik. Aufnahmen von Handskelett, Vorfuß, HWS (mit der Frage nach atlantoaxialer Instabilität) und weiterer betroffener Gelenkregionen, im Initialstadium häufig unauffällig.
  - Frühzeichen: gelenknahe Osteoporose, periartikuläre Weichteilschwellung.
  - Spätzeichen: Gelenkspaltverschmälerung, Erosionen, Fehlstellung und Ankylose.
- **Gelenksonografie:** Beurteilung von Gelenkergüssen und synovialen Schwellungen (Pannus). Evtl. Nachweis einer Baker-Zyste (Aussackung der Kniegelenkkapsel).
- **MRT:** Beurteilung von Inflammation, Gelenk- und Knochenschäden, im Frühstadium der RA sensitiver als die konventionelle Röntgendiagnostik, aber kein Routineverfahren.
- **Knochenszintigrafie:** Nachweis von Zonen mit gesteigertem Knochenstoffwechsel unabhängig von der Ursache und damit nichtspezifisch für RA.
- **Synoviaanalyse:** typischerweise steril mit erhöhter Zellzahl und Nachweis von Rhagozyten (Granulozyten mit Zytoplasmaeinschlüssen).

5. Diagnostische Kriterien

Im Jahr 2010 wurden durch das „American College of Rheumatology" (ACR) und die „European League Against Rheumatism" (EULAR) **neue Klassifikationskriterien** für die RA veröffentlicht. Die neue Klassifikation ermöglicht die Diagnosestellung bereits in frühen Erkrankungsstadien mit dem Ziel eines früheren Therapiebeginns zur Verhinderung irreversibler Schäden. Es werden 0–10 Punkte vergeben, ab einem Wert von 6 wird die Diagnose einer RA gestellt. Als Kriterien dienen:

- **Gelenkbefall:** max. 5 Punkte abhängig von der Anzahl und der Größe der befallenen Gelenke.
- **Serologische Marker** (RF und Anti-CCP-AK): max. 3 Punkte abhängig von den Titern.
- **Entzündungsparameter** (BSG und CRP): 1 Punkt bei Erhöhung.
- **Dauer der Beschwerden:** 1 Punkt bei 6 Wochen oder länger bestehenden Beschwerden.

6. Therapie

Neben **adjuvanten Therapieverfahren** (Kryotherapie, Physiotherapie, Ergotherapie, Patientenschulung, psychosoziale Stützung) kommt der **medikamentösen Behandlung** große Bedeutung zu:

- **Nichtsteroidale Antiphlogistika (NSAID):** z. B. Ibuprofen, Diclofenac. Rein symptomatische Therapie (ersetzt keine Basistherapie); schnelle, kurzfristige Schmerzlinderung. Eingesetzt werden vor allem nichtselektive Cyclooxygenasehemmer (COX-Hemmer), die als Nebenwirkung häufig Magenschmerzen, Reflux oder Magen- bzw. Duodenalulzera hervorrufen. Die selektiven COX-2-Hemmer (Coxibe) haben weniger gastrointestinale NW, dürfen aber wegen der Zunahme kardiovaskulärer Ereignisse nur unter strenger Beachtung der KI (z. B. KHK, pAVK, Schlaganfall) verordnet werden.
- **Glukokortikoide** (z. B. Prednisolon): systemische oder intraartikuläre Gabe. Glukokortikoide können die Gelenkdestruktion verzögern, Basistherapeutika aber nicht ersetzen. Wegen der Nebenwirkungen sollte die längerfristige Gabe hoher Dosen vermieden werden und an eine Osteoporoseprophylaxe gedacht werden. Indikationen:
  - Bei hochaktiver RA temporär hoch dosiert bis zum Wirkeintritt der Basistherapeutika.
  - Bei schwerer RA längerfristig niedrig dosiert ergänzend zur Basistherapie.
- **Basistherapeutika:** sog. DMARDs (Disease Modifying Antirheumatic Drugs), pharmakologisch heterogene Medikamentengruppe, die die Krankheitsaktivität und das Fortschreiten der Gelenkzerstörung

längerfristig reduziert. Die Wirkung tritt bei den meisten Substanzen erst nach 2–3 Monaten ein. Kommt es innerhalb dieser Zeit nicht zu einer Remission, wird die Therapie intensiviert (Dosissteigerung oder Umstellung von Mono- auf Kombinationstherapie). Mittel der Wahl ist **Methotrexat.** Da für die Behandlung der RA erheblich niedrigere Dosen verabreicht werden als bei der zytostatischen Therapie, sind Nebenwirkungen (z. B. Knochenmarkdepression, Schleimhautulzera, Nephrotoxizität) seltener. Weitere Basistherapeutika sind z. B. Leflunomid und Sulfasalazin.

- **„Biologicals":** Neuere, molekularbiologisch hergestellte Medikamentengruppe (hohe Kosten). Reservemedikamente, die bei therapieresistenten Fällen oder bei hoher Krankheitsaktivität in Kombination mit einem DMARD eingesetzt werden. Zur Verfügung stehen Hemmer der proinflammatorischen Zytokine (TNF-α-Inhibitoren Infliximab, Etanercept und Adalimumab und der Interleukin-6-Rezeptorantagonist Tozilizumab) sowie Pharmaka, die eine B-Zelldepletion verursachen (monoklonaler Anti-CD20-Antikörper Rituximab) bzw. die Interaktion von T- und B-Zellen stören (Abatacept).

Weitere Behandlungsoptionen stellen die chirurgische oder arthroskopische Synovektomie und die Radiosynoviorthese (Injektion radioaktiver Substanzen in betroffene Gelenke) dar.

Merke

Bei gleichzeitiger Gabe von NSAID und Glukokortikoiden steigt das Risiko eines Duodenal- oder Magenulkus um den Faktor 15. Daher Ulkusprophylaxe nicht vergessen!

Zusammenfassung

Die rheumatoide Arthritis ist eine meist schubweise verlaufende, chronisch-entzündliche Systemerkrankung mit einer Synovialitis und konsekutiver Gelenkdestruktion, die häufig mit dem HLA-Antigen DR4 assoziiert ist. **Epidemiologisch** tritt die Erkrankung bei 1 % der Bevölkerung auf, Frauen sind mehr als doppelt so häufig betroffen wie Männer. Die **Ätiologie** ist unbekannt, genetische Dispositionen scheinen eine Rolle zu spielen. Die wichtigsten **Symptome** sind Schmerzen in den Hand-, Finger- und Fußgelenken sowie Morgensteifigkeit, fakultativ treten auch extraartikuläre Manifestationen auf. **Differenzialdiagnostisch** kommen vor allem andere Erkrankungen aus dem rheumatischen Formenkreis in Betracht. Die wichtigsten **diagnostischen Maßnahmen** stellen Labor- (u. a. Rheumafaktor und Anti-CCP-AK) und die konventionelle Röntgendiagnostik dar. Seit 2010 gibt es neue **Klassifikationskriterien** mit dem Ziel einer früheren Diagnosestellung und Therapieeinleitung. Die Grundlage der **Therapie** besteht aus Basistherapeutika (DMARD), die mit Glukokortikoiden und nach Bedarf mit NSAID kombiniert werden. Bei fehlendem Ansprechen kann die Behandlung durch „Biologicals" ergänzt werden. Die **Prognose** ist abhängig von der Krankheitsaktivität und wird durch eine frühzeitige Therapie günstig beeinflusst.

28

Muskelschmerzen und allgemeine Schwäche

Anamnese

Ein 51-jähriger Elektroinstallateur stellt sich mit Muskelschmerzen, Antriebslosigkeit und allgemeiner Schwäche in Ihrer Praxis vor. Die Beschwerden bestünden seit etwa 2 Jahren und hätten kontinuierlich zugenommen. Seit einigen Wochen leide er zusätzlich unter Schmerzen in den Fingern. Vorerkrankungen seien nicht bekannt, Medikamente nehme er keine. Ein regelmäßiger Alkoholkonsum wird verneint. Seit seinem 15. Lebensjahr rauche er täglich ein Päckchen Zigaretten.

Untersuchungsbefund

51-jähriger Patient in leicht reduziertem AZ und schlankem EZ. HF 70/min, BD 130/85 mmHg, Temperatur 36,9 °C. Haut: warm, trocken, grau-bräunlich. Schleimhäute: feucht. Kopf und Hals: unauffällig. Herz: HT rein, rhythmisch, keine pathologischen Geräusche. Lunge: sonorer KS, vesikuläres Atemgeräusch, keine RG. Abdomen: Bauchdecken weich, indolent, keine Resistenzen, lebhafte Darmgeräusche, Leber in der Medioklavikularlinie 3 cm unter dem Rippenbogen tastbar, Milz in Rechtsseitenlage 2 cm unter dem Rippenbogen tastbar. Nierenlager: frei. Extremitäten: periphere Pulse allseits tastbar, Schwellung im Bereich der Metakarpophalangealgelenke II und III bds. Neurologisch: orientierend unauffällig.

Labor

Leukozyten 8,3 Tsd/µl; Erythrozyten 4,93 Mio/µl; Hb 14,4 g/dl; Hkt 43,8 %; Thrombozyten 188 Tsd/µl; Natrium 138 mmol/l; Kalium 4,1 mmol/l; Serumkreatinin 0,7 mg/dl; GOT 66 U/l; GPT 74 U/l; alkalische Phosphatase 146 U/l; Gesamtbilirubin 0,9 mg/dl; Serumglukose 146 mg/dl; Plasmaferritin 798 µg/l (Norm 10–280 µg/l); Serumeisen 241 µg/dl (Norm 50–160 µg/dl); Transferrinsättigung 87 % (Norm 15–40 %); Hepatitisserologie negativ.

1. **Stellen Sie eine Verdachtsdiagnose und erläutern Sie die Laborwerte! Welche Differenzialdiagnosen kommen infrage?**

2. **Was wissen Sie über die Epidemiologie und Pathogenese der Erkrankung? Warum erkranken Frauen seltener als Männer?**

3. **Welche Organe können von der Erkrankung betroffen sein?**

4. **Welche weiteren diagnostischen Maßnahmen leiten Sie in die Wege?**

5. **Wie wird die Erkrankung therapiert?**

6. **Kennen Sie eine weitere hereditäre Speichererkrankung, die eine Leberzirrhose verursachen kann?**

1. Verdachtsdiagnose

Wegweisend sind die Ergebnisse der laborchemischen Untersuchung, welche am ehesten für eine **hereditäre Hämochromatose** sprechen. Typisch für diese Erkrankung sind folgende Befunde:

- **Erhöhung der Transferrinsättigung:** Die Transferrinsättigung ist der **sensitivste laborchemische Parameter** zur Diagnose einer hereditären Hämochromatose. Bei Werten von > 45 % gilt die Erkrankung als gesichert (Sensitivität 98 %).
- **Erhöhung des Plasmaferritins:** Der Plasmaferritinspiegel steigt proportional mit den Eisenvorräten im Körper an, sodass der Wert bei Patienten mit hereditärer Hämochromatose häufig stark erhöht ist. Der Marker eignet sich zur **Verlaufsbeurteilung** der Erkrankung. **Cave:** Ferritin ist ein Akute-Phase-Protein, dessen Spiegel auch im Rahmen von Entzündungen, Neoplasien oder Traumata unspezifisch erhöht sein kann.
- **Erhöhung der Serumeisenkonzentration:** Dieser Parameter ist bei Patienten mit hereditärer Hämochromatose meist erhöht. Da er jedoch nicht mit den Eisenvorräten im Körper korreliert, besitzt er einen begrenzten Aussagewert.
- **Erhöhung der Leberenzyme GOT, GPT und alkalische Phosphatase:** Ein leichter Anstieg dieser Parameter ist für frühe Stadien der hereditären Hämochromatose typisch und spricht für eine Leberbeteiligung.
- **Erhöhung der Serumglukose:** Da nicht bekannt ist, ob es sich um einen Nüchternglukosespiegel handelt, dürfen aus dem Wert keine Rückschlüsse gezogen werden. Aufgrund der bei der hereditären Hämochromatose häufig auftretenden, pankreatischen Beeinträchtigung sollte jedoch eine weitere Abklärung folgen (s. u.).

Neben den laborchemischen Resultaten untermauern sowohl die **Befunde der körperlichen Untersuchung** (Hyperpigmentierung der Haut, Hepato- und Splenomegalie, Gelenkschwellungen) als auch das **Alter** des Patienten (s. u.) die Verdachtsdiagnose. Kennzeichnend für ein frühes Stadium der Erkrankung sind auch die eher **unspezifischen Symptome** (Muskelschmerzen, Antriebslosigkeit, Schwäche, Arthralgien).

Differenzialdiagnostisch sind vor allem sekundäre Hämochromatosen abzugrenzen, bei denen die pathologische Eisenspeicherung z. B. durch wiederholte Transfusionen, Alkoholabusus, eine chronisch-hämolytische Anämie oder eine Thalassämie auftritt. Bei sekundären Formen ist die Eisenspeicherung meist nicht in dem Ausmaß erhöht wie bei der primären (hereditären) Form der Erkrankung.

Die laborchemisch nachgewiesene, massive Eisenüberladung sowie das Fehlen einer möglichen Ursache für eine sekundäre Genese legen bei diesem Patienten eine hereditäre Ätiologie nahe.

Merke

Die Trias aus Lebererkrankung, Diabetes mellitus und Hyperpigmentierung der Haut ist charakteristisch für die hereditäre Hämochromatose („Bronzediabetes").

2. Epidemiologie/Pathogenese

Die hereditäre Hämochromatose ist mit einer Prävalenz von 1 : 1.000 eine der häufigsten genetisch bedingten Erkrankungen der hellhäutigen Bevölkerung. Der Erbgang ist in der Regel autosomal-rezessiv, die Manifestation erfolgt typischerweise ab dem 30. Lebensjahr. Die häufigste Form ist die **HFE-assoziierte** Hämochromatose. Das verantwortliche HFE-Gen auf Chromosom 6 kodiert für ein MHC-ähnliches Protein, das die Eisenresorption im Dünndarm reguliert. Das fehlerhafte Genprodukt verursacht eine um etwa den Faktor 3 gesteigerte Eisenaufnahme, unabhängig vom Eisenbedarf des Körpers. Die Folge ist eine allmähliche Eisenüberladung mit der Schädigung verschiedener Organe, v. a. der Leber. Durch die vermehrte Eisenspeicherung entstehen Sauerstoffradikale, welche die Hepatozyten schädigen und die Kollagensynthese durch die Sternzellen stimulieren. Die Folge ist eine Leberfibrose, die ohne adäquate Therapie meist in eine Leberzirrhose übergeht.

Obwohl Frauen wegen des autosomalen Erbgangs genotypisch ähnlich häufig von der hereditären Hämochromatose betroffen sind wie Männer, erkranken sie zehnmal seltener. Verantwortlich hierfür sind die **menstruationsbedingten Eisenverluste,** die der Eisenüberladung des Körpers entgegenwirken. Dies erklärt auch, warum sich die Erkrankung bei Frauen klinisch durchschnittlich 10 Jahre später (in der Postmenopause) manifestiert.

3. Organmanifestationen

Folgende Organe können von einer hereditären Hämochromatose betroffen sein:

- **Leber:** Hepatomegalie (90 % der Fälle), Leberzirrhose (75 %) sowie hepatozelluläres Karzinom als Komplikation der Leberzirrhose.
- **Herz:** sekundäre Kardiomyopathie infolge Eisenüberladung (20 %).
- **Pankreas:** Diabetes mellitus (70 %).
- **Haut:** Hyperpigmentierung aufgrund einer vermehrten Melaninproduktion (90 %).
- **Endokrine Organe:** z. B. Hypogonadismus mit Impotenz, Hypophysen- und Nebennierenrindeninsuffizienz (70 %).
- **Gelenke:** schmerzhafte, degenerative Arthralgien (40 %), meist an den Händen beginnend, unspezifisches Frühzeichen der Erkrankung.
- **Milz:** Splenomegalie (30 %).

4. Diagnostik

Ziel ist die frühzeitige Erkennung einer behandlungsbedürftigen Eisenüberladung, um irreversible Organschäden zu verhindern. Zur Diagnosesicherung stehen neben Anamnese, körperlicher und laborchemischer Untersuchung (v. a. Transferrinsättigung ↑, Plasmaferritin ↑) folgende Maßnahmen zur Verfügung:

- **Genanalyse:** Da sich die hereditäre Erkrankung klinisch lediglich bei etwa 25 % der homozygoten Merkmalsträger manifestiert (verminderte Penetranz), bedeutet der Nachweis der Mutation nicht die Diagnose der Erkrankung; dazu müssen auch Symptome und Laborbefunde beurteilt werden.
- **Leberbiopsie** mit Histologie und Eisenkonzentrationsbestimmung. Sie ist inzwischen weitgehend von der Genanalyse abgelöst und heute wegen der assoziierten Risiken nur noch in Einzelfällen (z. B. bei unklarer Eisenüberladung) indiziert.
- **Biomagnetometrie:** Verfahren zur nichtinvasiven Eisenbestimmung im Leberparenchym (Problem: geringe Geräteverfügbarkeit).
- **MRT:** Verfahren zur semiquantitativen Abschätzung des Eisengehalts in der Leber, nicht für die Frühdiagnose geeignet. Prinzip: inverse Korrelation zwischen Eisengehalt der Leber und Signalintensität im MRT.

Nach der Diagnosestellung sind folgende Maßnahmen in die Wege zu leiten:

- **Regelmäßige Vorsorgeuntersuchungen** zur Früherkennung eines Leberzelltumors. Da das Risiko für ein hepatozelluläres Karzinom (HCC) bei Patienten mit Hämochromatose-assoziierter Leberzirrhose stark erhöht ist, sind regelmäßige Vorsorgeuntersuchungen mit Abdomensonografie und Bestimmung des Tumormarkers α-Fetoprotein (AFP) indiziert.
- **Familienuntersuchung:** Screening auf HFE-Mutation z. B. bei Verwandten 1. Grades von Personen mit bestätigter hereditärer Hämochromatose oder bei symptomatischen Patienten mit mindestens einem auffälligen Serummarker.
- **Glukosetoleranztest:** zur Feststellung einer endokrinen Pankreasinsuffizienz.
- **Kardiale Untersuchungen:** EKG und Echokardiografie zur Beurteilung der Herzbeteiligung (u. a. dilatative Kardiomyopathie und Herzinsuffizienz).
- **TSH- und LHRH-Bestimmung:** zur Abschätzung der endokrinen Organschädigung.
- **Röntgenuntersuchungen der Gelenke:** bei Arthralgien.

5. Therapie

Folgende Maßnahmen stehen zur Verfügung:

- **Eisenarme Diät:** Meidung von Nahrungsmitteln mit hohem Eisen- und Vitamin-C-Gehalt (Vitamin C fördert die intestinale Eisenresorption), stattdessen Schwarztee zu den Mahlzeiten (vermindert die intestinale Eisenresorption).

- **Aderlass:** Wirksamste Maßnahme zur Eisenentfernung und damit **Therapie der 1. Wahl.** Initial werden 500 ml Blut/Woche entfernt bis die Eisenspeicher ausreichend entleert sind (Ziel: Plasmaferritin < 50 µg/L). Anschließend kann die Anzahl der Aderlässe auf etwa viermal pro Jahr reduziert werden, eine lebenslange Therapie ist erforderlich. Alternativ ist eine Erythrozytapherese möglich, jedoch teuer.
- **Chelatbildner:** Deferoxamin (parenteral) oder Deferasirox (oral): Pharmaka, die mit Eisen einen Chelatkomplex bilden. Indiziert, wenn Aderlässe nicht möglich (z. B. aufgrund einer Anämie), werden vor allem für die Therapie sekundärer Siderosen (Eisenspeicherkrankheiten) verwendet.
- **Lebertransplantation:** Ultima Ratio bei fortgeschrittener Leberzirrhose. Die Grundkrankheit Hämochromatose bleibt dabei aber unbehandelt.

6. Wilson-Krankheit

Eine weitere hereditäre Stoffwechselerkrankung, die eine Leberzirrhose verursachen kann, ist die Wilson-Krankheit, eine seltene **autosomal-rezessiv vererbte Kupferstoffwechselerkrankung** durch eine Mutation in dem für die hepatische Kupfer-ATPase kodierenden Gen. Die Folge ist eine **verminderte biliäre Kupferausscheidung** mit pathologisch erhöhter Kupferspeicherung. Von der Erkrankung betroffen sind vor allem **Leber** (z.B. chronische Hepatitis, Leberzirrhose), **ZNS** (z. B. Rigor, Tremor, Dysarthrie, psychische Störungen) und **Augen** (z. B. Kayser-Fleischer-Kornealring, Sonnenblumenkatarakt), außerdem kann eine Coombs-negative **hämolytische Anämie** auftreten. Die wichtigsten diagnostischen Maßnahmen sind die Spaltlampenuntersuchung der Augen, laborchemische Untersuchungen (typische Befunde: Coeruloplasmin im Serum ↓, Kupfer im Serum ↓, Kupfer im Urin ↑) sowie eine Leberbiopsie. Die Therapie besteht vor allem aus einer kupferarmen Diät und der Gabe des Kupfer-Chelatbildners **D-Penicillamin.**

Zusammenfassung

Die **hereditäre Hämochromatose** ist definiert als eine autosomal-rezessiv vererbte Eisenspeicherstörung mit gesteigerter intestinaler Eisenresorption und sukzessiver intrazellulärer Eisenakkumulation. **Epidemiologisch** handelt es sich um eine der häufigsten genetisch bedingten Erkrankung der kaukasischen Bevölkerung. Die **Prävalenz** liegt bei 1 : 1.000, wobei Männer zehnmal häufiger erkranken als Frauen. **Ätiologisch** liegt meist eine Mutation im HFE-Gen zugrunde. Die typische **Trias** besteht aus Lebererkrankung, Diabetes mellitus und Hyperpigmentierung der Haut. Weitere **klinische Manifestationen** sind Kardiomyopathie, Hypogonadismus und Arthralgien. Die wichtigsten Maßnahmen zur Sicherung der **Diagnose** sind die Bestimmung von Transferrinsättigung und Plasmaferritin sowie die HFE-Mutationsanalyse. **Therapie** der 1. Wahl ist der Aderlass. Die **Prognose** hängt von der frühzeitigen und konsequenten Behandlung ab.

29

Ödeme und Müdigkeit

Anamnese

Ein 42-jähriger Polizist stellt sich in Ihrer Hausarztpraxis vor. Er berichtet, dass er in den letzten 2 Monaten trotz unveränderter Essgewohnheiten 7 kg zugenommen habe. Ihm sei aufgefallen, dass die Füße angeschwollen seien und er kaum noch in seine Schuhe passe. Auch die Augenlider seien besonders morgens nach dem Aufstehen deutlich geschwollen. Zusätzlich fühle er sich in letzter Zeit häufig müde, was mitunter durch die Schichtarbeit zu erklären sei. Er rauche nicht, trinke keinen Alkohol, ernähre sich gesund und sei begeisterter Freizeitsportler. Vorerkrankungen sind nicht bekannt.

Untersuchungsbefunde

42-jähriger Patient in gutem AZ und normalgewichtigem EZ. HF 62/min, BD 145/85 mmHg, AF 13/min, Temperatur 36,6 °C. Haut/Schleimhäute: unauffällig. Kopf/Hals: deutliche Lidödeme. LK: unauffällig. Herz: HT rein, rhythmisch, keine pathologischen Geräusche. Lunge: sonorer KS, vesikuläres Atemgeräusch, keine RG. Abdomen: unauffällig. Nierenlager: frei. Rücken: leichte Ödeme präsakral. Extremitäten: ausgeprägte symmetrische, wegdrückbare Unterschenkel-, Knöchel- und Fußrückenödeme. Neurologisch: orientierend unauffällig.

Laborbefunde

Leukozyten 6,3 Tsd/µl; Erythrozyten 4,33 Mio/µl; Hb 14,1 g/dl; Hkt 47,2 %; Thrombozyten 188 Tsd/µl; Natrium 138 mmol/l; Kalium 4,1 mmol/l; Kalzium 2,3 mmol/l; Kreatinin 1,5 mg/dl; Harnstoff 66 mg/dl; BZ 98 mg/dl; Gesamtcholesterin 356 mg/dl; Triglyzeride 206 mg/dl; Gesamteiweiß im Serum 5,1 g/dl; Serumalbumin 2,1 g/dl. Differenzialblutbild, Gerinnung, GOT, GPT, AP, Bilirubin, LDH, BSG und CRP unauffällig. U-Stix: Leukozyten +, Protein +++, Erythrozyten neg., Glukose neg. Nitrit neg.

1. **Wie entstehen Ödeme? Welche Ursachen kennen Sie?**
2. **Stellen Sie eine Verdachtsdiagnose!**
3. **Was wissen Sie über die Ätiologie der vermuteten Erkrankung? Welche Komplikationen können auftreten?**
4. **Welche diagnostischen Maßnahmen führen Sie durch?**
5. **Wie behandeln Sie die Erkrankung?**
6. **Beschreiben Sie das nephritische Syndrom!**

1. Ödeme

Ödeme sind definiert als eine Vermehrung des interstitiellen Flüssigkeitsgehalts und können durch folgende **Ursachen** entstehen:

- **Zunahme des intravasalen hydrostatischen Drucks** z. B. bei Herzinsuffizienz, venöser Thrombose.
- **Abnahme des kolloidosmotischen Drucks** bei Hypalbuminämie, typischerweise wenn Serumalbumin < 2,5 g/dl (z. B. bei nephrotischem Syndrom, Leberzirrhose, Malnutrition).
- **Zunahme der Gefäßpermeabilität** z. B. bei Allergien, Entzündungen und Ischämien.
- **Behinderung des Lymphabflusses** z. B. nach Operationen.

Grundsätzlich unterscheidet man zwischen generalisierten und lokalisierten Ödemen. Bei **generalisierten Ödemen** sind folgende Differenzialdiagnosen in Betracht zu ziehen:

- **Kardiale Ödeme:** meist im Rahmen einer Rechtsherzinsuffizienz. Typisch sind symmetrische, lageabhängige Ödeme in den abhängigen Körperpartien (v. a. Unterschenkel, Knöchel und Fußrücken, bei bettlägrigen Patienten auch am Rücken).
- **Renale Ödeme:** z. B. im Rahmen des nephrotischen Syndroms (aufgrund einer Hypoproteinämie) oder einer akuten bzw. chronischen Niereninsuffizienz (aufgrund einer verminderten Wasserausscheidung). Typisch sind symmetrische, kaum lagerungsabhängige Ödeme.
- **Hepatische Ödeme:** meist im Rahmen einer Leberzirrhose mit hepatischer Synthesestörung (verminderte Albuminsynthese) und portaler Stauung. Typisch sind symmetrische, kaum lagerungsabhängige Ödeme, Aszites, Albuminverminderung im Serum sowie ein sekundärer Hyperaldosteronismus.
- **Nutritiv bedingte Ödeme:** z. B. bei Malabsorption oder Malnutrition. Typischerweise sind alle Proteinfraktionen erniedrigt.
- **Endokrin bedingte Ödeme** z. B. prämenstruell oder bei Hypothyreose (sog. Myxödem, Ödem nicht wegdrückbar), beim primären Hyperaldosteronismus oder Cushing-Syndrom.
- **Medikamentös induzierte Ödeme:** z. B. nach Einnahme von Kalziumantagonisten oder Glukokortikoiden.

Bei **lokalisierten Ödemen** kommen folgende Differenzialdiagnosen infrage:

- **Phlebödem:** z. B. bei Phlebothrombose oder chronisch-venöser Insuffizienz.
- **Lymphödem:** z. B. nach rezidivierendem Erysipel, Operationen oder Radiotherapie. Meist entwickeln sich die Ödeme von distal nach proximal unter Beteiligung der Finger und Zehen. Das Stemmer-Zeichen (fehlende Abhebbarkeit der Haut im dorsalen Hand- bzw. Fußbereich) ist typischerweise positiv.
- **Lipödem:** Auftreibung der Beine durch Fettpolster mit sekundärem Lymphödem.
- **Entzündliches Ödem:** z. B. bei lokaler Infektion. Typisch sind Rötung, Überwärmung und Schmerz.
- **Allergisches Ödem:** z. B. bei Insektenstich oder hereditärem Angioödem. Typisch ist der akute Beginn und der Juckreiz.
- **Ödeme anderer Ätiologie** z. B. bei sympathischer Reflexdystrophie oder ischämisch/postischämisch.

2. Verdachtsdiagnose

Der Patient leidet am ehesten unter dem **nephrotischen Syndrom.** Dazu passen die anamnestischen Angaben (Gewichtszunahme, Schwellungen der unteren Extremitäten und Lider, Müdigkeit) und der Untersuchungsbefund (generalisierte Ödeme). Typisch sind auch die mittelschwere Kreatininerhöhung, die Hypoproteinämie mit deutlicher Verminderung des Albumins, die Hyperlipidämie und die Proteinurie.
Differenzialdiagnostisch kommen alle Erkrankungen in Betracht, die generalisierte Ödeme hervorrufen können.

3. Ätiologie/Komplikationen

In 75 % der Fälle ist eine Glomerulonephritis (GN) verantwortlich für die Genese eines nephrotischen Syndroms. Die wichtigsten **primären** glomerulären Erkrankungen in diesem Zusammenhang sind:

- **Minimal-Change-GN:** häufigste Ursache im Kindesalter.
- **Membranöse GN:** häufigste Ursache im Erwachsenenalter.
- **Fokal-segmentale GN:** zweithäufigste Ursache im Erwachsenenalter.

Sekundäre Ursachen des nephrotischen Syndroms sind z. B. die diabetische Glomerulosklerose, die Nierenamyloidose, das Plasmozytom und die Lupusnephritis, außerdem ist eine hereditäre Genese bekannt.

Unabhängig von der Ätiologie wird das nephrotische Syndrom durch eine **Schädigung der Podozyten** hervorgerufen. Diese führt zu einem **glomerulären Leck** mit **Proteinurie.** Neben Albumin gehen typischerweise auch andere Plasmaproteine (z. B. Antithrombin III, IgG, Komplementfaktoren, Thyroxin-bindendes Globulin, Vitamin-D-bindendes Globulin) renal verloren.

Folgende **Komplikationen** werden beim nephrotischen Syndrom beobachtet:

- **Thrombembolische Ereignisse:** Die vermehrte Thromboseneigung ist durch eine Dysbalance zwischen antikoagulatorischen Faktoren (u. a. Verlust von Antithrombin III) und gerinnungsaktiven Substanzen (u. a. vermehrte Bildung von Fibrinogen) zu erklären.
- **Infektanfälligkeit:** verursacht durch den renalen Immunglobulin- und Komplementverlust.
- **Hypovolämie:** aufgrund der Flüssigkeitsverschiebungen (von intravasal nach interstitiell).
- **Hypertonie:** durch Aktivierung des Renin-Angiotensin-Aldosteron-Systems.
- **Protrahierte Atherosklerose:** infolge der Hyperlipidämie und arteriellen Hypertonie.
- **Osteoporose:** durch Vitamin-D-Mangel.

4. Diagnostik

Neben Anamnese, körperlicher Untersuchung und der bereits durchgeführten Labordiagnostik sind folgende Maßnahmen sinnvoll:

- **Urinuntersuchung:** Das nephrotische Syndrom ist durch eine **Proteinurie > 3,5 g/Tag** gekennzeichnet. Die quantitative Bestimmung der renalen Eiweißausscheidung erfolgt klassischerweise im **24-Stunden-Sammelurin** (Problem: setzt hohe Patientencompliance voraus), heute wird die Proteinurie meist anhand des sog. **Spot-Urins** abgeschätzt. Hierfür werden bei einer kleinen Urinmenge das Kreatinin und der Eiweißgehalt ermittelt. Da die Kreatininausscheidung normalerweise etwa 1 g/Tag beträgt, kann von der Kreatininkonzentration auf die Tagesurinmenge zurückgeschlossen und die Tagesproteinausscheidung abgeschätzt werden. Außerdem kann mittels **Urinelektrophorese** zwischen einer selektiven Proteinurie (niedermolekulare Proteinurie, fast ausschließlich Albuminausscheidung) und einer nichtselektiven Proteinurie (Ausscheidung auch von Proteinen mit hohem Molekulargewicht) differenziert werden.
- **Serumelektrophorese:** Typisch für das nephrotische Syndrom ist die Erniedrigung der Albumin- und γ-Fraktion (wegen der Proteinurie) bei gleichzeitiger Erhöhung der α_2- und β-Globulinzacken (wegen der gesteigerten hepatischen Lipoproteinsynthese).
- **Nierenbiopsie:** Das nephrotische Syndrom ist eine klassische Indikation zur Nierenbiopsie, da sich die Therapie nach dem histologischen Befund richtet. Bei Kindern wird häufig von dieser invasiven Maßnahme abgesehen und empirisch therapiert, da meist eine Minimal-Change-GN vorliegt.
- **Serumdiagnostik** mit der Frage nach einer Systemerkrankung: z. B. Bestimmung von ANA, Rheumafaktoren, Antistreptolysin-Titer, Immunelektrophorese.
- **Abdomen- und Pleurasonografie:** zur Beurteilung der Nieren- und Lebermorphologie und mit der Frage nach Aszites und Pleuraergüssen.
- **Röntgen-Thorax:** mit der Frage nach Pleuraergüssen oder einer Lungenstauung.
- **EKG:** mit der Frage nach Hinweisen für eine kardiale Erkrankung.

5. Therapie

An erster Stelle steht die **Therapie der jeweiligen Grunderkrankung,** z. B. die immunsuppressive Behandlung einer membranösen GN mit Glukokortikoiden und Cyclophosphamid. Generell sollte eine immunsuppressive Therapie nur bei noch weitgehend intakter Nierenfunktion erfolgen (Serumkreatinin < 2 mg/dl).

Die **symptomatische Therapie** setzt sich zusammen aus **Ödemausschwemmung** (vorsichtige Diuretikatherapie unter engmaschigen Elektrolytkontrollen, Flüssigkeitsbilanzierung, Trinkmengen- und Kochsalzrestriktion), **Thromboseprophylaxe** (Thrombosestrümpfe, prophylaktische Heparinisierung, bei thrombembolischen Komplikationen orale Antikoagulation), **Behandlung der Hyperlipidämie** (cholesterinarme Diät, Statine), **Blutdruckeinstellung** (in der Regel mit ACE-Hemmern), sowie **Infektprophylaxe** bzw. **-therapie.** Außerdem sollte eine **eiweiß- und kochsalzarme Diät** eingehalten werden und eine **Osteoporose-Prophylaxe** erfolgen (Kalzium, Vitamin D und Bisphosphonate).

Merke

Die diuretische Behandlung muss vorsichtig erfolgen, ansonsten droht eine Hypovolämie. Die intravenöse Gabe von Albumin ist wirkungslos, da das substituierte Albumin rasch renal ausgeschieden wird.

6. Nephritisches Syndrom

Da die Symptome renaler Erkrankungen unspezifisch sind, ist die Einteilung in nephritisches bzw. nephrotisches Syndrom wichtig für das weitere Vorgehen und die Eingrenzung von Differenzialdiagnosen. Das nephritische Syndrom ist gekennzeichnet durch:

- **Akut** oder **subakut auftretende Nierenfunktionseinschränkung** mit Anstieg von Kreatinin und Harnstoff.
- **Arterielle Hypertonie.**
- **Mikro-/Makrohämaturie** mit Akanthozyten (beim Durchtritt durch die Basalmembran deformierte Erythrozyten) und Erythrozytenzylindern.

Häufig tritt auch eine Proteinurie hinzu, welche jedoch selten das Niveau des nephrotischen Syndroms (s. o.) erreicht.

Die wichtigsten glomerulären Erkrankungen, die mit einem nephritischen Syndrom einhergehen, sind die **postinfektiöse GN,** die **membranoproliferative GN** und die **rapid-progressive GN.**

Zusammenfassung

Das nephrotische Syndrom ist **definiert** durch eine Proteinurie von > 3,5 g/Tag und gekennzeichnet durch den renalen Verlust von Albumin und anderen Plasmaproteinen (z. B. Antithrombin III, IgG, Komplementfaktoren). Charakteristisch sind eine Hypoproteinämie mit Ödemen und eine Hyperlipidämie. In 75 % der Fälle ist eine primäre GN (z. B. membranöse GN) die **Ursache,** es kann aber auch hereditär oder sekundär z. B. im Rahmen der diabetischen Glomerulosklerose oder der Lupusnephritis auftreten. **Klinisch** manifestiert sich das nephrotische Syndrom durch generalisierte Ödeme, Infektanfälligkeit und thrombembolische Ereignisse, in fortgeschrittenen Stadien treten die Symptome der chronischen Niereninsuffizienz hinzu. Die wichtigsten **diagnostischen Maßnahmen** sind laborchemische Untersuchungen von Serum und Urin, außerdem die Nierensonografie und Nierenbiopsie. Die **Therapie** setzt sich aus der Behandlung der Grunderkrankung (meist Immunsuppression) und symptomatischen Maßnahmen zusammen. Die **Prognose** ist abhängig von der Grunderkrankung und dem Therapieansprechen.

30

Übelkeit, Melaena und Hämatemesis

Anamnese

Ein 75-jähriger berenteter KFZ-Meister erbricht plötzlich größere Mengen frisches Blut. Seine Frau ruft umgehend den Notarzt, der den Patienten in die Klinik begleitet. Die Ehefrau berichtet weiter, dass ihr Mann bereits 2 Tage zuvor schwarzen Stuhl abgesetzt habe. Aufgrund von Schmerzen bei einer schweren pAVK habe der Patient seit über einem Jahr täglich Ibuprofen eingenommen. Nach einer Stentanlage in der A. iliaca communis rechts vor wenigen Wochen wurde außerdem ASS und Clopidogrel verabreicht. Schon seit Längerem habe er über eine leichte Übelkeit und gelegentliche Schmerzen im Oberbauch geklagt, vor allem nach der Nahrungsaufnahme, denen er aber nicht viel Bedeutung beigemessen habe. Alkohol trinke er selten, allerdings würde er trotz pAVK weiter rauchen (etwa 40 py).

Untersuchungsbefunde

75-jähriger Mann in akut reduziertem AZ und schlankem EZ, zu Person, Ort und Zeit orientiert. BD 90/60 mmHg, HF 119/min. Haut/Schleimhäute: blasse Farbe, gerötetes Gesicht, Schleimhäute feucht. LK: unauffällig. Herz: reine, regelmäßige HT, keine pathologischen Geräusche. Lunge: bronchiales Atemgeräusch mit diskreter Spastik, keine RG. Abdomen: Bauchdecke weich, leichter epigastrischer DS, keine Resistenzen, Darmgeräusche positiv. Gefäßstatus: periphere Pulse der unteren Extremitäten nicht tastbar, Füße seitengleich kühl, Ulkus an Dig V rechts, Z. n. Amputation Dig V links. Neurologisch orientierend unauffällig.

1. Welche Verdachtsdiagnose haben Sie? Erläutern Sie die wahrscheinlichste Ursache!

2. Welche Maßnahmen leiten Sie in der Notaufnahme in der Reihe des praktischen Vorgehens umgehend ein?

3. Welche anderen Ursachen des zugrunde liegenden Krankheitsbilds kennen Sie? Welche Diagnostik kommt zum Einsatz?

4. Beschreiben Sie das therapeutische Vorgehen bei der Erkrankung!

5. Welche anderen Ursachen der oberen Gastrointestinalblutung kennen Sie? Ordnen Sie nach der Häufigkeit!

6. Was verstehen Sie unter der Forrest-Klassifikation?

1. Verdachtsdiagnose/Ursache

Die klinischen Symptome Teerstuhl (Melaena) und Bluterbrechen (Hämatemesis) sprechen für eine **obere gastrointestinale (OGI) Blutung.** Die Anamnese und die Medikation des Patienten lassen am ehesten auf ein **Ulkus** als Blutungsursache schließen. Dafür sprechen vor allem die langfristige Einnahme der nichtsteroidalen Antiphlogistika (NSAID) Ibuprofen und ASS sowie die Erhöhung der Blutungsbereitschaft durch ASS und Clopidogrel. Trotz der eher unspezifischen Symptome sind Übelkeit und postprandial zunehmende Schmerzen am ehesten für ein **Ulcus ventriculi** typisch. Beim **Ulcus duodeni** kommt es klassischerweise zur Schmerzbesserung nach Nahrungsaufnahme.

2. Sofortmaßnahmen

Bei einer akuten OGI-Blutung mit hämodynamischer Instabilität (Hypotonie und Tachykardie) steht zunächst die **Kreislaufstabilisierung** im Vordergrund, auf die so schnell wie möglich eine **Ösophagogastroduodenoskopie** (ÖGD) folgen sollte. Der Reihe nach sind folgende Maßnahmen sinnvoll:

- Kurze Anamnese, klinische Untersuchung und Überwachung der **Vitalfunktionen.**
- Patient **nüchtern** lassen.
- **Sauerstoffgabe.**
- Großlumige **venöse Zugänge** (mindestens zwei).
- **Laborchemische Analyse:** Blutbild, Blutgruppenbestimmung, Gerinnung, Nierenfunktion, Elektrolyte.
- **Erythrozytenkonzentrate** bestellen (mindestens vier) und auf Abruf bereithalten.
- Gezielte **Volumensubstitution** bis zum Eintreffen der Erythrozytenkonzentrate, z. B. durch kristalloide Lösungen (z. B. isotonische Elektrolytlösungen).
- **Erythrozytensubstitution** bei Hb < 7 g/dl, je nach Vorerkrankungen und hämodynamischem Verlauf auch früher, zusätzlich FFP (Fresh Frozen Plasma) und Thrombozytenkonzentrate. Versorgung auf der **Intensivstation** abhängig vom Verlauf, ggf. mit arterieller Blutdrucküberwachung und Gabe von **Katecholaminen.** Bei schwerem Schock, Bewusstseinstrübung oder drohender Aspiration (massive Hämatemesis) Intubation.
- **Ösophagogastroduodenoskopie:** zur endoskopischen Diagnostik (➤ Abb. 30.1) und Therapie (z. B. Unterspritzung, Gefäßclip). Die Endoskopie zeigt als Korrelat der Beschwerden und der OGI-Blutung in diesem Fall eine spritzende, arterielle Blutung im Duodenum.
- Bei endoskopisch nicht beherrschbarer Blutung frühzeitig **chirurgisches Konsil** organisieren.

Merke

Gemeinsam mit einer engmaschigen hämodynamischen Überwachung (anfangs keine Änderung des Blutbilds!) ist der rasche Volumenersatz und das Bereithalten von Erythrozytenkonzentraten von Bedeutung.

3. Weitere Ursachen/Diagnostik

Neben der Einnahme von NSAID und bzw. oder Glukokortikoiden ist die **chronische Infektion mit Helicobacter pylori (HP)** mit **Gastritis** eine wichtige Ursache des Ulcus ventriculi bzw. duodeni. Dabei steigt das Gesamtrisiko bei gleichzeitigem Vorliegen der beiden Hauptursachen (NSAID und HP-positive Gastritis)

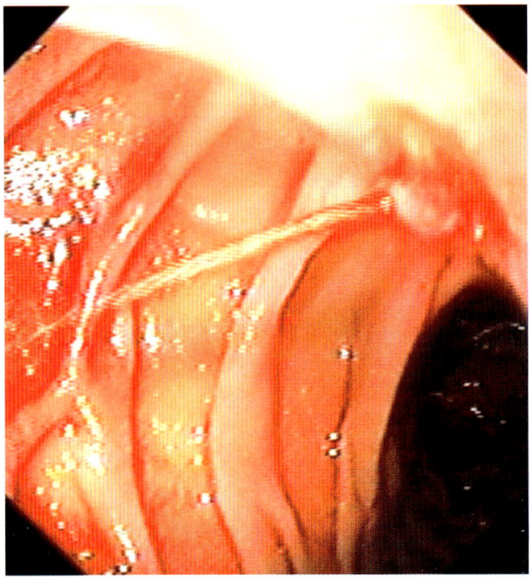

Abb. 30.1 Spritzende, arterielle Blutung im Duodenum. [R211]

deutlich an. Auch bestimmte genetische Faktoren scheinen bei der Genese von Duodenalulzera eine Rolle zu spielen, so ist das Risiko bei Patienten mit der Blutgruppe 0 etwas höher. Ebenso gelten Umweltbedingungen (z. B. Rauchen) als begünstigende Faktoren.
Nachfolgend sind die Ursachen der Ulkuskrankheit und die entsprechende Diagnostik aufgeführt:

- **HP-positive Ulkuskrankheit:** Bei etwa 97 % der Duodenalulzera sowie 50–75 % der Magenulzera findet sich eine HP-Infektion. Die Häufigkeit der HP-Besiedlung der Magenschleimhaut nimmt in Deutschland mit dem Alter zu (etwa 50 % der Gruppe der über 50-Jährigen sind HP-positiv). Bei Verdacht bzw. Nachweis eines gastroduodenalen Ulkus können folgende diagnostische Mittel zum HP-Nachweis eingesetzt werden (2 Wochen nach Ende einer PPI-Therapie und 4 Wochen nach vorheriger Eradikation):
  - **Invasiv** aus mehreren Biopsien: **Helicobacter-Urease-Schnelltest** (HUT), Histologie, kultureller Nachweis (Antibiogramm zur Resistenzmessung ist möglich).
  - **Nichtinvasiv: C13-Atemtest** (verminderte Sensitivität unter Gabe von PPI), HP-Antigennachweis im Stuhl (geringe klinische Relevanz), Antikörpernachweis im Serum.
- **Akutes Stressulkus:** Anamnestische Angaben können auf diese Ätiologie hindeuten, z. B. vorangegangene große Operation, Polytrauma oder Verbrennungen.

Weitere **seltene Ursachen** sind:

- **Gastrinom (Zollinger-Ellison-Syndrom):** Gastrin-produzierender Tumor, der meist im Pankreas lokalisiert ist (80 %) und in dessen Folge es zu einer massiven Stimulation der Säuresekretion kommt. Diagnose durch Messung des Gastrinspiegels basal und nach Provokation mit Sekretin.
- **Primärer Hyperparathyreoidismus:** Kalzium und Parathormon im Serum sind erhöht.

Merke

Von einem **Ulkus** spricht man bei einem Schleimhautdefekt, der über die Muscularis mucosae hinausgeht. Dagegen ist diese bei der **Erosion** intakt und der Defekt der Schleimhaut ist auf die Mukosa beschränkt. Erosionen können durch diffuse Blutungen imponieren.

4. Therapie

Das therapeutische Vorgehen bei Nachweis eines gastroduodenalen Ulkus hängt von der Ursache ab.

- **HP-bedingte Ulkuskrankheit:** Die kausale Therapie der Wahl ist eine **Eradikation des Erregers,** bei der zwei Antibiotika mit einem Protonenpumpeninhibitor (PPI) als **„Triple-Therapie"** kombiniert werden. Aufgrund der aktuellen Resistenzlage sollte die sog. italienische Triple-Therapie mit Kombination von Clarithromycin, Metronidazol und hoch dosiertem PPI (z. B. Pantoprazol in der doppelten Standarddosis) angewendet werden. Alternativ eignet sich die sog. französische Triple-Therapie, bei der anstelle von Metronidazol auf Amoxicillin ausgewichen wird. Die Eradikationstherapie wird für 7 Tage mit einer hohen Erfolgsrate durchgeführt, sodass das Rezidivrisiko gering ist (etwa 1 %/Jahr).
- **NSAID-assoziiertes Ulkus** und **HP-negative Ulzera:** Im Vordergrund stehen das Absetzen des NSAID und die **Therapie mit PPI** als Mittel der 1. Wahl. Je nach Ausprägung des Ulkus ist unter Umständen die doppelte Standarddosis notwendig, unter der es innerhalb von etwa 14 Tagen zur Abheilung des Ulkus kommen sollte. Im Verlauf kann die PPI-Dosis meist auf die Standarddosis reduziert werden. Außerdem sollte auf Rauchen verzichtet und Stress gemieden werden.
- **Chirurgische Therapie:** Indikation ist **nur bei Komplikationen** gegeben, z. B. bei endoskopisch nicht beherrschbarer Blutung, bei Perforation oder bei Magenausgangsstenose. Aufgrund des breiten Einsatzes der Eradikationstherapie und guten endoskopischen Ergebnissen sind Ulkus-Operationen kaum noch notwendig.

Merke

Zum **Malignomausschluss** sollte beim Ulcus ventriculi auch bei unkompliziertem Verlauf zwingend eine **Kontrollgastroskopie** mit ggf. erneuten Biopsien nach etwa 6 Wochen erfolgen.

Tab. 30.1 Forrest-Klassifikation und Risiko einer Rezidivblutung.

Forrest-Typ		Art		Risiko Rezidivblutung
I	Aktive Blutung	a	Arterielle (spritzende) Blutung	90 %
		b	Sickerblutung	10–20 %
II	Inaktive Blutung	a	sichtbarer Gefäßstumpf	50 %
		b	Koagel	25–30 %
		c	Hämatin	7–10 %
III	Läsion ohne Zeichen einer Blutung	Keines der obigen Kriterien		3–5 %

5. Obere gastrointestinale Blutung

In etwa 35 % der Fälle handelt es sich um die in diesem Fall beschriebene Blutung aus einem Ulkus. Als Ursachen einer oberen gastrointestinalen Blutung kommen unterschiedliche Krankheitsbilder in Betracht (nach Häufigkeit geordnet).

- **Ulkusblutung:** Ulcus ventriculi, Ulcus duodeni.
- Erosive Gastritis, Duodenitis oder Refluxösophagitis.
- **Varizenblutung:** Ösophagus- und/oder Fundusvarizen.
- **Mallory-Weiss-Läsion:** longitudinaler Schleimhauteinriss am gastroösophagealen Übergang, besonders bei starkem Erbrechen.
- **Karzinom** des Magens.
- **Angiodysplasien:** insbesondere bei älteren Menschen.

In etwa 5 % der Fälle lässt sich keine eindeutige Blutungsquelle finden. Mehrere Läsionen können gleichzeitig vorliegen, sodass z. B. eine ÖGD immer komplett erfolgen sollte, um weitere Blutungsquellen auszuschließen.

6. Forrest-Klassifikation

Bei der **Forrest-Klassifikation** handelt es sich um eine endoskopische **Einteilung der Blutungsaktivität.** Gleichzeitig lässt sich je nach Typ das Rezidivrisiko einer Blutung abschätzen. Bei der in ➤ Abbildung 30.1 dargestellten Läsion des 75-jährigen Patienten handelt es sich um ein Forrest-Stadium Ia.

Zusammenfassung

Bei der **oberen gastrointestinalen Blutung** handelt es sich um ein prinzipiell lebensbedrohliches Krankheitsbild, das je nach Ausmaß und Ursache im hämorrhagischen Schock enden kann. Die typischen **Symptome** sind Hämatemesis und Melaena. **Ursache** sind in etwa der Hälfte der Fälle Ulkusblutungen (Ulcus ventriculi oder Ulcus duodeni), die sich nach Forrest einteilen lassen. **Therapeutisch** im Vordergrund stehen die endoskopische Intervention, hämodynamische Stabilisation und die Therapie der Grundkrankheit. Die kausale Therapie der Ursache ist zur **Prophylaxe** von Rezidiven entscheidend.

Die **gastroduodenale Ulkuskrankheit** ist im Wesentlichen durch zwei Hauptfaktoren bedingt: eine Infektion mit Helicobacter pylori und die Einnahme von NSAID und/oder Glukokortikoiden. **Klinisch** können Ulzera durch Oberbauchschmerzen, Übelkeit und Komplikationen (z. B. Blutung) imponieren, in vielen Fällen (v. a. NSAID) verläuft die Ulkuskrankheit asymptomatisch. Die wichtigste **diagnostische Maßnahme** besteht in der Durchführung einer ÖGD. Bei HP-positiven Ulzera steht die Eradikation des Erregers durch eine Triple-Therapie im Vordergrund, bei NSAID und Stressulzera sind das Absetzen des auslösenden Medikaments und die Gabe von PPI **Therapie** der Wahl. Chirurgische Maßnahmen kommen nur bei Komplikationen in Betracht. Besonders beim Ulcus ventriculi sollte im Verlauf ein Malignomausschluss erfolgen. Die **Prognose** der unkomplizierten Ulkuskrankheit ist gut.

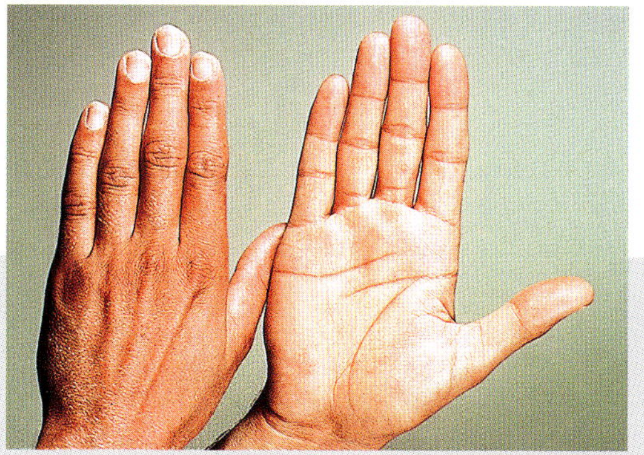

31

Abgeschlagenheit und Gewichtsverlust

Anamnese

Ein 27-jähriger Student stellt sich mit Appetitlosigkeit, Gewichtsverlust (8 kg im letzten Jahr) und einer seit Monaten bestehenden Abgeschlagenheit in Ihrer Praxis vor. In den letzten Wochen sei er mehrfach kollabiert. Auch sei seine Haut deutlich brauner als früher, vermehrte Sonnenexposition wird jedoch verneint. Seit dem 12. Lebensjahr sei er Turner und habe bis vor einigen Monaten dreimal pro Woche trainiert und Wettkämpfe bestritten, dies jedoch aufgrund der Beschwerden aufgeben müssen. Vorerkrankungen sind nicht bekannt, Medikamenteneinnahme, Alkohol- und Nikotinabusus werden verneint.

Untersuchungsbefunde

27-jähriger Patient in reduziertem AZ und untergewichtigem EZ (179 cm, 56 kg, BMI 17,7 kg/m^2). HF 91/min, BD 85/50 mmHg, AF 12/min, Temperatur 36,7 °C. Haut: warm, trocken, stehende Hautfalten, intensive generalisierte Bräunung, deutliche Hyperpigmentierung von palmaren und plantaren Hautfalten (➤ Bild [M468]) sowie der Achseln. Schleimhäute: feucht, auffällige Hyperpigmentierung der oralen Mukosa. Kopf/Hals: unauffällig. LK: unauffällig. Herz: HT rein, rhythmisch, keine pathologischen Geräusche. Lunge: sonorer KS, vesikuläres Atemgeräusch, keine RG. Abdomen: unauffällig. Nierenlager: frei. Extremitäten: unauffällig. Neurologisch orientierend unauffällig.

Laborbefunde

Blutbild unauffällig; Natrium 126 mmol/l; Kalium 6,0 mmol/l; Kalzium 2,3 mmol/l; Serumkreatinin 1,3 mg/dl; Harnstoff 69 mg/dl; Harnsäure 7,0 mg/dl; BZ 61 mg/dl.

1. **Im Labor des Patienten fällt eine Hyponatriämie auf. Welche Ursachen für diese Elektrolytstörung kennen Sie?**
2. **Welche Verdachtsdiagnose stellen Sie? Erklären Sie dabei kurz die Pathogenese der Symptome!**
3. **Beschreiben Sie die beiden Formen der Erkrankung! Wie lassen sich diese unterscheiden?**
4. **Welche diagnostischen Maßnahmen leiten Sie ein?**
5. **Wie behandeln Sie die Erkrankung? Worauf muss der Patient unbedingt aufmerksam gemacht werden und warum?**
6. **Was versteht man unter dem Waterhouse-Friderichsen-Syndrom?**

1. Hyponatriämie

Bei einer Hyponatriämie liegt die Natriumkonzentration im Serum < 135 mmol/l. Ursachen sind:

- **Extrarenale Natriumverluste:** z. B. infolge von Diarrhö, rezidivierendem Erbrechen oder Pankreatitis.
- **Renale Natriumverluste:** z. B. infolge Diuretikaeinnahme, Nephropathien mit eingeschränkter Konzentrierung des Urins, Diabetes insipidus oder Nebenniereninsuffizienz.
- **Zustände mit erhöhter Plasmaosmolarität:** z. B. bei Hyperglykämie oder nach Gabe von Mannitol oder Kontrastmittel. Die erhöhte Plasmaosmolarität führt zu einer osmotisch bedingten Mobilisierung von freiem Wasser in den Intravasalraum mit der Folge einer Hyponatriämie.
- **Gestörte Wasserexkretion:** z. B. infolge chronischer Niereninsuffizienz oder akutem Nierenversagen.
- **Überangebot an freiem Wasser:** z. B. infolge psychogener Polydipsie oder einer exzessiven Gabe elektrolytfreier Infusionen.
- **Syndrom der inadäquaten ADH-Sekretion (SIADH):** meist paraneoplastisch z. B. im Rahmen eines kleinzelligen Bronchialkarzinoms oder medikamentös bedingt. Charakteristisch ist, dass trotz einer Hypoosmolarität im Serum ein konzentrierter Urin ausgeschieden wird (➤ Fall 04).
- **Stimulation des Renin-Angiotensin-Aldosteron-Systems** und der **ADH-Sekretion** bei vermindertem intravasalem Volumen, z. B. bei Leberzirrhose, nephrotischem Syndrom oder Herzinsuffizienz.
- **Pseudohyponatriämie:** infolge Hyperlipidämie oder Hyperproteinämie (z. B. bei Plasmozytom oder Waldenström-Krankheit). Es handelt sich um eine messtechnisch bedingte und damit artifizielle Erniedrigung des Natriumwerts im Rahmen der konventionellen Bestimmungsmethode.

2. Verdachtsdiagnose/Pathogenese

Der Patient leidet am ehesten unter einer **primären Nebennierenrindeninsuffizienz (Addison-Krankheit).** Diese Erkrankung entsteht durch Destruktion des Nebennierenrindenparenchyms und geht bei erhöhter ACTH-Sekretion mit einem Mangel von Kortisol und Mineralokortikoiden einher. Folgende Befunde sprechen für diese Verdachtsdiagnose:

- **Adynamie, Appetitlosigkeit, Gewichtsverlust, Hypoglykämie** durch den Kortisolmangel.
- **Hypotonie, stehende Hautfalten** als Zeichen einer Dehydratation.
- **Hyponatriämie, Hyperkaliämie** durch den Mineralokortikoidmangel.
- **Hyperpigmentierung** durch den erhöhten ACTH-Spiegel (ACTH besitzt eine direkt stimulierende Wirkung auf Melanozyten).
- Bei Frauen zusätzlich **fehlende Scham- und Axillarbehaarung** durch den Wegfall der adrenalen Androgensynthese.

Die rezidivierenden **Synkopen** bei diesem Patienten könnten durch die Hypotonie und Hypovolämie sowie durch die Neigung zu Hypoglykämien erklärt werden. Die erhöhten Kreatinin-, Harnstoff- und Harnsäurewerte sind auf die katabole Stoffwechsellage infolge Hypokortisolismus und die Dehydratation zurückzuführen.

3. Unterschiede zwischen primärer und sekundärer Form

Bei der Nebennierenrindeninsuffizienz (NNRI) wird zwischen einer primären und einer sekundären Form unterschieden. Während der **Hypokortisolismus** bei beiden vorkommt, unterscheiden sie sich unter anderem bei Ätiologie und klinischer Symptomatik:

- **Primäre NNRI (Addison-Krankheit):** Sie entsteht durch Destruktion des Nebennierenrindenparenchyms und ist in 80 % der Fälle auf eine **Autoimmunadrenalitis** zurückzuführen (Auto-Ak gegen NNR). Sie kann isoliert oder mit anderen Autoimmunendokrinopathien bei polyglandulärer Insuffizienz auftreten. Weitere Ursachen sind Infektionen (z. B. Tbc, CMV, HIV), Blutungen, Tumoren und Metastasen.
- **Sekundäre NNRI:** Sie ist Folge einer pathologisch verminderten ACTH-Sekretion bei Hypophysenvorderlappen- oder Hypothalamusinsuffizienz durch die abrupte Unterbrechung einer Langzeitbehand-

lung mit Glukokortikoiden, seltener Tumoren (z. B. Hypophysenadenom), Autoimmunerkrankungen oder Traumata.

Klinisch können die beiden Formen anhand folgender Kriterien differenziert werden:

- **Mineralokortikoidmangel:** Da die Aldosteronproduktion bei der sekundären NNRI nur geringfügig beeinträchtigt ist, treten keine Zeichen eines Mineralokortikoidmangels (Dehydratation, Salzhunger, Hyponatriämie, Hyperkaliämie, Azidose) auf.
- **Hyperpigmentierung:** Da die ACTH-Spiegel bei der sekundären NNRI erniedrigt sind, wird keine vermehrte Pigmentierung der Haut beobachtet, sondern eine sog. alabasterfarbene Blässe.

4. Diagnostik

Die basalen Kortisolspiegel sind aufgrund des zirkadianen Sekretionsmodus der Glukokortikoide für die Diagnosestellung einer Addison-Krankheit nur eingeschränkt verwertbar. Zur Sicherung der Erkrankung wird stattdessen ein **ACTH-Stimulationstest** durchgeführt, bei dem eine Serumkortisolbestimmung vor und 60 Minuten nach Gabe von synthetischem ACTH erfolgt. Bei der Addison-Krankheit ist der Kortisolbasalwert erniedrigt bzw. normal, ein adäquater Anstieg nach ACTH-Stimulation bleibt aus. Bei sekundärer NNRI steigt die Kortisolkonzentration nach ACTH-Gabe in der Regel adäquat an, es sei denn es handelt sich um einen länger bestehenden Zustand, bei dem es bereits zu einer NNR-Atrophie gekommen ist.

Des Weiteren können folgende Untersuchungen durchgeführt werden:

- **Basaler ACTH-Spiegel:** bei Addison-Krankheit deutlich erhöht, bei sekundärer NNRI erniedrigt oder niedrig normal.
- **Kortisol- und Aldosteronkonzentration im Urin:** Bei Addison-Krankheit sind beide Werte erniedrigt, bei der sekundären NNRI ist nur der Kortisolspiegel herabgesetzt, die Aldosteronkonzentration ist normwertig.
- **Reninkonzentration im Plasma:** Eine Erhöhung spricht für einen Mineralokortikoidmangel, z. B. im Rahmen einer Addison-Krankheit.

Wird eine primäre NNRI diagnostiziert, sollte zur Klärung der Ätiologie nach **NNR-Autoantikörpern** gesucht und eine **bildgebende NN-Diagnostik** (Abdomensonografie, CT oder MRT) durchgeführt werden. Da eine Autoimmunadrenalitis sowohl isoliert als auch im Rahmen einer polyglandulären Autoimmunendokrinopathie auftreten kann, sollte bei Bestätigung dieser Ätiologie außerdem eine Kontrolle der Schilddrüsen- und Geschlechtshormone erfolgen.

Merke

Unterfunktionszustände hormoneller Drüsen werden in der Endokrinologie durch **Stimulationstests** nachgewiesen.

5. Therapie

Die Therapie der Addison-Krankheit besteht aus der **oralen Substitutionsbehandlung** mit **Glukokortikoiden** (z. B. Hydrocortison) und **Mineralokortikoiden** (z. B. Fludrocortison). Bei weiblichen Patienten kann die zusätzliche Gabe eines androgenen Steroids (z. B. DHEA, Dehydroepiandrosteron) erwogen werden. Ziel der Therapie sind subjektives Wohlbefinden sowie die Normalisierung von Blutdruck, Serumelektrolyten und Plasmareninspiegel. Sowohl Übersubstitution (NW: Hypertonie, gestörte Glukosetoleranz, Adipositas, Stiernacken, Striae rubrae, Osteoporose, Ödeme) als auch Untersubstitution (NW: verminderte Leistungsfähigkeit, Hypotonie, Hyponatriämie, Hyperkaliämie, Gefahr der krisenhaften Entgleisung) sind zu vermeiden.

Ein weiterer wesentlicher Bestandteil der Behandlung ist die **Patientenschulung.** Der Patient muss darüber aufgeklärt werden, dass der Glukokortikoidbedarf bei Stress (z. B. bei fieberhaften Infekten, psychischen Belastungen und vor Operationen) deutlich erhöht ist und die Einnahmemenge in diesen Situationen in Absprache mit dem betreuenden Arzt auf das 2- bis 5-fache der basalen Dosis erhöht werden muss. Geschieht dies nicht, droht eine **Addison-Krise** mit den typischen Symptomen Übelkeit, Erbrechen, abdominale Schmerzen, Fieber, Bewusstseinsstörungen, schwerer arterieller Hypotonie und Schock. Für die Behandlung dieses lebensbedrohlichen Zustands ist initial die parenterale Gabe von NaCl (0,9 %) und Glukoselösung (5 %) zum Ausgleich des Natrium- und Wasserdefizits indiziert. Wegen der Gefahr einer pontinen Myelinolyse sollte das Natriumdefizit langsam, d. h. um max. 12 mmol/L je Tag angehoben werden. Des Weiteren ist die intravenöse Applikation von Glukokortikoiden erforderlich.

Patienten mit gesicherter Addison-Krankheit müssen einen **Notfallausweis** erhalten, in dem Angaben über die individuell erforderliche Substitutionsbehandlung festgehalten sind. Außerdem sollte jeder Patient eine Notdosis an Glukokortikoiden (z. B. Prednisolonzäpfchen oder i. m.-Glukokortikoidinjektion) mit sich führen, die bei Bedarf (z. B. Erbrechen) sofort appliziert werden kann. Bei Anzeichen einer akuten Entgleisung (z. B. Brechdurchfall) sollten Patienten unverzüglich eine Klinik aufsuchen.

6. Waterhouse-Friderichsen-Syndrom

Unter dem Waterhouse-Friderichsen-Syndrom versteht man eine **foudroyant verlaufende Meningokokkensepsis,** die mit **Schock, Verbrauchskoagulopathie** (u. a. Haut- und Schleimhautpurpura) und **hämorrhagischer Nebenniereninfarzierung mit akuter Addison-Krise** einhergeht. Das Syndrom tritt bei etwa 15 % der Patienten mit Meningokokkensepsis auf, prädisponiert sind Kinder und Jugendliche sowie Patienten nach Splenektomie. Die Therapie besteht aus der Gabe von Gluko- und Mineralokortikoiden sowie Antibiotika und Katecholaminen. Unbehandelt liegt die Letalität bei 100 %.

Zusammenfassung

Die **Addison-Krankheit** (primäre Nebenniereninsuffizienz) wird durch eine Destruktion des Nebennierenrindenparenchyms verursacht und zeichnet sich durch einen **Mangel an Gluko-** und **Mineralokortikoiden** sowie eine konsekutiv **gesteigerte ACTH-Sekretion** aus. Die häufigste **Ursache** ist eine Autoimmunadrenalitis (80 % der Fälle), die isoliert oder im Rahmen einer polyglandulären Insuffizienz auftreten kann. Typische **Symptome** sind Adynamie, Hypotonie, Dehydratation und eine Hyperpigmentierung der Haut. **Laborchemisch** imponieren häufig eine Hyponatriämie und eine Hyperkaliämie. **Differenzialdiagnostisch** ist die Erkrankung in erster Linie von der sekundären, hypophysär oder Hypothalamus-bedingten Nebennierenrindeninsuffizienz abzugrenzen. Die wichtigste **diagnostische Maßnahme** ist der ACTH-Stimulationstest. Die **Therapie** besteht aus der oralen Substitutionsbehandlung mit einem Gluko- und einem Mineralokortikoid. Zu beachten ist, dass der Glukokortikoidbedarf in Belastungssituationen (z. B. fieberhafter Infekt) stark erhöht ist, sodass die Dosierung entsprechend angepasst werden muss.

32

Chronische Rhinitis, Epistaxis und Arthralgien

Anamnese

Ein 44-jähriger Statistiker kommt Anfang September in die internistische Hochschulambulanz, da er seit Mai an einer chronisch verstopften Nase leide. Zunächst sei eine antiallergische Therapie des Hausarztes ohne Erfolg geblieben. Im weiteren Verlauf habe er außerdem mehrfach Nasenbluten gehabt und schlechtes Hören auf dem linken Ohr festgestellt. Sein Hobby, die häufigen Bergwanderungen an den Wochenenden, seien ihm im Sommer schwerer gefallen. Besonders in der letzten Zeit habe er schmerzhafte Gelenkbeschwerden und Muskelschmerzen bekommen, die körperliche Anstrengungen zusätzlich erschweren würden. Da seit einer Woche Husten und gelegentlich Fieber aufgetreten seien und sein Hausarzt im Urlaub sei, möchte er sich in der Uniklinik behandeln lassen. Noxen: kein Alkohol, kein Nikotin.

Untersuchungsbefunde

44-jähriger Mann in akut gemindertem AZ und normalem EZ, wach, zu Person, Ort und Zeit orientiert. HF 72/min, BD 135/80 mmHg. Haut: unauffällig. Kopf/Hals: enoral ulzeröse Schleimhautveränderungen, endonasale Schleimhaut blutig-borkig belegt. Lunge: abgeschwächtes Atemgeräusch über dem rechten Mittellappen, übrige Bereiche vesikuläres Atemgeräusch, keine RG. Herz: HT rein und rhythmisch, keine Herzgeräusche. Abdomen: Bauchdecke weich, kein Druckschmerz, Darmgeräusche vorhanden. Extremitäten: periphere Pulse seitengleich tastbar, Knöchelödeme bds., keine Gelenkschwellungen, diffuser Druckschmerz der Schultergürtelmuskeln. Neurologie: orientierend unauffällig.

1. Stellen Sie eine Verdachtsdiagnose und definieren Sie kurz die Erkrankung!

2. Beschreiben Sie den typischen Ablauf der Erkrankung und nennen Sie die wichtigsten Organmanifestationen!

3. Welche Differenzialdiagnosen kommen in Betracht? Was verstehen Sie unter Vaskulitiden? Nennen Sie Beispiele!

4. Wie verfahren Sie weiter? Welche Untersuchungen sollten durchgeführt werden?

5. Welche Therapie ist bei dieser Erkrankung indiziert? Wie schätzen Sie die Prognose ein?

1. Verdachtsdiagnose

Die gemeinsame Betrachtung der einzelnen, unspezifischen Symptome führt zur Verdachtsdiagnose einer **Granulomatose mit Polyangiitis (Wegener-Granulomatose).** In diesem Fall sind die chronische Rhinitis mit Epistaxis (Nasenbluten) und die Hörminderung charakteristisch. Die körperliche Abgeschlagenheit, das Fieber sowie der Husten und die Arthralgien (meist ohne Gelenkschwellungen) sprechen für eine Generalisation der Erkrankung. Bei der körperlichen Untersuchung fallen mit den enoralen Ulzerationen, der blutigborkig belegten Nasenschleimhaut und den Knöchelödemen (mögliches Zeichen einer Glomerulonephritis) ebenfalls zu der Verdachtsdiagnose passende Befunde auf. Damit finden sich Merkmale der klassischen Trias mit Symptomen des oberen Respirationstrakts, der Lunge und der Niere. Bei der Erkrankung handelt es sich um eine **nekrotisierende Kleingefäßvaskulitis mit Granulombildung,** die sich besonders im Respirationstrakt manifestiert und häufig eine Glomerulonephritis aufweist.

2. Stadien/Organmanifestationen

Die Erkrankung verläuft generell **lokal begrenzt** oder **systemisch.** Dabei lassen sich (nach EUVAS) **5 Schweregrade** (Kategorien) definieren:

- **Lokalisiert:** Manifestation an oberen und unteren Atemwegen ohne systemische Beteiligung, z. B. chronische Rhinitis und Sinusitis und eine sog. Sattelnase als Spätfolge der granulomatösen Entzündung. Durch den Kontakt zum Mittelohr kann es zur chronischen Otitis und ggf. zu einer Hörminderung sowie Kopfschmerzen kommen. Abhängig von der Ausdehnung: Ulzerationen von Oropharynx, Lungenrundherde, ggf. Pseudokavernen (Einschmelzung) sowie eine subglottische Larynx- oder Bronchialstenose mit nachfolgenden Atelektasen.
- **Früh systemisch:** jede Ausbreitung der Erkrankung ohne organ- oder lebensgefährdende Manifestation.
- **Generalisiert:** Befall der Nieren (Serumkreatinin < 5,6 mg/dl), **pulmorenales Syndrom** mit alveolärer Hämorrhagie und (rapid-progressiver) Glomerulonephritis. Weitere möglicherweise betroffene Organe sind z. B. Bewegungsapparat (Arthralgien und Myalgien), Auge (Episkleritis), Nervensystem (Polyneuropathie, seltener zerebrovaskuläre Ereignisse) und Allgemeinsymptome (z. B. Abgeschlagenheit, Fieber, Gewichtsverlust, Nachtschweiß).
- **Schwer mit vitaler Bedrohung:** Nierenversagen (Serumkreatinin > 5,6 mg/dl) oder Versagen anderer vital notwendiger Organe (z. B. Lunge).
- **Refraktär:** fortschreitende Erkrankung trotz Therapie mit Glukokortikoiden und Cyclophosphamid.

3. Differenzialdiagnosen/Vaskulitis

Abhängig von Stadium und klinischem Bild kommen unterschiedliche **Differenzialdiagnosen** in Betracht, hier könnten die Symptome auch auf folgende Erkrankungen hinweisen:

- **Infektiöse Erkrankungen** der Lunge und des HNO-Raums: z. B. Bronchitis, Pneumonie, bakterielle Sinusitis und Otitis.
- **Allergische Diathese** des Respirationstrakts (Sinusitis, Bronchitis).
- **Malignome:** bei Allgemeinsymptomen, die denen einer B-Symptomatik entsprechen.
- **Vaskulitiden:** z. B. mikroskopische Panarteriitis (Polyangiitis) und Churg-Strauss-Syndrom, bei denen sich ein sehr ähnliches klinisches Bild finden kann.
- **Kollagenosen:** z. B. SLE, da Allgemeinsymptome, Muskel- und Gelenkbeschwerden, Nierenbeteiligung und z. B. ulzeröse Veränderungen der Schleimhaut ebenfalls auftreten können.

Unter **„Vaskulitiden"** versteht man Krankheitsbilder, die mit **immunreaktiv ausgelösten Entzündungsprozessen** in Gefäßwänden unterschiedlicher Größe einhergehen und durch **Schädigung der betroffenen Organe** zu klinischen Symptomen führen. Bei primären Vaskulitiden ist die Ätiologie unbekannt, während es sich bei sekundären Vaskulitiden um Gefäßentzündungen im Rahmen einer anderen Erkrankung handelt. Bei der Pathogenese der primären Vaskulitiden können verschiedene Immunmechanismen abgegrenzt werden, z. B. die Produktion von Autoantikörpern (antineutro-

Tab. 32.1 Einteilung der primären Vaskulitiden nach der Chapel Hill Consensus Conference (2012) und sekundäre Vaskulitiden.

Primäre Vaskulitiden
Vaskulitis kleiner Gefäße
ANCA-assoziierte Vaskulitiden der kleinen Gefäße ▪ Granulomatose mit Polyangiitis (Wegener-Granulomatose) ▪ Eosinophile Granulomatose mit Polyangiitis (Churg-Strauss-Syndrom) ▪ Mikroskopische Panarteriitis (Polyangiitis) Immunkomplex-Vaskulitis der kleinen Gefäße ▪ Antiglomeruläre Basalmembran- (Anti-GBM-)Vaskulitis ▪ IgA-Vaskulitis (Purpura Schoenlein-Henoch) ▪ Kryoglobulinämische Vaskulitis ▪ Hypokomplementämische Urtikariavaskulitis (HUV) (Anti-C1q-Vaskulitis)
Vaskulitis mittelgroßer Gefäße
Panarteriitis nodosa Kawasaki-Syndrom
Vaskulitis großer Gefäße
Riesenzell-(Temporal-)Arteriitis Takayasu-Arteriitis
Vaskulitis variabler Gefäße
Behçet-Krankheit Cogan-Syndrom
Einzelorgan-Vaskulitis
Kutane leukozytoklastische Angiitis Kutane Arteriitis Primäre zentralnervöse Vaskulitis Isolierte Aortitis
Sekundäre Vaskulitiden
z. B. bei Kollagenosen, rheumatoider Arthritis u. a. Autoimmunerkrankungen Infektionskrankheiten (z. B. HIV-Infektion, Hepatitisviren) Nach Medikamenteneinnahme, u. a.

phile zytoplasmatische Antikörper, ANCA), das Auftreten von Immunkomplexen (z. B. Kryoglobuline) oder granulomatöse (T-zellvermittelt) Immunreaktionen. In ➤ Tabelle 32.1 ist eine Einteilung der Vaskulitiden wiedergegeben, die sich an der Größe der jeweils betroffenen Gefäße orientiert.

4. Diagnostik

Wegen des Verdachts einer Wegener-Granulomatose im frühsystemischen oder generalisierten Stadium, sollte eine **stationäre Aufnahme** organisiert werden, da sowohl ein akutes Nierenversagen als auch eine respiratorische Insuffizienz als Komplikationen möglich sind. Darüber hinaus können im stationären Rahmen die gesamte Diagnostik und eine intravenöse Therapie erfolgen. Zur Differenzialdiagnostik und Bestätigung der Verdachtsdiagnose sind folgende Untersuchungen sinnvoll:

- **Laboruntersuchung:** Blutbild (Anämie, Leukozytose, Thrombozytose), Entzündungsparameter (BSG ↑, CRP ↑), Retentionsparameter (Kreatinin ↑ bei Glomerulonephritis), Komplementkonzentration.
- **Urinuntersuchung:** Urinstatus, Urinsediment (Mikrohämaturie, Erythrozytenzylinder), Proteinurie.
- **Immunologie:** ANCA mit zytoplasmatischem Fluoreszenzmuster (cANCA) im Initialstadium etwa 50 % und im Generalisationsstadium etwa 95 % positiv mit dem Zielantigen Proteinase-3 (PR3-ANCA), seltener perinukleäres ANCA (pANCA) gegen Myeloperoxidase (MPO-ANCA), außerdem ggf. Bestimmung von ANA, Anti-dsDNA-Ak (SLE?) und von Antikörpern gegen die glomeruläre Basalmembran (Anti-GBM-Ak, Goodpasture-Syndrom?), Untersuchung auf Kryoglobuline (andere Vaskulitisform?).
- **Histologie:** Biopsien aus Nasopharynx, ggf. Lunge und Niere (Trias: Granulome, Vaskulitis, Glomerulonephritis).
- **Bakteriologie:** z. B. Nasenabstrich (*Staphylococcus aureus*?), Sputum.
- **Röntgen/CT-NNH:** Frage nach Verschattungen, chronische Sinusitis.
- **Röntgen/CT-Thorax:** Frage nach Rundherden, diffusen Infiltrationen, Pseudokavernen (Einschmelzungen).
- **MR-/CT-Angiografie:** in etwa 70 % der Fälle Nachweis von Mikroaneurysmen der Nierengefäße.

- **MR-/CT-Schädel** als ergänzende Diagnostik und bei Verdacht auf intrazerebrale Läsionen.
- Weitere interdisziplinäre Abklärung und Untersuchung: z. B. HNO (Untersuchung NNH, Biopsien), Augenheilkunde, Neurologie bei entsprechendem klinischen Verdacht.

5. Therapie/Prognose

Die Therapie der Wegener-Granulomatose erfolgt abhängig vom Schweregrad, man unterscheidet die **Remissionsinduktion** von der **Erhaltungstherapie.**

Im **lokal begrenzten** und **frühen systemischen Stadium** erfolgt die Induktionstherapie mit Methotrexat (oral oder parenteral) und Glukokortikoiden (z. B. Prednisolon). In der Erhaltungstherapie können niedrig dosierte Glukokortikoide mit Azathioprin oder Leflunomid oder Methotrexat kombiniert werden; die zusätzliche Gabe von Cotrimoxazol senkt das Rezidivrisiko.

Im **Generalisationsstadium** wird je nach Schweregrad Cyclophosphamid mit Prednisolon kombiniert (orale oder parenterale Gabe), bei **schweren Verläufen** sollte eine intravenöse Glukokortikoidbolustherapie (3 Tage) und Gabe von Cyclophosphamid erfolgen. Darunter ist eine supportive Therapie notwendig (z. B. Pneumocystis-jiroveci-Prophylaxe mit Cotrimoxazol, PPI-Gabe). Bei **vitaler Bedrohung** sollte zusätzlich eine Plasmapherese durchgeführt werden, ggf. kann Cyclophosphamid durch Rituximab ersetzt werden. Nach Erreichen einer Remission wird Prednisolon schrittweise unter die Cushing-Schwelle reduziert und Cyclophosphamid gegen Azathioprin oder Methotrexat oder Leflunomid ausgetauscht. Im refraktären Stadium können andere Immunsuppressiva gegeben werden, z. B. Mykophenolat Mofetil (MMF), 15-Deoxyspergualin und Biologicals, wie Anti-Thymozyten-Globulin, Infliximab oder Rituximab.

In etwa 90 % der Fälle gelingt es, eine Remission zu erzielen. Unter einer adäquaten Therapie wird heute eine 5-Jahres-Überlebensrate von etwa 85 % erreicht. Die individuelle Prognose hängt von nichtreversiblen Organschäden (z. B. Niere, Lunge) und den zytotoxischen Folgen der Therapie ab, sodass nach Möglichkeit die Kumulativdosis von Cyclophosphamid so gering wie möglich gehalten werden sollte.

Zusammenfassung

Bei der **Granulomatose mit Polyangitiis (Wegener-Granulomatose)** handelt es sich um eine nekrotisierende granulomatöse Vaskulitis vor allem der kleinen Gefäße, die nach Manifestation im lokal begrenzten Stadium zu einer systemischen Beteiligung im Generalisationsstadium führt. Lokalisiert treten meist **Symptome** des Respirationstrakts (chronische Rhinitis/Sinusitis mit Epistaxis) und der Lunge auf. Im Verlauf kann es zu Beteiligung zahlreicher Organe mit Allgemeinsymptomen kommen, beim pulmorenalen Syndrom typischerweise zu Dyspnoe, Hämoptysen und Glomerulonephritis. **Diagnostisch** stehen die bioptische Sicherung (HNO, Lunge, Niere) der Granulome und Vaskulitis sowie der Nachweis von cANCA im Vordergrund. Die immunsuppressive **Therapie** erfolgt stadienabhängig und besteht im Generalisationsstadium zur Remissionsinduktion aus einer Kombination von Steroiden und Cyclophosphamid. Bei der Erhaltungstherapie werden schwächer wirksame Immunsuppressiva (Azathioprin, Methotrexat, Leflunomid) zusätzlich zu niedrig dosierten Steroiden eingesetzt. Die **5-Jahres-Überlebensrate** beträgt unter optimaler Therapie etwa 85 %.

33

Muskelschmerzen, Abgeschlagenheit und Ödeme

Anamnese

Eine 31-jährige Frau kommt an einem Sonntagmorgen in die medizinische Notaufnahme. Da sie bisher trotz rezidivierender gesundheitlicher Probleme nie zum Arzt gehen wollte, ist es nun zu einem Familienstreit gekommen und die Patientin erzählt Ihnen unter Tränen alles auf einmal. Sie erfahren, dass es bereits seit etwa 4 Jahren immer wieder zu diffusen Gelenkschmerzen, vor allem der Hände, und zu verteilten Muskelschmerzen gekommen sei. Außerdem fühle sie sich häufig abgeschlagen und ihrer beruflichen Verantwortung als Versicherungskauffrau nicht gewachsen. Seit 2 Tagen habe sie nun Fieber um 39 °C, Schmerzen beim Atmen und leichte Schwellungen der Unterschenkel. Ähnliche Episoden seien schon mehrfach aufgetreten. Auf gezieltes Nachfragen erfahren Sie, dass die Patientin Sonnenbaden nur sehr schlecht vertrage, da es bereits nach kurzer Zeit zu einer deutlichen Rötung der exponierten Körperstellen komme. An Vorerkrankungen sind rezidivierende Harnwegsinfekte bekannt, eine Algurie verspüre sie aktuell nicht. Vor 2 Jahren habe sie einen Abort in der 12. Schwangerschaftswoche gehabt, seitdem sei sie nicht mehr schwanger geworden. Medikamente nehme sie keine ein.

Untersuchungsbefunde

31-jährige Frau in akut gemindertem AZ und normalem EZ, wach, zu Person, Ort und Zeit orientiert. HF 86/min, BD 145/88 mmHg. Haut: blass, enoral zwei Aphthen der Schleimhaut. Sonst Normalbefund für Kopf und Hals. Lunge: gedämpfter KS und abgeschwächtes Atemgeräusch basale Lungenabschnitte rechts > links, übrige Bereiche vesikuläres Atemgeräusch, keine RG. Herz: HT rein und rhythmisch, keine Herzgeräusche. Abdomen: Bauchdecke weich, kein DS, Darmgeräusche vorhanden. Extremitäten: periphere Pulse seitengleich tastbar, beidseits diskrete Unterschenkelödeme, keine Zeichen einer tiefen Beinvenenthrombose. Neurologie: orientierend unauffällig.

1. Wie lautet Ihre Verdachtsdiagnose? Begründen Sie diese!

2. Worum handelt es sich bei Kollagenosen? Nennen Sie Beispiele!

3. Welche weiteren Untersuchungen führen Sie durch? Welche Befunde erwarten Sie?

4. Nennen Sie Diagnosekriterien für die vermutete Erkrankung!

5. Welche Therapien stehen zur Verfügung? Wie ist die Prognose?

6. Beschreiben Sie das Antiphospholipidsyndrom!

1. Verdachtsdiagnose

Bei der Patientin bestehen vielfältige Symptome verschiedener Organe, die insgesamt am ehesten mit der Verdachtsdiagnose eines **systemischen Lupus erythematodes (SLE)** vereinbar sind. Bei dieser immunologischen Systemerkrankung kommt es fast immer zu **Allgemeinbeschwerden,** die sich hier als Abgeschlagenheit und Fieber präsentieren sowie oft zu **Gelenk- und Muskelschmerzen,** die bei der Patientin rezidivierend seit 4 Jahren bestehen. Die aktuellen Beschwerden mit Schmerzen beim Atmen sind am ehesten als Korrelat einer lupusbedingten **Pleuritis** zu werten.

Zu der Verdachtsdiagnose SLE passen auch Alter und Geschlecht der Patientin (Erstdiagnose überwiegend bei Frauen im gebärfähigen Alter) sowie die Befunde der körperlichen Untersuchung mit **aphthösen Mundschleimhautveränderungen** und dem basal abgeschwächten Atemgeräusch, wahrscheinlich im Rahmen der Pleuritis mit Begleiterguss. Die peripheren Ödeme und der über die Norm erhöhte Blutdruck könnten in Zusammenhang mit einer **Lupusnephritis** stehen. Schließlich ist auch die **Fotosensibilität** mit nachfolgenden Hautveränderungen typisch.

2. Kollagenosen

Kollagenosen sind eine Gruppe von Bindegewebserkrankungen, die sich als chronisch autoimmunvermittelte Systemerkrankungen manifestieren und sich klinisch und immunologisch ähneln. Gemeinsamkeiten sind eine genetische Disposition, eine Häufung bei Frauen und der Nachweis von antinukleären Antikörpern (ANA). Folgende Krankheitsbilder lassen sich abgrenzen:

- **SLE:** im vorliegenden Fall am wahrscheinlichsten.
- **Systemische Sklerodermie:** generalisierte Entzündung des Bindegewebes mit starker Fibrosierung der Haut (z. B. Mikrostomie und mimische Starre des Gesichts) und innerer Organe (z. B. Lungenfibrose oder Herzbeteiligung mit Myokarditis), ebenfalls Arthralgien und Myositis.
- **Polymyositis** und **Dermatomyositis:** Muskelschwäche im Bereich der Schulter-/Beckenmuskulatur, bei Dermatomyositis zusätzlich charakteristische Hautveränderungen (z. B. Erytheme im Gesicht).
- **Sjögren-Syndrom:** chronische Entzündung vor allem der Speichel- und Tränendrüsen mit Xerostomie (Mundtrockenheit) und Xerophthalmie (Augenaustrocknung), sog. Sicca-Symptomatik.
- **Sharp-Syndrom** (Mischkollagenose): Überlappungsphänomene aus SLE, Sklerodermie, Polymyositis und rheumatoider Arthritis, obligat sekundäres Raynaud-Syndrom (anfallsartige, schmerzhafte Vasospasmen mit Ischämie eines oder mehrerer Finger).

3. Diagnostik

Zur diagnostischen Abklärung bei Verdacht auf einen SLE sind folgende Untersuchungen sinnvoll:

- **Laboruntersuchung:** Blutbild (autoantikörperinduzierte Leuko- und Thrombopenie sowie meist hämolytische Anämie), Entzündungswerte (BSG ↑, CRP oft normal), Nierenretentionsparameter und Elektrolyte (eingeschränkte Nierenfunktion bei Lupusnephritis), Gerinnungsparameter, Eiweißelektrophorese (häufig Hypergammaglobulinämie), Komplementkonzentration (Aktivierung, CH50, C3 und C4 ↓ und C3d ↑).
- **Immunologie:** Antinukleäre Antikörper (**ANA**) sind bei SLE in 90–95 % positiv, aber nicht spezifisch für die Erkrankung. Dagegen besitzen Antikörper gegen Doppelstrang-DNA **(Anti-dsDNA-Ak)** und gegen nukleäres Glykoprotein **(Anti-Sm-Ak)** eine hohe Spezifität, sind aber nicht so sensitiv wie ANA. Antiphospholipid-Ak sind in 40 % der Fälle nachweisbar. Differenzialdiagnostisch kann die Bestimmung weiterer Antikörper, z. B. Rheumafaktoren, sinnvoll sein.
- **U-Status:** Proteinurie? Hämaturie? Urinsediment? HWI? 24-h-Sammelurin.
- **Röntgenthorax:** Infiltrat? Erguss?
- **Abdomen- und Pleurasonografie:** u. a. Darstellung der Nieren und der ableitenden Harnwege, Pleuraerguss?

- **EKG und Echokardiografie:** Perikarditis? Rechtsherzbelastung? Perikarerguss?
- **Lunge:** Funktionsprüfung.
- **Liquoruntersuchung:** bei neurologischen Befunden mit der Frage nach Lymphozytose und Schrankenstörung.
- **Biopsie:** Haut (selten erforderlich), Niere (je nach Schweregrad der Nierenbeteiligung werden 6 Grade unterschieden).
- **Konsiliarische Mitbetreuung:** Dermatologie, Nephrologie, Neurologie.

Merke

Der **medikamentös induzierte Lupus erythematodes** (z. B. durch Procainamid, Hydralazin, Interferon) tritt geschlechtsunabhängig gehäuft in höherem Lebensalter auf und manifestiert sich klinisch meist als Polyarthritis, Pleuritis oder Perikarditis. Nieren- und ZNS-Beteiligung sind selten. Typischerweise sind neben ANA auch Anti-Histon-Antikörper positiv, Antikörper gegen Doppelstrang-DNA sind nicht vorhanden. Die Symptomatik ist nach Absetzen des auslösenden Medikaments reversibel.

4. Diagnosekriterien

Das **American College of Rheumatology** (ACR) hat **elf Diagnosekriterien** für den SLE aufgestellt (bei **mindestens vier** vorhandenen Kriterien liegt mit einer Wahrscheinlichkeit von > 95 % ein SLE vor):

- Schmetterlingserythem (➤ Abb. 33.1).
- Diskoider SLE.
- Fotosensibilität.
- Ulzerationen der oralen und nasalen Schleimhaut.
- Polyarthritis: nichterosive Arthritis von ≥ 2 Gelenken.
- Serositis (Pleuritis, Perikarditis).
- Nephritis (persistierende Proteinurie > 0,5 g/d oder Zylindrurie).
- ZNS-Beteiligung: neuropsychiatrische Auffälligkeiten (Psychose, Angststörung, Depression) oder Krampfanfälle.
- Hämatologie: Coombs-positive hämolytische Anämie, Leukopenie, Lymphopenie < 1.500/μl, Thrombopenie < 100.000/μl.
- Immunologie: Anti-ds-DNS, Anti-Sm-AK, Antiphospholipid-Ak.
- Antinukleäre Antikörper (ANA).

Insbesondere zu Krankheitsbeginn kann die Diagnosestellung schwierig sein, da nur 70 % der Patienten die aufgeführten Diagnosekriterien erfüllen.

5. Therapie/Prognose

Die Therapie des SLE besteht aus allgemeinen und medikamentösen Maßnahmen, ein kausaler Ansatz ist nicht verfügbar:

- **Allgemeinmaßnahmen:** Vermeidung auslösender Faktoren, z. B. Meiden von UV-Licht, hochgradiger Sonnenschutz (LSF 60), Verzicht auf Hormontherapie (z. B. keine orale Kontrazeption mit östrogenhaltigen Präparaten).
- **Medikamentöse Therapie:** Bei leichten Fällen ohne viszeralen Befall Behandlung mit NSAID und Chloroquinderivaten. Bei mittelschwerer Organbeteili-

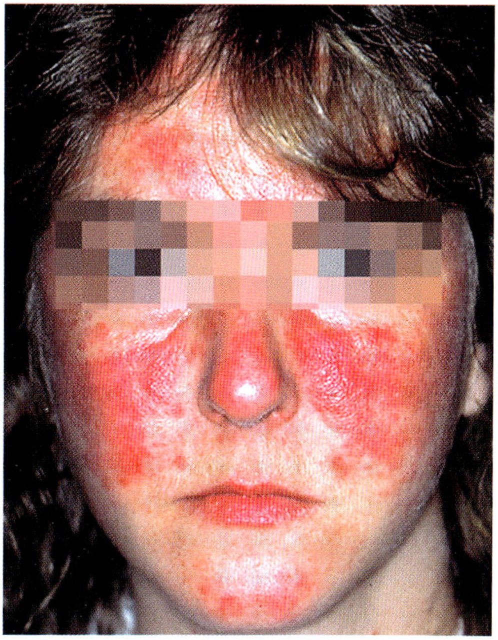

Abb. 33.1 Schmetterlingserythem des Gesichts bei SLE. [M123]

gung Azathioprin, Methotrexat oder Ciclosporin A und bei schwerer Organbeteiligung (Niere, ZNS) Cyclophosphamid-Bolustherapie. Mykophenolat Mofetil (MMF) kann bei Therapieversagen oder bei Kontraindikationen gegen andere Immunsuppressiva eingesetzt werden. Glukokortikoide kommen bei Schüben zusätzlich zum Einsatz (nach Möglichkeit zeitlich begrenzt aufgrund der Nebenwirkungen). „Biologicals" z. B. Rituximab (Anti-CD20-Ak) werden aktuell bei therapierefraktären Fällen im Rahmen klinischer Studien eingesetzt.

- **Ultima Ratio:** autologe Stammzelltransplantation (in diesem Zusammenhang noch experimentell).
- **Supportive Therapie:** u. a. konsequente Einstellung der kardiovaskulären Risikofaktoren, insbes. einer arteriellen Hypertonie. Nikotinkarenz. Osteoporoseprophylaxe bei Glukokortikoid-Langzeittherapie.

Der SLE zeigt stark variable Krankheitsverläufe, die **Prognose** des SLE ist vor allem von der Nierenbeteiligung, den ZNS-Symptomen und kardiovaskulären Folgen abhängig. Ziel der Therapie ist es daher, irreversible Langzeitschäden zu vermeiden. Die 10-Jahres-Überlebensrate beträgt heute 90 %.

Merke

Häufigste Todesursache beim SLE sind Myokardinfarkte infolge vorzeitiger Atherosklerose (u. a. infolge häufig langjähriger Einnahme von Glukokortikoiden).

6. Antiphospholipidsyndrom

Das **Anti-Phospholipidantikörper-Syndrom** (APS) wird bei etwa einem Drittel der SLE-Fälle beobachtet. Ursächlich sind Antikörper gegen Phospholipide, die sich u. a. gegen Thrombozytenrezeptoren und Gerinnungsfaktoren richten. Hierdurch kommt es zu einer **Hyperkoagulabilität** mit der Folge von **Thrombembolien** (arteriell oder venös, z. B. Thrombosen, Myokardinfarkt, zerebrale Insulte) und **Thrombozytopenien.** Rezidivierende Aborte werden ebenfalls gehäuft beobachtet, sodass der beschriebene Abort der Patientin auch in diesem Zusammenhang gesehen werden kann.

Therapeutisch sollte zur Primärprophylaxe (bisher kein thrombembolisches Ereignis) die Einnahme von **ASS** diskutiert werden, in Situationen mit erhöhtem Thrombembolierisiko wird eine konsequente Thromboseprophylaxe empfohlen. Nach stattgehabten Thrombembolien ist eine dauerhafte **orale Antikoagulation** mit einem Kumarinderivat indiziert. Nach wiederholten Spontanaborten werden ASS und Heparin jeweils niedrig dosiert zur Verhinderung weiterer Aborte verordnet. Bei ausgeprägter Thrombozytopenie werden Glukokortikoide oder Immunglobuline eingesetzt.

Zusammenfassung

Beim **systemischen Lupus erythematodes (SLE)** handelt es sich um eine Kollagenose, bei der es durch Ablagerungen von Immunkomplexen zu zahlreichen Symptomen und pathologischen Veränderungen kommen kann. Betroffen sind in erster Linie Frauen, die Erstdiagnose wird meist im gebärfähigen Alter gestellt. Das **klinische Bild** ist sehr variabel. Neben Allgemeinsymptomen (Fieber, Abgeschlagenheit) können unterschiedliche Organe betroffen sein (z. B. Haut, Muskeln und Gelenke, Nieren, Herz, Lunge, ZNS). Auch ein sekundäres Antiphospholipidsyndrom kann auftreten und zu der typischen Trias bestehend aus Thrombozytopenie, venösen und arteriellen Thrombembolien und Aborten führen. **Diagnostisch** ist vor allem der Nachweis von Antikörpern (ANA, Anti-dsDNA-Ak, Anti-Sm-Ak) wegweisend. Zur Diagnosestellung müssen vier von elf Diagnosekriterien erfüllt sein. **Therapeutisch** wird neben Allgemeinmaßnahmen vor allem eine immunsuppressive Behandlung eingesetzt, bei der je nach Schweregrad der Organbeteiligung Glukokortikoide, Chloroquinderivate, Azathioprin, Methotrexat oder Cyclophosphamid verordnet werden. Die **Prognose** ist vor allem von der Nierenbeteiligung, den ZNS-Symptomen und kardiovaskulären Folgen abhängig, dabei beträgt die 10-Jahres-Überlebensrate etwa 90 %.

34

Schmerzhafte Effloreszenzen

Anamnese

Eine 28-jährige Patientin stellt sich mit einem seit 2 Tagen bestehenden, schmerzhaften Hautausschlag am Brustkorb in Ihrer Praxis vor. Sie klagt außerdem über Abgeschlagenheit, Nachtschweiß und Gewichtsverlust (7 kg in 6 Monaten). In den letzten Monaten habe sie mehrfach Fieber und Durchfälle gehabt. Eine beim Hausarzt durchgeführte Stuhlprobe sei negativ gewesen. Außerdem seien die Hals- und Leistenlymphknoten seit einigen Monaten geschwollen, aber nicht schmerzhaft. Die Patientin stammt aus Kenia, besitzt ein Schmuckgeschäft und hält sich aus beruflichen Gründen seit 4 Jahren wechselnd in Deutschland und Afrika auf. Vor 6 Jahren sei sie in Nairobi notfallmäßig appendektomiert worden, ansonsten habe sie keine Vorerkrankungen. Nikotin- und Alkoholkonsum werden verneint.

Untersuchungsbefunde

28-jährige Patientin in leicht reduziertem AZ und normalgewichtigem EZ (169 cm, 60 kg). HF 72/min, BD 125/80 mmHg, AF 13/min, Temperatur 36,7 °C. Haut: warm, trocken, normaler Turgor. Linksthorakal besteht in den Dermatomen Th 4 und 5 ein Exanthem mit flüssigkeitsgefüllten Bläschen und verschorften Arealen. Schleimhäute: feucht, orale Mukosa gerötet. Weißlicher, abwischbarer Belag auf Zunge, weichem Gaumen und Rachen. LK: schmerzlose Schwellungen zervikal, axillär und inguinal. Herz: HT rhythmisch, keine pathologischen Geräusche. Lunge: sonorer KS, vesikuläres Atemgeräusch, keine RG. Abdomen: unauffällig. Nierenlager: frei. Extremitäten: unauffällig. Neurologisch orientierend unauffällig.

Laborbefunde

Leukozyten 3,9 Tsd/µl; Erythrozyten 4,2 Mio/µl; Hb 11,7 g/dl; Hkt 35,2 %; MCV 83,8 fl; MCH 27,9 pg; MCHC 33,2 g/dl; Thrombozyten 212 Tsd/µl; Natrium 138 mmol/l; Kalium 4,4 mmol/l, CRP 14 mg/l. Unauffälliges Differenzialblutbild. Quick, PTT, Glukose, Harnstoff, Kreatinin, GOT und GPT im Normbereich.

1. **Welche Erkrankungen sind aufgrund der Anamnese und des klinischen Bilds wahrscheinlich?**
2. **Welche Grunderkrankung könnte damit in Zusammenhang stehen? Wie sichern Sie deren Diagnose?**
3. **Beschreiben Sie die Pathogenese der Grunderkrankung!**
4. **Erläutern Sie die Stadieneinteilung!**
5. **Nennen Sie Erkrankungen, die die Zuordnung zum Stadium C bedingen!**
6. **Beschreiben Sie die Therapie der Grunderkrankung! Welche Laborparameter eignen sich zur Therapiekontrolle?**

1. Aktuelle Erkrankungen

Bei dem Hautausschlag der Patientin handelt es sich am ehesten um einen **Herpes zoster.** Er entsteht durch die endogene Reaktivierung des Varicella-Zoster-Virus, das nach abgelaufener Primärinfektion in den Spinalganglien persistiert (sog. Latenzphase). Typisch sind unilaterale und strikt segmentale schmerzhafte vesikuläre Eruptionen.

Des Weiteren spricht der Untersuchungsbefund für eine **oropharyngeale Kandidose (Soorstomatitis).** Typisch für diese Infektion mit Hefepilzen der Gattung Candida sind die weißen abwischbaren Auflagerungen im Bereich der oralen und pharyngealen Mukosa.

2. Grunderkrankung

Die Anamnese und der Untersuchungsbefund lassen an eine **HIV-Infektion** denken. Für diese Grunderkrankung sprechen:

- **Herpes zoster:** tritt bei jungen Patienten vorwiegend im Rahmen einer Immunkompromittierung auf, z. B. infolge HIV-Infektion.
- **Oropharyngeale Kandidose:** tritt vor allem bei Patienten mit Abwehrschwäche auf.
- **Schmerzlose generalisierte Lymphadenopathie:** Etwa die Hälfte der HIV-Infizierten entwickelt, wie diese Patientin, ein Lymphadenopathiesyndrom mit persistierenden Lymphknotenschwellungen (> 3 Monate) an mindestens zwei extrainguinalen Lokalisationen.
- **Allgemeinsymptome:** Die Allgemeinsymptome der Patientin (Abgeschlagenheit, Fieber, Nachtschweiß, Gewichtsverlust und Durchfälle) sind zwar wenig spezifisch, aber typisch für eine HIV-Infektion.
- **Herkunft:** Die Patientin stammt aus Kenia, einem Hochprävalenzgebiet von HIV.

Differenzialdiagnostisch kommen vor allem infrage:

- **Tuberkulose:** Lymphadenopathie, Allgemeinsymptome und Herkunft/Reiseanamnese der Patientin.
- **Malignes Lymphom:** Lymphadenopathie, Allgemeinsymptome und opportunistische Infektionen.
- Angeborener oder sekundärer **Immundefekt:** opportunistische Infektionen.

Bei klinischem Verdacht auf eine HIV-Infektion wird als serologischer **Screening-Test** zunächst ein **ELISA** eingesetzt (Suchtest mit hoher Sensitivität und geringerer Spezifität). Ist dieser Test reaktiv, wird als Bestätigungstest aus derselben Probe zusätzlich ein **Western-Blot** durchgeführt. Bestätigt auch dieses diagnostische Verfahren die HIV-Infektion, sollte zum Ausschluss einer Probenverwechslung eine zweite Blutprobe untersucht werden, bevor der Patient über die Diagnose informiert wird.

Sofern die serologischen Verfahren keine zuverlässige Aussage erlauben, z. B. bei einer Infektion vor < 6 Monaten, sodass möglicherweise noch keine Antikörper nachgewiesen werden können oder bei neugeborenen Kindern HIV-positiver Mütter, die aufgrund der mütterlichen Antikörper auch bei fehlender Infektion serologisch positiv sind, erfolgt der direkte Nachweis der Virus-RNA mittels **PCR.**

Merke

Nach gegenwärtiger Rechtslage muss vor Durchführung eines HIV-Tests das Einverständnis des Patienten eingeholt werden. Neu entdeckte HIV-Infektionen unterliegen zudem der nichtnamentlichen Meldung an das Robert-Koch-Institut.

3. Pathogenese

Erreger der Infektion ist das Human Immunodeficiency Virus (HIV), ein einzelsträngiges **RNA-Virus** aus der Familie der humanen Retroviren. Die **Übertragung** erfolgt **sexuell, parenteral** (i. v.-Drogenabusus, Blutprodukte) und **vertikal** (von HIV-infizierter Mutter auf das Kind). Die gegen das Virus gebildeten Antikörper führen nicht zu dessen Eliminierung. Das Virus infiziert selektiv Zellen, die den CD4-Rezeptor an ihrer Oberfläche tragen (v. a. T-Helferzellen, aber auch Makrophagen und Mikroglia). Nach Einschleusung des Virus in die Wirtszelle wird die RNA freigesetzt und von der viruseigenen reversen Transkriptase als Vorlage für die Synthese einer doppelsträngigen DNA-Kopie verwendet. Diese wird in die Wirts-DNA integriert, sodass bei jeder Aktivierung der Zelle auch die Virus-DNA abgelesen wird. Langfristig führt dies zur Zytolyse der infizierten Zelle. Durch die Zerstörung der T-Helferzellen entsteht eine **Immunschwäche** mit einer Reduktion des **CD4/CD8-Verhältnisses** (normal > 2, bei Werten < 1,2 drohen **opportunistische Infektionen**). Die **klinische Latenzphase** (Zeit zwischen Infektion und Auftreten der Immundefizienz) beträgt im Mittel 10 Jahre. Des Weiteren kann die Destruktion von Makrophagen und Mikroglia im ZNS zu einer **HIV-assoziierten Enzephalopathie** führen.

4. Stadieneinteilung

Die klinisch gebräuchlichste Stadieneinteilung der HIV-Infektion ist die **CDC-Klassifikation** (Centers for Disease Control), die in ➤ Tabelle 34.1 dargestellt ist. Die Zuordnung zu den Kategorien richtet sich nach der klinischen Symptomatik (A–C) und der Anzahl der CD4-positiven T-Lymphozyten (1–3). Patienten werden dem schlechtesten jemals erreichten Stadium zugeordnet, eine Rückstufung erfolgt nicht.

5. AIDS-definierende Erkrankungen

Durch bestimmte Indikatorerkrankungen erfolgt bei bekannter HIV-Infektion die Zuordnung zum Stadium C der CDC-Klassifikation und damit die Diagnose AIDS (Acquired Immune Deficiency Syndrome). Zu diesen **AIDS-definierenden Erkrankungen** gehören:

- **Opportunistische Infektionen:** z. B. durch Protozoen (ZNS-Toxoplasmose), Pilze (Pneumocystis-jiroveci-Pneumonie, Kryptokokkenmeningitis, Candida-Ösophagitis), Viren (z. B. Zytomegalie- und Herpes-simplex-Infektionen) und Bakterien (z. B. Tuberkulose, Infektionen mit atypischen Mykobakterien).
- **Malignome:** z. B. Kaposi-Sarkom, invasives Zervixkarzinom, Non-Hodgkin-Lymphome.
- **Sonstige Erkrankungen:** z. B. HIV-Enzephalopathie, Wasting-Syndrom (ungewollter Gewichtsverlust > 10 % des Körpergewichts mit Fieber, Abgeschlagenheit und persistierender Diarrhö).

Merke

Obwohl Herpes zoster und die Kandidose des Oropharynx durch den HIV-vermittelten Immundefekt begünstigt werden, gehören sie **nicht** zu den AIDS-definierenden Erkrankungen.

6. Therapie

Im Zentrum der Behandlung steht die lebenslange **hochaktive antiretrovirale Therapie (HAART),** die seit ihrer Einführung die Prognose der HIV-Infektion deutlich verbessert hat. Ziel der HAART ist die Reduktion der Viruslast unter die Nachweisgrenze. Durch Hemmung der Virusreplikation kann sie das Fortschreiten der Erkrankung hinauszögern und zur Rückbildung HIV-assoziierter Symptome führen.
Folgende Substanzgruppen stehen zur Verfügung:

- **Nukleosidanaloge Reverse-Transkriptase-Inhibitoren (NRTI):** konkurrieren mit den körpereigenen Nukleosiden um die Bindung an die reverse Transkriptase und lösen einen Kettenabbruch aus (z. B. Zidovudin, Lamivudin).

Tab. 34.1 CDC-Klassifikation der HIV-Infektion.

	Klinische Kategorie		
	A	B	C
$CD4^+$-T-Lymphozyten/µl	Asymptomatisch oder akute HIV-Infektion (grippeartig) oder Lymphadenopathiesyndrom	Symptomatisch, aber weder A noch C	AIDS-definierende Erkrankungen
1 > 500	A1	B1	C1
2 200–499	A2	B2	C2
3 < 200	A3	B3	C3

- **Nichtnukleosidanaloge Reverse-Transkriptase-Inhibitoren (NNRTI):** hemmen die reverse Transkriptase durch nichtkompetitive Bindung (z. B. Nevirapin).
- **Protease-Inhibitoren (PI):** hemmen die virale Protease (z. B. Indinavir).
- **Fusionsinhibitoren:** verhindern das Eindringen des Virus in die Wirtszelle durch Hemmung der Verschmelzung der Virushülle mit der Zellmembran (z. B. Enfuvirtid).
- **Integrase-Inhibitoren:** hemmen die Integration des viralen Erbguts in die Wirts-DNA (z. B. Raltegravir).
- **CCR5-Inhibitoren:** neue Wirkstoffklasse, die die Bindung von bestimmten HIV-Typen an den Chemokinrezeptor-5 der $CD4^+$-Zellen und dadurch ein Eindringen in die Zelle verhindert (z. B. Maraviroc).

Um die Entwicklung von Resistenzen zu verhindern und die Viruslast maximal zu reduzieren, wird eine **Kombination aus mindestens drei antiretroviralen Substanzen** verwendet (meist 2 NRTI und 1 NNRTI oder 1–2 PI). Eine hohe Einnahmetreue insbesondere in der ersten Behandlungsphase ist von entscheidender prognostischer Bedeutung. Die HAART ist indiziert bei symptomatischen Patienten unabhängig von der $CD4^+$-Zellzahl sowie bei asymptomatischen Patienten, die bestimmte Zusatzkriterien erfüllen (z. B. hohe Plasmavirämie von > 100.000 Kopien/ml, HCV-Koinfektion, Schwangerschaft, Alter > 50 J.). Liegen bei asymptomatischen Patienten keine Zusatzkriterien vor, ist die Indikation für eine HAART von der $CD4^+$-Zellzahl abhängig: bei < 350 $CD4^+$-Zellen/µl wird die HAART empfohlen, bei > 350 $CD4^+$-Zellen/µl kann eine HAART unter Abwägung von Nutzen und Risiken erfolgen. Neben der HAART kommt vor allem der **Prophylaxe** und **Therapie opportunistischer Infektionen,** der **psychosozialen Unterstützung** des Patienten und der Infektionsprophylaxe im Umfeld des Patienten eine große Bedeutung zu.

Die **wichtigsten Laborparameter** für die Therapiekontrolle und Verlaufsbeurteilung sind die quantitative Bestimmung der **$CD4^+$-T-Lymphozyten** und der **Viruslast (viral load).** Sie sollten zum Zeitpunkt der Diagnosestellung und anschließend in zwei- bis dreimonatigen Abständen bestimmt werden. Kurzfristigere Kontrollen sind zu Beginn und bei Umstellung der antiretroviralen Behandlung erforderlich.

Aufgrund des deutlich verlängerten Überlebens unter HAART gewinnen Nebenwirkungen der Therapie an Bedeutung, z. B. das **Lipodystrophiesyndrom** (Fettverteilungsstörung).

Zusammenfassung

Die **HIV-Infektion** wird durch das Human Immunodeficiency Virus (HIV) hervorgerufen, ein Retrovirus, dessen Zielzellen den CD4-Rezeptor an ihrer Oberfläche aufweisen. Die **Übertragung** erfolgt sexuell, parenteral oder vertikal. Auf ein initiales Mononukleose-ähnliches Stadium (akute HIV-Infektion) folgt in der Regel ein symptomfreies Intervall (klinische Latenzphase), das nach Jahren durch die chronisch symptomatische HIV-Infektion mit dem Endstadium AIDS abgelöst wird. Die **Stadieneinteilung** erfolgt nach der CDC-Klassifikation. AIDS (Stadium C) liegt vor, wenn bei nachgewiesener HIV-Infektion bestimmte opportunistische Infektionen oder Tumoren (AIDS-definierende Erkrankungen) auftreten. Die **Diagnose** erfolgt serologisch (ELISA, Western-Blot) und durch direkten Erregernachweis (PCR). Zur Verlaufs- und Therapiekontrolle eignet sich die Bestimmung der $CD4^+$-Zellzahl und der Viruslast im Plasma. Die wichtigste **therapeutische Maßnahme** ist die antiretrovirale Kombinationstherapie (HAART), welche die Prognose der Patienten seit ihrer Einführung erheblich verbessert hat.

35

Belastungsdyspnoe, Palpitationen und Beinödeme

Anamnese

Ein 38-jähriger Versicherungsmakler stellt sich in der medizinischen Notaufnahme wegen Luftnot vor. Erstmals habe er vor einem halben Jahr eine ungewohnte Dyspnoe beim Tennisspiel bemerkt und das Spiel abbrechen müssen. Seitdem verspüre er häufiger Atemnot bei intensiveren Belastungen und gelegentlich einen unrhythmischen Herzschlag. Ein Engegefühl in der Brust, Bewusstseinsverlust oder Schwindel seien noch nie aufgetreten. Neuerdings habe er außerdem Beinödeme und er müsse nachts mehrfach Wasser lassen. Vermehrt habe er auch unspezifische Oberbauchbeschwerden mit Appetitlosigkeit. Der Patient sei bisher nie ernsthaft krank gewesen und nehme keine Medikamente ein. Er rauche nicht, gelegentlich trinke er ein Bier. Auf gezielte Nachfrage berichtet er, dass sein Vater an einer Herzschwäche gelitten habe und im Alter von 45 Jahren plötzlich und unerwartet verstorben sei.

Untersuchungsbefunde

38-jähriger Mann in gutem AZ und normalem EZ, HF 102/min, BD 125/80 mmHg, wach, zu Person, Ort und Zeit orientiert. Haut: normale Farbe, Schleimhäute feucht. LK: unauffällig. Kopf/Hals: unauffällig. Lunge: über allen Lungenabschnitten vesikuläres Atemgeräusch, keine RG. Herz: leiser 3. HT, keine Herzgeräusche. Abdomen: Bauchdecke weich, kein Druckschmerz, Darmgeräusche vorhanden. Extremitäten: periphere Pulse seitengleich nur schwach tastbar, beidseits Unterschenkelödeme. Neurologie: orientierend unauffällig.

1. **Welche Erkrankung vermuten Sie? Begründen Sie Ihre Verdachtsdiagnose!**
2. **Beschreiben Sie weitere Formen der hier möglichen Grunderkrankung und nennen Sie jeweils Charakteristika!**
3. **Welche diagnostischen Maßnahmen leiten Sie ein? Nennen Sie Gründe!**
4. **Welche Komplikationen können sich ergeben? Was versteht man unter dem plötzlichen Herztod?**
5. **Welche Therapieoptionen haben Sie bei den unterschiedlichen Formen? Wie ist die Prognose?**

1. Verdachtsdiagnose

Belastungsdyspnoe, Beinödeme, Nykturie und Palpitationen („unrhythmischer Herzschlag") sprechen bei unauffälligen pulmonalen Untersuchungsbefunden am ehesten für eine **kardiale Genese** der Beschwerden. Die langsam progrediente Symptomatik mit zunehmender Dyspnoe, den erst im Verlauf auftretenden Ödemen, dem bei der Untersuchung auffallenden 3. Herzton und den epigastrischen Symptomen als mögliches Korrelat einer Stauungsgastritis lässt an eine **Herzinsuffizienz** denken.

Aufgrund des Lebensalters des Patienten, fehlender Vorerkrankungen, fehlender Angina pectoris und positiver Familienanamnese könnte die kardiale Dekompensation durch eine **dilatative Kardiomyopathie** (DCM) erklärbar sein. Bei der häufigsten Form der Kardiomyopathie sind Männer doppelt so häufig betroffen wie Frauen. Charakteristisch ist eine Dilatation eines oder beider Ventrikel (meist links) mit Beeinträchtigung der systolischen Pumpfunktion. Zusätzlich kann eine diastolische Funktionsstörung auftreten. Klinische Befunde sind wie in diesem Fall Zeichen der Herzinsuffizienz mit Belastungsdyspnoe bis zur Globalherzinsuffizienz sowie Rhythmusstörungen (insbesondere ventrikuläre Arrhythmien). Es wird eine familiäre Häufung beobachtet, außerdem können Viren und Noxen (z. B. Alkohol, Kokain, Zytostatika) eine DCM verursachen. Die DCM tritt auch als gemeinsame Endstrecke z. B. bei ischämischen und valvulären Herzerkrankungen auf.

2. Kardiomyopathien

Unter dem Begriff Kardiomyopathie werden Erkrankungen des Herzmuskels zusammengefasst, die mit einer kardialen Funktionsstörung einhergehen. Nach **hämodynamischen Kriterien** lassen sich **fünf primäre Kardiomyopathien** abgrenzen, die im Folgenden jeweils beschrieben werden und in ➤ Abbildung 35.1 schematisch im Vergleich zum Normalbefund dargestellt sind.

- **Dilatative Kardiomyopathie (DCM):** ➤ Frage 01.
- **Hypertrophe Kardiomyopathie (HCM):** durch eine asymmetrische Hypertrophie des linken und/oder rechten Ventrikels, die vor allem das Kammerseptum betrifft. Unterschieden werden eine **obstruktive (HOCM)** Form mit Einengung der linksventrikulären Ausflussbahn und eine **nichtobstruktive (HNCM)** Form. Beide führen zu einer **diastolischen Funktionsstörung** (vermehrte Steifigkeit infolge einer Störung der Dehnbarkeit des Herzmuskels in der Diastole). Bei der obstruktiven Form liegt außerdem ein intraventrikulärer Druckgradient vor. Meist ist der Verlauf asymptomatisch. Die Gefahr des plötzlichen Herztods infolge ventrikulärer Arrhythmien ist deutlich erhöht (etwa 6 % Sterberate bei jugendlichen Patienten pro Jahr). In etwa 50 % der HCM-Fälle besteht eine familiäre Häufung, sodass auch die Untersuchung von Familienangehörigen sinnvoll ist.
- **Restriktive Kardiomypothie (RCM):** Es kommt ebenfalls zu einem **diastolischen Compliance-Fehler (Restriktion),** im Gegensatz zur HCM ist die Myokarddicke allerdings unauffällig. Die systolische Funktion ist weitgehend erhalten, meist resultieren vergrößerte Vorhöfe ohne ventrikuläre Dilatation oder Hypertrophie. Insgesamt sehr seltene Form, typisch ist die Diskrepanz zwischen Herzgröße und Ausmaß der Herzinsuffizienz.
- **Arrhythmogene rechtsventrikuläre Kardiomyopathie (ARVCM):** Durch eine fibrolipomatöse Degeneration des rechtsventrikulären Myokards kommt es zu einem überwiegend **rechtsventrikulären kombinierten Pumpfehler.** Klinisch sind die Zeichen der Herzinsuffizienz weniger ausgeprägt, im Vordergrund stehen ventrikuläre Tachykardien und plötzlicher Herztod.
- **Nicht klassifizierbare Kardiomyopathie (NKCM):** Eine eindeutige Zuordnung zu einem der oben genannten Typen gelingt nicht, z. B. non-compaction Kardiomyopathie.

Die **sekundären Kardiomyopathien** sind von den primären Kardiomyopathien generell abzugrenzen, können aber je nach Ursache eine der in ➤ Abbildung 35.1 gezeigten makroskopischen Formen annehmen, meist eine DCM (z. B. bei arterieller Hypertonie oder einem Klappenvitium).

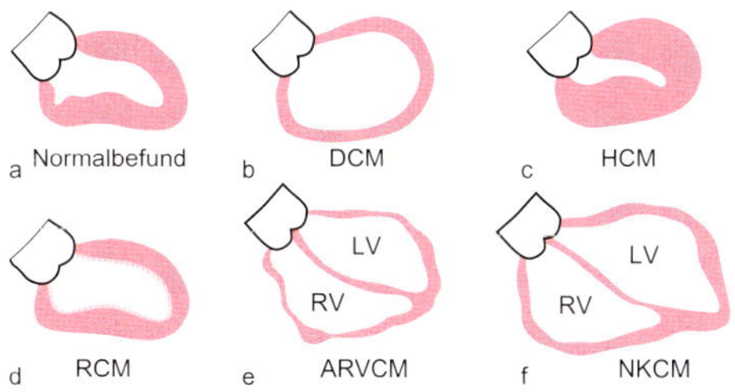

Abb. 35.1 Makroskopische Eigenschaften der Hauptformen der Kardiomyopathie (a–f), für Abkürzungen und hämodynamische Charakteristika ➤ Text. [L106]

3. Diagnostik

Neben Anamnese und der körperlichen Untersuchung sind weitere Maßnahmen notwendig, um die Diagnose zu sichern, differenzialdiagnostisch zu bewerten bzw. eine sekundäre Kardiomyopathie (z. B. ischämische Kardiomyopathie) auszuschließen:

- **Laboruntersuchung:** Blutbild (Differenzialblutbild), Entzündungsparameter (z. B. BSG, CRP), ggf. NT-proBNP (als Herzinsuffizienzparameter), Herzenzyme, Elektrolyte, Retentionsparameter, TSH. Serologische Untersuchungen mit Suche nach kardiotropen Viren (z. B. Coxsackie-Virus) können erfolgen, die Ergebnisse sind häufig unspezifisch und damit wenig aussagekräftig.
- **EKG:** Mit der Frage nach Zeichen einer Myokardischämie, einer Linksherzhypertrophie, Rhythmusstörungen und Hinweisen für ARVCM, ergänzend Langzeit-EKG.
- **Echokardiografie:** Beurteilung von Herzgröße, Klappenfunktion, regionalen Wandbewegungsstörungen (als möglicher Hinweis für eine ischämische Kardiomyopathie), systolische und diastolische Funktionsstörungen, EF.
- **Koronarangiografie:** zum Ausschluss einer koronaren Herzerkrankung erforderlich.
- **Kardio-MRT:** kardiale Anatomie und Funktionsuntersuchung sowie Darstellung der myokardialen Perfusion möglich.
- **Myokardbiopsie:** aufgrund der Invasivität mit dem Risiko u. a. für eine Ventrikelperforation nur in bestimmten Fällen sinnvoll, z. B. wenn Speicherkrankheiten (z. B. Amyloidose) als Ursache einer Kardiomyopathie vermutet werden.

4. Plötzlicher Herztod/Komplikationen

Bei der DCM können folgende Komplikationen auftreten:

- **Systemische Embolien:** durch kardiale Thrombenbildung (insbesondere bei Vorhofflimmern), zunehmend bei linksventrikulärer Dilatation (EF ↓).
- **Ventrikuläre Arrhythmien:** zunehmend bei linksventrikulärer Dilatation (EF ↓) und Vorhofflimmern.
- Akute **Dekompensation** einer Herzinsuffizienz: bei eingeschränkter EF oder diastolischer Funktionsstörung.

Der **plötzliche Herztod** ist die bedrohlichste Komplikation (v. a. bei DCM, ARVCM und HCM). Definiert ist er als plötzlicher und unerwarteter Tod mit innerhalb einer Stunde vor dem Ereignis neu aufgetretenen Symptomen. Häufig kommt es bei oder unmittelbar nach körperlicher Belastung zum plötzlichen Herztod. Die Ursachen sind altersabhängig: Bei jüngeren Menschen ist eine Kardiomyopathie die häufigste Ursache, während etwa ab dem 40. Lebensjahr die KHK an Bedeutung zunimmt und im Alter die Hauptursache darstellt. Meist sind maligne tachykarde Herzrhythmusstörungen Auslöser des plötzlichen Herztods.

5. Therapie/Prognose

Allgemein gelten bei der Behandlung von Kardiomyopathien die **Therapieprinzipien der Herzinsuffizienz.** Folgende **Maßnahmen** sind sinnvoll:

- **Allgemein:** Alkoholkarenz, Verzicht auf kardiotoxische Medikamente, Flüssigkeitsrestriktion, Meiden körperlicher Spitzenbelastung.
- **Medikamentöse Therapie:** ACE-Hemmer (bzw. AT_1-Rezeptor-Antagonisten), Diuretika und Betablocker. Bei HOCM Gabe von Kalziumantagonisten vom Verapamil-Typ oder Betablocker. Herzglykoside bei tachykardem Vorhofflimmern (kontraindiziert bei HOCM), Antikoagulanzientherapie bei Vorhofflimmern oder intrakardialen Thromben.

- **Implantierbarer Kardioverter-Defibrillator (ICD):** sekundärprophylaktisch oder zur Primärprophylaxe bei hohem Risiko für maligne Rhythmusstörungen.
- **Kardiale Resynchronisationstherapie (CRT):** v. a. bei DCM mit höhergradig eingeschränkter linksventrikulärer Funktion und breitem QRS-Komplex zur Verbesserung der Pumpfunktion durch Resynchronisation des Kontraktionsablaufs. Häufig mit integrierter Defibrillatorfunktion.
- **Transaortale subvalvuläre Myektomie (TSM):** Therapiestandard bei HOCM mit chirurgischer Exzision von Teilen des verdickten Septums.
- **Transkoronare Ablation der Septumhypertrophie (TASH):** bei HOCM alternativ zu TSM; Alkoholinjektion in einen Septalast der Koronararterien mit dem Ziel einer lokalisierten Myokardnekrose.
- Herztransplantation als Ultima Ratio.

Bei der DCM bestimmt der Grad der Herzinsuffizienz die **Prognose.** Insgesamt ist die Prognose schlecht, die 10-Jahres-Überlebensrate beträgt nur 10–20 %, die jährliche Mortalität etwa 10 %. Insbesondere bei jungen Patienten ist die Lebenserwartung eingeschränkt.

Zusammenfassung

Eine Kardiomyopathie ist **definiert** als eine Erkrankung des Herzmuskels mit kardialer Funktionsstörung. Nach hämodynamischen Kriterien lassen sich fünf Hauptformen unterscheiden, die häufigsten sind die dilatative (DCM) und die hypertrophe Kardiomyopathie (obstruktiv oder nichtobstruktiv, HOCM oder HNCM). Die **dilatative Kardiomyopathie** kann idiopathisch oder als Folge z. B. einer KHK, einer arteriellen Hypertonie oder einer Virusinfektion (inflammatorische DCM, Myokarditis) auftreten und ist vor allem durch eine Dilatation des linken Ventrikels und eine systolische Funktionsstörung gekennzeichnet. Die **Symptome** umfassen Zeichen einer Herzinsuffizienz mit Belastungsdyspnoe und Rhythmusstörungen. Den größten **diagnostischen Stellenwert** besitzt die Echokardiografie, sekundäre Kardiomyopathien sollten ausgeschlossen werden (Koronarangiografie, Kardio-MRT). Die **Therapie** erfolgt symptomatisch analog zu den Prinzipien der Herzinsuffizienz. Die Herztransplantation gilt als Ultima Ratio. Insbesondere bei jungen Patienten hat die DCM eine schlechte **Prognose,** die vom Grad der Herzinsuffizienz abhängig ist und eine 10-Jahres-Überlebensrate von nur 10–20 % aufweist.

36 Ausstrahlende Oberbauchschmerzen

Anamnese

Eine 48-jährige Kindergärtnerin stellt sich mit plötzlich aufgetretenen Oberbauchschmerzen in der Notaufnahme vor. Die krampfartigen Schmerzen hätten vor etwa 2 Stunden zeitgleich mit Übelkeit begonnen und würden in den Rücken und die rechte Schulter ausstrahlen. Einmal habe sie vor 4 Tagen kurzzeitig für etwa 20 Minuten rechtsseitige Bauchschmerzen gehabt, die sie aber auf den vorherigen Genuss von Fisch zurückgeführt habe. Erbrechen wird auf Nachfrage verneint, allerdings glaubt sie, Fieber zu haben. Seit sie im Kindergarten eine leitende Funktion habe, sei jede körperliche Aktivität zu kurz gekommen und das Körpergewicht auf 95 kg gestiegen. Ihre eigenen Kinder würden inzwischen studieren. Außer einer arteriellen Hypertonie seien keine wesentlichen Vorerkrankungen bekannt.

Untersuchungsbefunde

48-jährige Frau in akut reduziertem AZ und adipösem EZ (174 cm, 95 kg, BMI 31,4 kg/m^2), Temperatur 38,4 °C. Haut blass, kein Ikterus, Schleimhäute feucht. LK: unauffällig. Herz: regelmäßige HT, keine pathologischen Geräusche. Lunge: sonorer KS, vesikuläres Atemgeräusch, keine RG. Abdomen: Druckschmerz und Abwehrspannung im rechten Oberbauch, keine Resistenzen, kein Loslassschmerz, positive Darmgeräusche. Extremitäten: seitengleich warm, keine peripheren Ödeme. Neurologisch orientierend unauffällig.

1. **Wie lautet Ihre Verdachtsdiagnose? An welche Differenzialdiagnosen müssen Sie denken?**
2. **Welche diagnostischen Maßnahmen sollten Sie bei dieser Verdachtsdiagnose durchführen? Nennen Sie Gründe!**
3. **Beschreiben Sie die Ätiologie und nennen Sie Risikofaktoren der Erkrankung!**
4. **Nennen Sie die wichtigsten Komplikationen und die entsprechende Diagnostik!**
5. **Welche Therapiemaßnahmen sollten eingeleitet werden?**
6. **Worum handelt es sich beim Caroli-Syndrom?**

1. Verdachtsdiagnose

Die akuten krampfartigen Oberbauchschmerzen, die in den Rücken und die rechte Schulter ausstrahlen, sprechen bei einer adipösen 48-jährigen Frau am ehesten für eine **symptomatische Cholezystolithiasis** im Sinne einer akuten **Gallenkolik.** Zusätzlich lassen die Beschwerden vor 4 Tagen und die erhöhte Temperatur an eine **akute Cholezystitis** denken. Auch wenn der Gesamtzusammenhang das Krankheitsbild gut erklären kann, sind folgende Differenzialdiagnosen (je mit typischen klinischen Befunden) in Erwägung zu ziehen:

Intraabdominelle Differenzialdiagnosen:

- Akute Pankreatitis: kann auch als Komplikation auftreten.
- Appendizitis: ggf. typische Schmerzlokalisation (McBurney, Lanz).
- Gastroduodenale Ulkuskrankheit: weitere anamnestische Hinweise (z. B. nahrungsabhängige Schmerzen).
- Akute Gastritis: nicht unbedingt plötzlicher Beginn.
- Ileus: am ehesten mechanischer Ileus mit Hyperperistaltik.
- Nephrolithiasis: ggf. Harnveränderungen, typisch sind u. a. vermehrte Ausscheidung lithogener Substanzen und Hämaturie, klinisch imponieren Flankenschmerzen. Nachweis meist sonografisch.

Extraabdominelle Differenzialdiagnosen:

- Akutes Koronarsyndrom: Besonders der Hinterwandinfarkt kann klinisch ähnlich imponieren.
- Aortendissektion: plötzlicher Beginn mit Vernichtungsschmerz typisch.
- Lungenembolie: ggf. mit Dyspnoe.
- Pleuritis bei Pneumonie: typischerweise zusätzlich respiratorische Symptome.

Merke

Das **Murphy-Zeichen** beschreibt ein schmerzbedingtes Anhalten der tiefen Inspiration bei manuellem Druck des Untersuchers auf die Gallenblasenregion und ist typisch für eine symptomatische Cholelithiasis.

2. Weitere Diagnostik

Obwohl die in diesem Fall beschriebenen Symptome typisch für das Krankheitsbild sind, sollten noch in der Notaufnahme folgende **diagnostische Maßnahmen** zum definitiven Ausschluss der Differenzialdiagnosen durchgeführt werden:

- **Laboruntersuchungen:** Blutbild, Entzündungsparameter (Cholezystitis?), Cholestaseparameter (alk. Phosphatase, γ-GT, Transaminasen, Bilirubin gesamt), Lipase, Amylase (Pankreatitis?), Elektrolyte, Nierenfunktionsparameter, evtl. Herzenyzme (Troponin I/T, CK/CK-MB, LDH, Myoglobin).
- **Urinstatus** zum Ausschluss urogenitaler Differenzialdiagnosen.
- **Abdomensonografie** zur Beurteilung von Gallenblase (bei Cholezystitis typischerweise Verdickung und Dreischichtung der Gallenblasenwand) und Gallenwegen ggf. mit direktem Steinnachweis, Suche nach Cholestase und Komplikationen (➤ Abb. 36.1).
- **Abdomenröntgenübersicht** zum Ausschluss einer Hohlorganperforation (freie Luft) oder Ileus (Spiegelbildung).

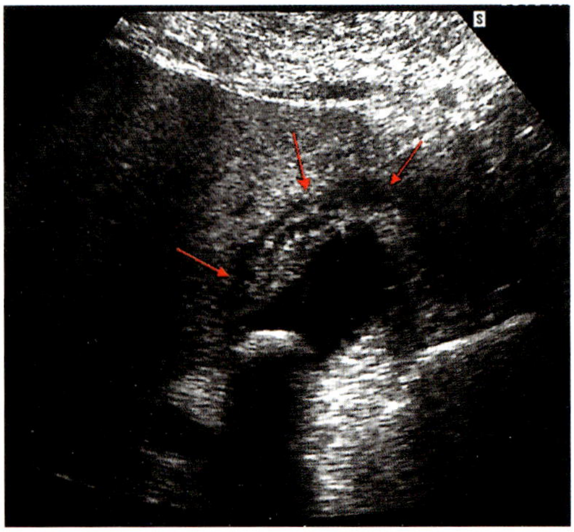

Abb. 36.1 Cholezystitis bei Cholezystolithiasis. In der Gallenblase zeigt sich im Lumen ein Stein (echoreiches Signal mit dorsalen Schallschatten und verdickter Gallenblasenwand (Pfeile). [E531]

- **EKG:** ST-Streckenveränderungen? Rhythmusstörungen? Hinweise auf Lungenembolie (in etwa 25 % Zeichen der Rechtsherzbelastung im EKG)?
- Im Verlauf ggf. endoskopische retrograde Cholangiopankreatikografie (**ERCP**) oder **Endosonografie** zum Steinnachweis.

3. Ätiologie/Risikofaktoren

Häufigste Ursache für eine Cholelithiasis sind **Cholesterinsteine** (75–80 %), die durch einen erhöhten Anteil von Cholesterin in der Gallenflüssigkeit bedingt sind. Dabei spielt die Überschreitung des Cholesterin-Löslichkeitsprodukts bei gemindertem Anteil von Gallensäuren eine wichtige Rolle, was zunächst zur Bildung von **Cholesterinkristallen** führt. Zur Ausbildung eines Gallensteins kommt es bei ausreichend langem Verbleib der übersättigten Galle in der Gallenblase, sodass eine **Hypomotilität** der Gallenblase ätiologisch ebenfalls von Bedeutung ist. Risikofaktoren für Cholesterinsteine sind:

- Hereditäre Ursachen: gehäuftes Auftreten z. B. familiär oder in bestimmten ethnischen Gruppen.
- Geschlecht: Frauen 2- bis 3-mal häufiger als Männer betroffen, insbesondere vor der Menopause.
- Ernährung: cholesterinreiche Kost, längeres Fasten, parenterale Ernährung.
- Adipositas.
- Alter > 40 Jahre.
- Gallensäureverlustsyndrome (z. B. nach Ileumresektion).

Dagegen stehen die selteneren **Pigmentsteine** (20–25 % der Fälle) in Zusammenhang mit chronischer Hämolyse (Ausfällung des übermäßig ausgeschiedenen Bilirubins), höherem Lebensalter und/oder Leberzirrhose.

Merke

Im Englischen lassen sich die wichtigsten Risikofaktoren für Cholesterinsteine einfach durch die **6-F-Regel** zusammenfassen: fat, female, forty, fertile (fruchtbar, also vor der Menopause), fair (hellhäutig), family.

4. Komplikationen

Bei der Cholezystolithiasis können folgende Komplikationen auftreten:

- **Akute Cholezystitis:** Am häufigsten kommt es durch Verlegung des Ductus cysticus zur Entzündung der Gallenblase mit Schädigung der Gallenblasenwand. Folgt im Anschluss eine Erregereinwanderung (z. B. aus dem Darm), können wiederum **schwere Komplikationen,** wie Perforation, Gallenblasenempyem und Leberabszess bis hin zur Sepsis resultieren. Die Diagnose kann sonografisch und durch eine entzündliche Laborkonstellation erfolgen. Andere Ursachen ohne Steine sind selten (z. B. nach abdominalen Operationen oder bei Intensivpatienten). Die seltene Perforation in den Darmtrakt kann zum **Gallensteinileus** führen bzw. bei Perforation in die Bauchhöhle zur galligen **Peritonitis,** die jeweils lebensbedrohlich sein können.
- **Chronisch-rezidivierende Cholezystitis:** Durch narbige Veränderungen kann es zu Kalkeinlagerungen in der Gallenblasenwand **(Porzellangallenblase)** und als seltene Spätkomplikation zu einem **Gallenblasenkarzinom** kommen. Die Abdomensonografie kann entsprechende diagnostische Hinweise erbringen, Verkalkungen lassen sich manchmal jedoch nur röntgenologisch nachweisen.
- Steinwanderung mit **Choledocholithiasis** und **Gallenkolik** (bei akutem Verschluss des Gallengangssystems): **Weitere Komplikationen** sind je nach Steinlokalisation möglich, z. B. bakterielle **Cholangitis,** cholestatischer **Ikterus,** Leberabszess oder **biliäre Pankreatitis.** Ein sonografischer Nachweis gelingt nur unsicher, diagnostische Methode der Wahl ist neben hinweisenden Cholestaseparametern und eindeutigem klinischen Bild die **endoskopische retrograde Cholangiopankreatikografie (ERCP),** die gleichzeitig auch therapeutisches Potenzial besitzt (z. B. Steinbergung).

Merke

Unter der bei Cholangitis typischen **Charcot-Trias** versteht man das gleichzeitige Auftreten von rechtsseitigen Oberbauchschmerzen, Fieber und Ikterus.

5. Therapiemaßnahmen

Die asymptomatische Cholelithiasis ist in der Regel nicht behandlungsbedürftig. Bei der symptomatischen Cholelithiasis mit Gallenkolik sollten folgende therapeutische Maßnahmen eingeleitet werden:

Symptomatische Therapie der Gallenkolik:
- **Spasmolyse** mit Butylscopolamin und **Analgesie** z. B. mit Metamizol, bei stärkeren Schmerzen zusätzlich Pethidin als Opioidanalgetikum.
- **Nahrungskarenz** und parenterale Flüssigkeitszufuhr.
- **Antibiotische Therapie** bei Hinweis auf bakterielle Entzündung der Gallenwege, z. B. mit Fluorchinolonen und zusätzlich Metronidazol bei Verdacht auf Anaerobierinfektion.

Kausale Therapie:
- **Choledocholithiasis:** endoskopische Intervention durch ERCP mit dem Ziel der Steinextraktion und ggf. Papillotomie.
- **Cholezystitis:** früh-elektive Cholezystektomie im komplikationsfreien Intervall in laparoskopischer Technik (Methode der 1. Wahl), sonst konventionell. Bei symptomatischen Gallensteinen ohne Komplikation besteht eine relative OP-Indikation, bei Komplikationen besteht eine absolute OP-Indikation.

Merke

Nichtchirurgische Methoden zur Steinbeseitigung durch Litholyse (mit Ursodeoxycholsäure) oder extrakorporaler Stoßwellenlithotripsie (ESWL) haben an klinischer Bedeutung verloren.

6. Caroli-Syndrom

Unter dem Caroli-Syndrom versteht man eine seltene, hereditäre (autosomal-rezessiv) **zystische Erweiterung der intrahepatischen Gallengänge,** die mit rezidivierendem Ikterus, Fieber und kolikartigen rechtsseitigen Bauchschmerzen einhergeht. Aufgrund der rezidivierenden bzw. chronischen Entzündung der Gallenwege besteht ein **erhöhtes Risiko** für **Gallengangskarzinome.** Therapeutisch kommt je nach Ausmaß bei begrenztem Befall eine Resektion, sonst nur eine Lebertransplantation in Betracht. Bei Cholestase kann eine biliodigestive Anastomose notwendig werden. Die Prognose ist häufig ungünstig.

Zusammenfassung

Eine **Cholelithiasis** führt in etwa 25 % der Fälle zu einer **klinischen Symptomatik,** die sich klassischerweise als Gallenkolik (Passage/Einklemmung des Steins im D. cysticus) mit akuten Oberbauchschmerzen und Ausstrahlung in den Rücken bzw. die rechte Schulter präsentiert. Häufigste Ursache sind Cholesterinsteine (75–80 %). Übergewicht gilt als ein wichtiger **Risikofaktor,** zudem sind Frauen häufiger als Männer betroffen. **Diagnostisch** stehen neben den laborchemischen Hinweisen die Abdomensonografie und ggf. ERCP im Vordergrund. Als wichtigste **Komplikationen** sind eine akute Cholezystitis, Perforation der Gallenblase oder Gallengänge, Choledocholithiasis, biliäre Pankreatitis und Cholangitis bis hin zur Sepsis möglich. Die **Therapie** einer symptomatischen Cholelithiasis erfolgt medikamentös durch Spasmolyse und Analgesie sowie ggf. antibiotische Abdeckung. Bei akuter Cholezystitis ist eine frühelektive Cholezystektomie indiziert. Bei Choledocholithiasis steht zunächst die Steinextraktion (z. B. ERCP) im Vordergrund, eine Cholezystektomie sollte im komplikationsfreien Intervall erfolgen.

37

Fieber, Schüttelfrost und Flankenschmerzen

Anamnese

Ein 72-jähriger Mann stellt sich mit akut aufgetretenem Fieber, Schüttelfrost und rechtsseitigen Flankenschmerzen in der Notaufnahme vor. Außerdem klagt der Patient über Brennen beim Wasserlassen, Übelkeit, Obstipation, Kopfschmerzen sowie ein ausgeprägtes Krankheitsgefühl. Er sei zuckerkrank und habe einen erhöhten Blutdruck, in den letzten Jahren sei er aber nie ernsthaft krank gewesen. Auf Ihre Frage nach der Medikation zeigt Ihnen der Patient eine Auflistung der Hausärztin, aus welcher hervorgeht, dass er Hydrochlorothiazid, ASS, Simvastatin, Metformin und Tamsulosin verschrieben bekommt.

Untersuchungsbefunde

72-jähriger Patient in deutlich reduziertem AZ und übergewichtigem EZ (184 cm, 96 kg, BMI 28,4 kg/m^2). HF 104/min, BD 105/65 mmHg, AF 16/min, Temperatur 39,0 °C. Haut/Schleimhäute: trocken, verminderter Hautturgor. LK: unauffällig. Herz: HT rhythmisch, keine pathologischen Geräusche. Lunge: vesikuläres Atemgeräusch bds., keine RG, sonorer KS, normale Atemverschieblichkeit. Abdomen: spärliche Darmgeräusche, Bauchdecken weich, Druckschmerz vor allem im rechten Unterbauch, keine Resistenzen, Leber und Milz nicht tastbar. Nierenlager: rechts klopf- und druckdolent, links unauffällig. Extremitäten: unauffällig. Neurologisch orientierend unauffällig.

1. **Wie lautet Ihre Verdachtsdiagnose?**

2. **Nennen Sie Risikofaktoren für die vermutete Erkrankung! Welche prädisponierenden Ursachen liegen hier vor?**

3. **Welche diagnostischen Maßnahmen ordnen Sie an?**

4. **Beschreiben Sie die Pathogenese der Erkrankung! Nennen Sie die häufigsten Erreger!**

5. **Beschreiben Sie die Therapie!**

6. **Nennen Sie die wichtigsten Komplikationen der hier vorliegenden Erkrankung.**

1. Verdachtsdiagnose

Die Algurie (schmerzhaftes Wasserlassen) des Patienten spricht für einen **Harnwegsinfekt.** Aufgrund von Fieber, Schüttelfrost, Flankenschmerz sowie einem druck- und klopfdolenten Nierenlager ist von einer renalen Beteiligung auszugehen, sodass der Patient am ehesten unter einer **akuten Pyelonephritis** (interstitielle eitrige Entzündung der Niere) leidet. Wenig spezifisch und eher atypisch, aber dennoch im Rahmen dieser Erkrankung möglich, sind die Kopfschmerzen und die gastrointestinalen Beschwerden (Übelkeit, Obstipation, druckdolenter Unterbauch). Ein weiteres klassisches Symptom der akuten Pyelonephritis wäre die Pollakisurie (Harndrang in kurzen Abständen, obwohl Blase nicht entsprechend gefüllt ist), welche jedoch von diesem Patienten nicht geschildert wird.

Merke

Bei **Kindern** und **älteren Patienten** manifestiert sich die akute Pyelonephritis häufig durch ein **atypisches klinisches Bild.** Als einzige Symptome können Fieber unklarer Genese, gastrointestinale Symptome (Bauchschmerzen, Erbrechen, Obstipation) oder Verwirrtheitszustände auftreten. Häufige Fehldiagnosen sind abdominale Erkrankungen (z. B. Appendizitis).

2. Prädisponierende Faktoren

Die Entstehung einer Pyelonephritis wird häufig durch **Abflussbehinderungen des Urins** infolge anatomischer oder funktioneller Störungen der ableitenden Harnwege begünstigt:

- **Harnwegsobstruktionen:** z. B. durch Nierensteine, Prostatahyperplasie, Tumoren, Urethrastrikturen.
- **Anatomische Anomalien:** z. B. Ureterabgangsstenose, Urethralklappen.
- **Blasenfunktionsstörungen:** z. B. bei Querschnittssyndrom.
- **Vesiko-uretero-renaler Reflux** (VUR): kongenital oder erworben durch gestörten Ventilmechanismus der Uretermündung.

Frauen sind aus anatomischen Gründen (kurze äußere Harnröhre, unmittelbare Nähe zur Analregion) besonders gefährdet, an einer Pyelonephritis zu erkranken. In der **Schwangerschaft** ist das Risiko aufgrund der transienten Harnwegsobstruktion durch den Uterus und die hormonell bedingte Erweiterung der ableitenden Harnwege zusätzlich erhöht. Weitere prädisponierende Faktoren sind:

- **Harnblasenkatheterisierung:** z. B. nosokomial bei transurethralem Blasendauerkatheter.
- **geringes Urinvolumen** (fehlender Spüleffekt).
- **Geschlechtsverkehr** (Honeymoon-Zystitis bei Frauen).
- **Stoffwechselerkrankungen:** z. B. Diabetes mellitus, Gicht.
- Allgemeine **Abwehrschwäche.**
- **Analgetikaabusus:** durch Störungen der medullären Nierenperfusion.

Bei diesem Patienten liegt neben dem Diabetes mellitus (Einnahme von Metformin) als zusätzlicher prädisponierender Faktor wahrscheinlich eine Prostatahyperplasie vor. Obwohl der Patient diese Vorerkrankung nicht nennt, lässt die Medikation mit Tamsulosin (α_1-Rezeptorblocker) darauf schließen.

3. Diagnostik

Bei klinischem Verdacht auf eine Pyelonephritis sollten folgende diagnostische Maßnahmen durchgeführt werden:

- **Urinuntersuchung:** Urinteststreifen und quantitative Urinkultur zum Nachweis des Harnwegsinfekts und des Erregers (einschließlich Antibiogramm). Typische Harnbefunde sind Bakteriurie, positiver Nitrittest (**cave:** Nicht alle Bakterien produzieren Nitrit), Leukozyturie (evtl. mit Leukozytenzylindern), gelegentlich tritt außerdem eine Erythrozyturie auf. Entscheidend sind die korrekte Probengewinnung, die kühle Lagerung und die rasche Analyse des Urins.
- **Blutuntersuchung:** Typische Befunde sind Leukozytose sowie Erhöhung von CRP und BSG, gelegentlich auch Kreatininanstieg.
- **Blutkultur:** bei hochfieberhaftem Verlauf zum Ausschluss/Nachweis einer hämatogenen Streuung der

Erreger (Urosepsis), Abnahme vor Beginn der Antiobiotikagabe!

- **Bildgebende Diagnostik:** zunächst Abdomen-Sonografie zum Ausschluss eines Harnaufstaus, ggf. weiterführende bildgebende Diagnostik (z. B. Miktionszystogramm bei Verdacht auf VUR). Bei chronischer Pyelonephritis ist ggf. eine i. v.-Urografie (Röntgen, CT oder MRT) mit Kontrastmittel (morphologische Veränderungen, z. B. Kelchdeformitäten?) indiziert.

Merke

Von einer **signifikanten Bakteriurie** spricht man bei Mittelstrahlurin ab einer Keimzahl von 10^5/ml (Kas-Zahl) in der quantitativen Urinkultur, bei Kontaminationen werden in der Regel niedrigere Keimzahlen gefunden. Insgesamt muss die Keimzahl jedoch immer unter Berücksichtigung der klinischen Gesamtkonstellation beurteilt werden:

- Bei symptomatischen bzw. antibiotisch vorbehandelten Patientinnen und generell bei Männern sind bereits Keimzahlen $< 10^4$/ml im Mittelstrahlurin pathologisch.
- Jeder Keimnachweis im Blasenpunktionsurin (bei korrekter Probengewinnung steril) wird als signifikant eingestuft.

4. Pathogenese/häufigste Erreger

Pathogenetisch ist in über 95 % der Fälle eine **aszendierende Infektion** der unteren Harnwege mit Darmkeimen ursächlich für die Entstehung einer akuten Pyelonephritis. In weniger als 5 % der Fälle ist die Infektion auf eine Bakteriämie zurückzuführen. Dieser Infektionsweg wird in der Regel nur bei Immunschwäche, Endokarditis oder Nierenvorschädigung beobachtet.

Die mit Abstand häufigsten Erreger von Harnwegsinfektionen und Pyelonephritiden sind **gramnegative Bakterien der Darmflora** (vor allem **Escherichia coli,** gefolgt von Proteus mirabilis und Klebsiellen). Bei nosokomialen und bei komplizierten Harnwegsinfektionen (bei prädisponierenden Faktoren) sind außerdem Enterokokken, Staphylokokken und Pseudomonas aeruginosa in Betracht zu ziehen.

5. Therapie

Wichtig für die Behandlung einer akuten Pyelonephritis ist die Frage, ob eine Harnwegsobstruktion als prädisponierender Faktor vorliegt, da in diesem Fall nach Möglichkeit für eine rasche Wiederherstellung des Harnabflusses gesorgt werden muss. Ansonsten steht die **antibiotische Behandlung für 7–10 Tage** im Zentrum der Therapie. Wegen der drohenden Komplikationen kann die Erregerdiagnostik nicht abgewartet werden. Stattdessen ist nach Abnahme von Blut- und Urinkultur unmittelbar mit einer **empirischen Antibiotikatherapie** zu beginnen.

Für die Behandlung eignet sich **bei leichtem klinischem Verlauf** die orale Gabe von Fluorchinolonen (z. B. Ciprofloxacin oder Levofloxacin).

Bei **schwerem klinischen Verlauf** ist die initiale intravenöse Gabe von Breitbandantibiotika (z. B. Fluorchinolone oder als Mittel der 2. Wahl Cephalosporine der 3. Generation) indiziert. Nach klinischer Besserung kann auf ein orales Präparat umgestellt werden. Nach Erhalt der mikrobiologischen Befunde ist die antibiotische Therapie an das Resistogramm anzupassen.

Während akute Pyelonephritiden mit leichter klinischer Symptomatik **ambulant** behandelt werden können, ist die **stationäre** Aufnahme bei hochfieberhaften Verläufen (wie bei diesem Patienten) und bei schwangeren Frauen erforderlich. Die antibiotische Behandlung wird durch **allgemeine Maßnahmen** (z. B. spasmolytische und analgetische Therapie bei Bedarf, Meidung nephrotoxischer Medikamente) ergänzt. Von besonderer Bedeutung ist die **reichliche Flüssigkeitszufuhr** zum Ausgleich der infektbedingten Flüssigkeitsverluste (z. B. durch Fieber) und zur Gewährleistung einer häufigen Blasenentleerung (Spüleffekt).

6. Komplikationen

Bei einer akuten Pyelonephritis drohen folgende **Komplikationen:**

- **Urosepsis:** Sie kündigt sich durch zunehmende Tachykardie und Hypotonie an und kann innerhalb weniger Stunden zum septischen Schock führen. Besonders gefährdet sind Patienten mit Harnabflussstörungen sowie Diabetiker.
- Übergang in eine **chronische Pyelonephritis mit chronischer Niereninsuffizienz:** Bei 10 % der dialysepflichtigen Patienten ist eine chronische Pyelonephritis für die Niereninsuffizienz verantwortlich.
- **Hydronephrose und Pyonephrose:** bei persistierender Harnabflussbehinderung.
- **Intrarenaler oder paranephritischer Abszess:** typisch ist eine Persistenz von Fieber, Infektzeichen und Flankenschmerzen trotz i. v.-Antibiose nach Resistogramm.
- **Bildung von Infektsteinen:** Typisch sind magnesium- und phosphathaltige Struvitsteine.
- **Tubuläre renale Funktionsstörungen:** z. B. fehlende Konzentrierungsfähigkeit, Natrium- oder Kaliumverlustniere, RTA (renale tubuläre Azidose).

Zusammenfassung

Unter einer **akuten Pyelonephritis** versteht man eine plötzlich auftretende, bakterielle Harnwegsinfektion mit Beteiligung des Nierenparenchyms und der oberen Harnwege. **Ätiologisch** ist die Erkrankung in > 95 % der Fälle auf eine aszendierende Infektion der unteren Harnwege zurückzuführen. Die häufigsten Erreger sind gramnegative Bakterien der Darmflora, allen voran E. coli. Zu den **Leitsymptomen** der akuten Pyelonephritis gehören Algurie, Fieber und Flankenschmerzen. Typische **Laborbefunde** sind Leukozytose, CRP-Erhöhung, Leukozyturie und eine signifikante Bakteriurie. Zu den wichtigsten **diagnostischen Maßnahmen** zählen die quantitative Urinkultur (mit Antibiogramm), Blutuntersuchungen sowie die bildgebende Darstellung der ableitenden Harnwege. Neben der im Vordergrund stehenden antibiotischen **Behandlung** (zunächst empirisch, dann gemäß Antibiogramm) ist bei Vorliegen einer Harnwegsobstruktion die rasche Wiederherstellung des Urinabflusses von entscheidender Bedeutung.

38

Atemnot, Tachypnoe und Blutdruckabfall

Anamnese

Sie werden als Dienstarzt um 21:30 Uhr auf die onkologische Station gerufen, weil ein vor 14 Tagen aufgenommener Patient immer unruhiger und desorientierter wird und bei seit einigen Stunden deutlich steigendem Sauerstoffbedarf über Atemnot klagt. Die Aufnahme erfolgte wegen Abgeschlagenheit, Belastungsdyspnoe und rezidivierenden fieberhaften Infekten.

Untersuchungsbefunde

60-jähriger Mann in reduziertem AZ und schlankem EZ (181 cm, 76 kg, BMI 23,2 kg/m^2). Neurologie: unruhig, nicht adäquat orientiert, kein fokales Defizit. Herz: tachykarde, reine HT, rhythmisch. Lunge: grobblasige RG beidseits, links > rechts. Abdomen: diffuser Druckschmerz, DG spärlich. HF 128/min, BD 80/55 mmHg, Tachypnoe (AF 35/min), O_2-Sättigung 91 % (bei 15 l O_2/min über Maske), Temperatur 39,6 °C.

Laborbefunde

Aufnahme: Leukozyten 113,1 Tsd/µl; Erythrozyten 2,22 Mio/µl; Hb 7,6 g/dl; Hkt 23,3 %; MCV 105 fl; MCH 34,2 pg; MCHC 32,6 g/dl; Thrombozyten 43 Tsd/µl; Retikulozyten 1,37 %; Quick 79 %; INR 1,11; PTT 26 sec; Natrium 141 mmol/l; Kalium 3,8 mmol/l; Serumkreatinin 0,9 mg/dl; Harnstoff 24 mg/dl; Harnsäure 4,7 mg/dl; LDH 339 U/l; CRP 16 mg/l; Immunglobulin G 907 mg/dl.
Aktuell: Leukozyten 0,4 Tsd/µl; Erythrozyten 2,90 Mio/µl; Hb 8,9 g/dl; Hkt 25,9 %; MCV 89,3 fl; MCH 30,7 pg; MCHC 34,4 g/dl; Thrombozyten 17 Tsd/µl; Quick 66 %; INR 1,21; PTT 35 sec; Natrium 137 mmol/l; Kalium 3,9 mmol/l; Serumkreatinin 1,1 mg/dl; Harnstoff 66 mg/dl; LDH 482 U/l; CRP 319 mg/l; Procalcitonin quantitativ 16,02 ng/ml; Immunglobulin G 491 mg/dl.

1. **Welche Grunderkrankung lässt sich vermuten?**
2. **Welche Untersuchungen waren nach Aufnahme notwendig?**
3. **Welche Therapieoptionen haben Sie bei der Grunderkrankung? Was ist in der Zwischenzeit am ehesten passiert?**
4. **Welche Diagnose stellen Sie akut? Definieren Sie die Schweregrade des akut aufgetretenen Krankheitsbilds!**
5. **Welche therapeutischen und diagnostischen Maßnahmen müssen Sie in der Akutsituation einleiten?**

1. Grunderkrankung

Die Symptome in Zusammenschau mit den Laborbefunden lassen an eine **akute Leukämie** denken. Bei dieser neoplastischen Transformation hämatopoetischer Stammzellen im Knochenmark wird die normale Hämatopoese verdrängt und unreifzellige Blasten ins Blut ausgeschwemmt. Dadurch kommt es zur **Anämie** (hier Hb 7,6 g/dl) mit Dyspnoe, Abgeschlagenheit, Müdigkeit und Blässe, zur Blutungsneigung bei **Thrombozytopenie** (hier Thrombozyten 43 Tsd/µl) und zur disseminierten intravasalen Gerinnung sowie Hyperfibrinolyse. Rezidivierende, fieberhafte Infekte lassen sich durch eine Schädigung des Immunsystems (gestörte B- und T-Zellfunktion) und eine **Granulozytopenie** erklären, auch wenn eine hohe Gesamtleukozytenzahl (Leukozyten 113,1 Tsd/µl) besteht. Außerdem sind Lymphknotenschwellungen, eine Splenomegalie und leukämische Haut- und Organinfiltrationen möglich.

Unter Berücksichtigung des Alters des Patienten ist eine **akute myeloische Leukämie (AML)** wahrscheinlich, die 80 % der akuten Leukämien im Erwachsenenalter ausmacht. Dagegen besteht in 80 % der Fälle im Kindesalter eine akute lymphatische Leukämie (ALL).

2. Untersuchungen

Wichtig sind vor allem Untersuchungen von Blut und Knochenmark:

- **Zytologie:** Anteil der Blasten im Knochenmark an den kernhaltigen Zellen per Definition >25 % bei ALL sowie >20 % bei AML, Nachweis von Blasten im Blut.
- **Zytochemie:** z. B. Nachweis von Myeloperoxidase bei AML.
- **Immunphänotypisierung:** zur Abgrenzung verschiedener Subtypen.
- **Zytogenetik und Molekulargenetik:** Nachweis von Translokationen und molekularen Mutationen zur Einschätzung der Prognose.
- Knochenmarksbiopsie (zwingend bei Punctio sicca).

Außerdem sind **ergänzende Untersuchungen** notwendig, um das Ausmaß und die Manifestationsorte der Leukämie festzustellen:

- Erhebung des Allgemeinzustands (z. B. WHO Score).
- Abdomensonografie.
- Röntgen-Thorax in 2 Ebenen.
- EKG, Echokardiografie.
- CT/MRT Thorax und Abdomen (wenn Sonografie oder Röntgen-Thorax keine Aussage erlauben).
- Gegebenenfalls neurologische Diagnostik: Liquorpunktion und Schädel-MRT (bzw. Schädel-CT).

Die Klassifikation in eine der Leukämieformen erfolgt anhand morphologischer (FAB [French-American-British-Group]-Klassifikation), immunologischer und zytogenetischer Merkmale.

Merke

In 40 % der Fälle findet sich bei Erstmanifestationen ein **subleukämischer Verlauf** (normale oder erniedrigte Leukozytenzahl). Eine akute Leukämie ist sehr unwahrscheinlich, wenn sich alle drei Zellreihen (Erythrozyten, Leukozyten, Thrombozyten) im Normbereich befinden.

3. Verlauf/Therapieoptionen

Bei der AML sollte die Therapie an einem Zentrum im Rahmen einer Therapiestudie durchgeführt werden. Generell erfolgen eine **Induktionstherapie** mit dem Ziel der kompletten Remission (CR) und eine anschließende **Konsolidierungs-** und **Erhaltungstherapie** zum Erhalt der CR.

Bei der Standard-Induktionstherapie (3+7 Schema) wird die dreitägige Gabe eines Anthrazyklins/Anthracendions (z. B. Daunorubicin) mit 7 Tagen Ara-C (Cytarabin) kombiniert. Die Art der Konsolidierungstherapie orientiert sich am Risikoprofil der AML und am Allgemeinzustand des Patienten. Zur Anwendung kommen hochdosiert Ara-C sowie, bei geeigneten Patienten (individuelle Risikostratifizierung bei Patienten < 50 Jahre in Remission ohne Infekthinweis), autologe oder allogene **Blutstammzelltransplantationen** nach dosisreduzierter **Konditionierungstherapie** (Zytostatikatherapie und nachfolgende Ganzkörperbestrahlung). Die Erhaltungstherapie erfolgt innerhalb von Studienprotokollen. Außerdem sollten bei der Therapie der AML **Allgemeinmaßnahmen** und eine unterstützende Therapie erfolgen: z. B. Reduktion der Keimlast durch keimarme Zimmer (keine Pflanzen) und sorgfältige Händedesinfektion sowie bedarfsgerechte Substitution von Erythrozyten und Thrombozyten.

Hier bestand aufgrund der hohen Leukozytenzahl von > 100 Tsd/µl die Gefahr einer **Leukostase,** sodass rasch eine Senkung der peripheren Leukozytenzahl durch Chemotherapie oder Leukapherese eingeleitet wurde. In der Zwischenzeit hat die Leukozytenzahl am ehesten durch eine Induktionstherapie deutlich abgenommen; jetzt besteht bei **Neutropenie** (< 500 Zellen/µl) eine erhöhte Infektionsgefahr. Trotz der bei Neutropenie bestehenden antimikrobiellen (z. B. Piperacillin-Tazobactam) und antimykotischen Prophylaxe (z. B. Posaconazol) ist vermutlich eine **Pneumonie** entstanden.

4. Akutdiagnose/Definition

Der Patient befindet sich aufgrund der hypotonen Kreislaufsituation mit Tachykardie und Unruhe als mögliches Zeichen einer akuten Enzephalopathie im **septischen Schock.** Eine Infektion ist klinisch aufgrund des Fiebers und der deutlichen Erhöhung von CRP und Procalcitonin wahrscheinlich. Zusätzlich besteht der Verdacht auf eine beginnende **respiratorische Insuffizienz,** da trotz maximaler O_2-Gabe und einer Atemfrequenz von 35/min nur eine O_2-Sättigung von 91 % erreicht wird. Eine **Pneumonie** kann aufgrund des Auskultationsbefunds als Fokus des septischen Schocks vermutet werden.

Per Definition wird eine systemische Entzündungsantwort, die im Rahmen von Infektionen, Verbrennungen und schweren Traumata auftreten kann, als **SIRS** (Systemic Inflammatory Response Syndrome) bezeichnet. Ein SIRS liegt vor, wenn mindestens **zwei der folgenden Kriterien** erfüllt sind:

- Hyperthermie (> 38 °C) oder Hypothermie (< 36 °C).
- Tachykardie (> 90/min).
- Tachypnoe (AF > 20/min) oder Hypokapnie ($PaCO_2$ ≤ 32 mmHg).
- Leukozytose (> 12 Tsd/µl) oder Leukopenie (< 4 Tsd/µl) oder Linksverschiebung (≥ 10 % unreife Neutrophile im Differenzialblutbild).

Die **Sepsis** ist die häufigste Ursache des SIRS. Für die Diagnose wird neben der Erfüllung der SIRS-Kriterien der Nachweis einer **auslösenden Infektion** (mikrobiologisch/klinisch) für die systemische Entzündungsreaktion gefordert.

Von einer **schweren Sepsis** spricht man, wenn eine Sepsis mit Zeichen einer **akuten Organdysfunktion** bzw. **-hypoperfusion** einhergeht. Für die Diagnose muss mindestens eines der folgenden Kriterien erfüllt sein:

- Akute Enzephalopathie: z. B. Vigilanzminderung, Desorientiertheit, Unruhe, Delirium.
- Arterielle Hypoxämie: PaO_2 ≤ 75 mmHg unter Raumluft, wenn manifeste Herz- oder Lungenerkrankungen als Ursache ausgeschlossen sind.
- Nierenfunktionsstörung: z. B. Oligurie trotz ausreichender Flüssigkeitszufuhr.
- Metabolische Azidose: häufig mit Serumlaktatanstieg.
- Thrombozytopenie: wenn andere Ursachen (z. B. akute Blutung) ausgeschlossen sind.

Zur Diagnose eines **septischen Schocks** muss zusätzlich zu den Kriterien der schweren Sepsis eine **septische Hypotonie** (systolischer BD < 90 mmHg oder MAD < 65 mmHg bei Ausschluss anderer Ursachen) vorliegen, welche trotz adäquater Flüssigkeitszufuhr persistiert. Patienten im septischen Schock sind **katecholaminpflichtig.**

5. Akute Therapie

Bei einem septischen Schock mit respiratorischer Insuffizienz besteht eine dringende **intensiv-medizinische Therapieindikation** zur **hämodynamischen Stabilisierung** sowie Sicherung der Vitalfunktionen. Therapeutische und diagnostische Maßnahmen umfassen:

- **Supportive Therapie:**
  - Hämodynamische Stabilisierung durch **Volumen-** (v. a. Kristalloide) und **Katecholamintherapie** (z. B. Noradrenalin) mit Ziel-MAD

  > 65 mmHg, zentralvenöse O_2-Sättigung > 70 %, Laktatabfall.
  - **Beatmung** bei respiratorischer Insuffizienz aufgrund eines sepsisinduzierten ARDS oder Pneumonie (hier am ehesten Fokus der Sepsis).
- **Kausale Therapie:**
  - Frühestmögliche kalkulierte Therapie (< 1 h) mit einem Breitspektrumantibiotikum nach Abnahme von Blutkulturen, ggf. mit Abdeckung von Pseudomonaden (insbesondere bei Neutropenie).
  - Reevaluation antimikrobielle Therapie alle 48–72h.
  - Gezielte antimikrobielle Therapie bei Kenntnis des Erregers.
  - Infektfokussanierung, wenn möglich (z. B. Drainage von Abszessen, Entfernung von infiziertem Fremdmaterial: z. B. Katheter, Endoprothesen, etc.).
- **Ergänzende Therapie:**
  - Sedation, Analgesie und Delirtherapie nach Bedarf.
  - Nach Möglichkeit **enterale Ernährung** (parenterale Ernährung nur, wenn nach 5–7 Tagen orale oder enterale Ernährung unwahrscheinlich ist).
  - Weitere Therapie: Nierenersatztherapie, Ulkusprophylaxe, Thromboseprophylaxe, ggf. moderate Insulintherapie, ggf. Selen.

Zusammenfassung

Bei der **akuten myeloischen Leukämie (AML)** kommt es aufgrund einer neoplastischen Transformation einer myeloischen Vorläuferzelle im Knochenmark zu einer Verdrängung der normalen Hämatopoese mit Ausschwemmung von Blasten ins Blut. Die **Ätiologie** ist vielfältig, Knochenmarkschädigungen durch Strahlung und Zytostatika werden diskutiert. Ebenso kann sich eine AML aus hämatopoetischen Erkrankungen entwickeln (z. B. myelodysplastisches Syndrom). **Klinisch** kommt es zu Abgeschlagenheit, Schwäche, Infektanfälligkeit, Blutungsneigung sowie Lymphknotenschwellungen und Splenomegalie. Die **Diagnose** gelingt anhand morphologischer, immunologischer und zytogenetischer Merkmale von Blut (Nachweis von Blasten) und Knochenmark. Die **Behandlung** der AML besteht aus einer Induktionstherapie mit dem Ziel der kompletten Remission und anschließender Konsolidierungstherapie und Erhaltungstherapie.

Unter **Sepsis** versteht man das Vorhandensein einer Infektion (mikrobiologisch, klinisch) und mindestens zwei Kriterien eines SIRS (z. B. Fieber, Tachykardie, Tachypnoe, Leukozytose, etc.). Die Sepsis kann sich bei zusätzlicher Organbeteiligung in eine **schwere Sepsis** und länger bestehender Hypotonie in einen **septischen Schock** ausweiten. Die Fokussuche (Blutkulturen, bildgebende Verfahren) ist ebenso wie eine rasche multimodale **Therapie** je nach Schweregrad des Krankheitsbilds (frühzeitige antimikrobielle Therapie und Fokussanierung, Volumentherapie, Katecholamingabe, Beatmung, etc.) von großer Bedeutung für die Senkung der hohen Letalität.

39

Frieren und Obstipation

Anamnese

Ein 67-jähriger Patient stellt sich in Ihrer internistischen Fachpraxis in Begleitung seiner Frau vor. Er trägt trotz der warmen Temperaturen im Mai einen langen Mantel, zwei Westen und ein Hemd und berichtet, dass er zuletzt häufig Streit mit seiner Frau habe, die ständig das Fenster öffnen wolle, obwohl er friere. Außerdem leide er unter Obstipation. Auf sein Körpergewicht habe er nicht geachtet. Besonders abends fühle er sich immer sehr müde. Anamnestisch bekannt sind ein Oropharynxkarzinom, das exzidiert und bestrahlt wurde, eine chronische Niereninsuffizienz, eine arterielle Hypertonie sowie eine kürzlich zurückliegende transitorische ischämische Attacke (TIA) mit Hemisymptomatik und Nachweis einer höhergradigen Stenose der A. carotis interna rechts.

Untersuchungsbefunde

67-jähriger Mann in leicht reduziertem AZ und adipösem EZ (172 cm, 89 kg, BMI 30,1 kg/m^2). BD 138/84 mmHg, Puls 56/min. Haut: blass und trocken. Kopf/Hals: Schleimhäute feucht, reizloses Tracheostoma, SD nicht vergrößert tastbar, leichte Lidödeme bds. LK: unauffällig. Herz: HT rhythmisch, keine pathologischen Geräusche. Lunge: sonorer KS, vesikuläres AG, keine RG. Abdomen: weich, adipös ausladend, kein DS, keine Resistenzen, keine Hepatosplenomegalie. Extremitäten: diskrete Knöchel- und Unterschenkelödeme, nicht weckdrückbar, periphere Pulse gut tastbar. Neurologisch orientierend unauffällig.

Laborbefunde

Leukozyten 8,6 Tsd/µl; Erythrozyten 4,56 Mio/µl; Hb 13,4 g/dl; Hkt 38,7 %; MCV 84,9 fl; MCH (HbE) 29,4 pg; MCHC 34,6 g/dl; Thrombozyten 236 Tsd/µl; Quick 78 %; INR 1,14; Natrium 138 mmol/l; Kalium 4,5 mmol/l; Harnstoff 29 mg/dl; Serumkreatinin 0,80 mg/dl; GPT 20 U/l; γ-GT 60 U/l; TSH 42,9 mU/l; Cholesterin 341 mg/dl; Triglyzeride 253 mg/dl.

1. Welche Verdachtsdiagnose haben Sie? Erklären Sie die wahrscheinlichste Ätiologie!

2. Nennen Sie weitere typische Symptome! Kennen Sie Komplikationen?

3. Welche Formen der vermuteten Erkrankung sind Ihnen bekannt? Nennen Sie die häufigsten Ursachen!

4. Welche weiteren Untersuchungen sollten durchgeführt werden? Begründen Sie Ihr Vorgehen!

5. Wie therapieren Sie die Erkrankung?

6. Was verstehen Sie unter dem polyglandulären Autoimmunsyndrom?

1. Verdachtsdiagnose

Die Anamnese sowie der körperliche Untersuchungsbefund lassen auf das Vorliegen einer **Hypothyreose** schließen, die durch den weit über der Norm (Normbereich 0,5–2,5 mU/l) liegenden TSH-Wert bewiesen wird. In der Anamnese sind vor allem die **Kälteintoleranz,** die hier besonders durch das Verhalten des Patienten auffällt, und die **Obstipation** typisch. Bei der körperlichen Untersuchung sind neben der **Bradykardie** die blasse und **trockene Haut** sowie die **Ödeme** der Lider und Unterschenkel mit einer hypothyreoten Stoffwechsellage vereinbar. Auch die in der Laboruntersuchung auffallende **Hypercholesterinämie** und **-triglyzeridämie** können als Folge eines allgemeinen Hypometabolismus bei Hypothyreose gedeutet werden, auch wenn sie ebenso gut unabhängig bestehen können.

Einen Hinweis auf die Ätiologie liefert vor allem die zurückliegende Radiotherapie bei Oropharynxkarzinom, bei der es zum Verlust bzw. zur Zerstörung von funktionstüchtigem Schilddrüsengewebe gekommen sein könnte, sodass es sich differenzialdiagnostisch um eine iatrogene primäre Hypothyreose handelt.

2. Typische Symptome

Die Hypothyreose entwickelt sich beim Erwachsenen eher langsam, sodass die typischen Symptome erst im Verlauf vom Patienten subjektiv wahrgenommen werden. Zusammenfassend kann man die Symptome als Folge eines allgemeinen Hypometabolismus betrachten, die sich klinisch wie folgt darstellen können:

- Leistungsabfall, vermehrte Müdigkeit, vermehrtes Schlafbedürfnis, Antriebsminderung, psychomotorische Verlangsamung, Gewichtszunahme.
- Erhöhte Kälteempfindlichkeit, Obstipation.
- **Myxödem:** Lidödem, periphere Ödeme (Druck hinterlässt bei Untersuchung keine Dellen) infolge vermehrter Mukopolysaccharidbildung mit vermehrter Wassereinlagerung.
- **Myxödemherz:** mit Rechts- und Linksherzvergrößerung, Bradykardie, ggf. Perikarderguss, ggf. Niedervoltage im EKG.
- **Haut:** blass, kühl, teigig, schnell schuppend.
- Trockenes, brüchiges Haar; heisere, raue Stimme und langsame verwaschene Sprache (infolge Stimmbandmyxödem).
- Libidoverlust, evtl. Zyklusstörungen, gestörte Spermatogenese, Infertilität.

Die wichtigste **Komplikation** ist das **hypothyreote Koma,** das nur selten beobachtet wird. Es tritt meist in Zusammenhang mit Faktoren wie Operationen, Infektionen oder Traumen bei Personen mit vorher nicht bekannter oder unbehandelter Hypothyreose auf. Klinisch kommt es zu folgendem Bild:

- Hypoventilation mit Hypoxie und Hyperkapnie bis hin zur CO_2-Narkose.
- Hypothermie.
- Bradykardie, Hypotonie und Perikarderguss.
- Hypo- bis Areflexie.
- Obstipation, ggf. Ileus.

Als weitere Komplikation kann es aufgrund der in Zusammenhang mit einer Hypothyreose beobachteten Hypercholesterinämie zu **frühatherosklerotischen Veränderungen** kommen, insbesondere wenn weitere vaskuläre Risikofaktoren bestehen (z. B. Diabetes mellitus, arterielle Hypertonie).

Merke

Das Vollbild der Erkrankung ist häufig nicht vorhanden! Insbesondere bei **älteren Patienten** stehen die unspezifischen Symptome Antriebsarmut, Verlangsamung, Kälteempfindlichkeit und Obstipation im Vordergrund, denen manchmal nur eine geringe Bedeutung („Altersbeschwerden") zugemessen wird, sodass leichte Formen der Hypothyreose klinisch häufig übersehen werden.

3. Formen/Ätiologie

Grundsätzlich werden angeborene von erworbenen Hypothyreosen unterschieden. Die **kongenitale Hypothyreose** stellt die häufigste angeborene Stoffwechselstörung dar und ist in etwa 80 % der Fälle durch eine Schilddrüsenfehlanlage bedingt. Ein Screening von Neugeborenen auf Hypothyreose ist daher gesetzlich am 3. Lebenstag zur Vermeidung von Folgeschäden wie

Minderwuchs und geistiger Retardierung vorgeschrieben.

Die häufigste **erworbene primäre Hypothyreose** ist Folge einer Autoimmunthyreoiditis **(Hashimoto-Thyreoiditis).** Diese Erkrankung ist durch eine chronische lymphozytäre Thyreoiditis gekennzeichnet, bei der Frauen häufiger als Männer betroffen sind und die bis zur manifesten Hypothyreose klinisch häufig asymptomatisch verläuft. Meist handelt es sich um die sog. primär atrophische Verlaufsform, bei der in etwa 95 % Antikörper gegen thyreoidale Peroxidase (Anti-TPO-Ak) und in etwa 70 % Antikörper gegen Thyreoglobulin (Anti-Tg-Ak) nachweisbar sind.

Daneben kommen vor allem **iatrogene Ursachen** einer erworbenen primären Hypothyreose in Betracht:

- Nach Strahlentherapie: Radioiodtherapie, externe Bestrahlung.
- Postoperativ: z. B. nach Strumektomie.
- Medikamentös: z. B. Thyreostatika (Überdosierung), Lithium, Amiodaron (kann sowohl zu Hypo- als auch Hyperthyreosen führen).

Sehr selten sind **sekundäre** (hypophysäre), z. B. bei Hypophysenvorderlappeninsuffizienz, und **tertiäre** (hypothalamische) Ursachen einer Hypothyreose.

4. Diagnostik

Zur weiteren Evaluation sollten bei Verdacht auf Hypothyreose folgende Untersuchungen durchgeführt werden:

- **Laboruntersuchung:** Freies T_4 und T_3 ↓ beweist bei TSH ↑ die **manifeste Hypothyreose** (dagegen sind bei **latenter Hypothyreose** freies T_4 und T_3 im Normbereich bei TSH ↑), für eine sekundäre (oder tertiäre) Ursache spricht TSH ↓ bei freiem T_4 ↓, Titerbestimmung von Anti-TPO-Ak und Anti-Tg-Ak zum Ausschluss einer Autoimmunthyreoiditis.
- **Schilddrüsensonografie:** bei Autoimmunthyreoiditis am ehesten kleine echoarme Schilddrüse, Größenbestimmung z. B. nach Radiotherapie.

Zusätzliche Untersuchungen können in manchen Fällen sinnvoll sein:

- **Feinnadelpunktion:** histologisch typischerweise lymphozytäre Infiltrate bei Autoimmunthyreoiditis.
- **Schilddrüsenszintigrafie:** zeigt eine verminderte oder fehlende Radionuklidaufnahme.
- **EKG** zum Ausschluss anderer Ursachen der Bradykardie (z. B. AV-Block), ggf. Niedervoltage bei Myxödemherz.

Merke

Die Kenntnis der **Normwerte des Schilddrüsenvolumens** ist zur Beurteilung von sonografischen Befunden wichtig. Wegen möglicher Asymmetrien erfolgt die Größenbestimmung getrennt für jeden Schilddrüsenlappen. Frauen haben eine obere Normgrenze des Gesamtvolumens von 18 ml, Männer von 25 ml. Bei der Abklärung einer Hypothyreose kann auf eine Szintigrafie häufig verzichtet werden.

5. Therapie

Die Therapie einer **manifesten Hypothyreose** besteht unabhängig von der Ursache in einer **dauerhaften Substitution von L-Thyroxin (T_4).** Dabei wird die Dosis bei Beginn der Therapie stets langsam im monatlichen Abstand gesteigert. Insbesondere bei stark ausgeprägter Hypothyreose sowie bei älteren oder kardial vorerkrankten Patienten sollte mit einer niedrigen Dosis begonnen werden, da es zu Herzrhythmusstörungen oder Angina-pectoris-Symptomatik kommen kann. Im Regelfall erfolgt die Gabe von L-Thyroxin morgens nüchtern.

Die individuelle optimale Dosis wird im Verlauf anhand der TSH-Normalisierung (dauert 6–8 Wochen) und den Symptomen des Patienten gewählt. Entsprechend sollten regelmäßig Verlaufskontrollen der Schilddrüsenfunktion (TSH, ggf. freies T_4 und T_3) erfolgen. Die Compliance des Patienten ist für die Einstellung einer dauerhaften euthyreoten Stoffwechsellage von entscheidender Bedeutung.

Das **hypothyreote Koma** stellt eine Indikation für eine **intensiv-medizinische Behandlung** dar. Dabei steht neben der Sicherung der Vitalfunktionen und Gabe von Glukokortikoiden die intravenöse Gabe von L-Thyroxin im Vordergrund. Eine aktive Erwärmung bei Hypothermie ist meist nicht erforderlich. Zusätzlich müssen

Elektrolytveränderungen ausgeglichen und der Glukosehaushalt stabilisiert werden.

6. Polyglanduläres Autoimmunsyndrom

Bei dem **polyglandulären Autoimmunsyndrom** kommt es zu einem gleichzeitigen Auftreten von zwei oder mehreren autoimmun bedingten Endokrinopathien im Sinne von chronischen Organentzündungen, die oft zu einer Unterfunktion der entsprechenden Hormondrüsen führen. Diese Erkrankungen treten familiär gehäuft auf, sodass von einer genetischen Komponente auszugehen ist.
Man unterscheidet zwei Typen:

- **Typ 1:** Addison-Krankheit, Hypoparathyreoidismus und mukokutane Candidose als häufigste gemeinsame Manifestation; sehr selten; Erkrankungszeitpunkt im Kindesalter.
- **Typ 2:** Addison-Krankheit, Diabetes mellitus Typ 1, Autoimmunthyreoiditis Hashimoto oder Basedow-Krankheit als häufigste gemeinsame Manifestation, häufiger als Typ 1, Erkrankungszeitpunkt im Erwachsenenalter ca. ab dem 20. Lebensjahr, zwischen dem Auftreten der einzelnen Erkrankungen können Jahre liegen. Das gemeinsame Auftreten von Addison-Krankheit und Autoimmunthyreoiditis wird auch als **Schmidt-Syndrom** bezeichnet.

Die Therapie des polyglandulären Autoimmunsyndroms besteht in der **Substitution der ausgefallenen Hormone** (z. B. Hydrokortison, L-Thyroxin).

Zusammenfassung

Die **Hypothyreose** wird als ein Mangel der Schilddrüsenhormone an den Rezeptororganen verstanden. Es wird eine latente (TSH ↑, freies T_3 und T_4 normal) von einer manifesten Hypothyreose (TSH ↑, freies T_3 und T_4 ↓) abgegrenzt. Bei der primären erworbenen Hypothyreose steht **ätiologisch** die Autoimmunthyreoiditis (Hashimoto-Thyreoiditis) im Vordergrund, die bei Frauen häufiger als bei Männern ist. Andere, meist iatrogene Ursachen der primären Unterfunktion können medikamentös, postoperativ sowie durch eine stattgehabte Radiojod- oder Strahlentherapie bedingt sein. Die **Symptome** der Hypothyreose können vielfältig sein, zu den wichtigsten gehören Adynamie und Müdigkeit sowie Kälteintoleranz, Obstipation und Gewichtszunahme. **Diagnostisch** im Vordergrund stehen laborchemische Untersuchungen (TSH, freies T_4 und T_3, Anti-TPO-Ak) sowie die Schilddrüsensonografie. Die **Therapie** besteht aus der lebenslangen Substitution von L-Thyroxin, die insbesondere bei kardialen Vorerkrankungen einschleichend begonnen werden sollte. Laborchemische Verlaufskontrollen (Ziel: TSH-Normalisierung) und die Symptome des Patienten dienen dabei der individuellen Dosisfindung.

Akuter Thoraxschmerz

Anamnese

Sie werden als Notarzt in eine Allgemeinarztpraxis gerufen, in der Ihre Kollegin mit einem 56-jährigen Patienten schon auf Sie wartet. Dieser sei etwa 20 Minuten zuvor mit progredientem Thoraxschmerz und retrosternalem Druckgefühl direkt von einer Geburtstagsfeier in die Praxis gekommen. Seitdem hätten die Schmerzen zugenommen und würden in den linken Arm ausstrahlen. Außerdem habe er mehrfach erbrochen, schwitze sehr stark und verspüre große Angst zu sterben. Die bereits erfolgte Gabe von Glyzeroltrinitrat habe die Beschwerden nicht lindern können. In der Vorgeschichte bekannt sind eine periphere arterielle Verschlusskrankheit (Stadium IIa nach Fontaine-Ratschow) und ein starker Nikotinkonsum (etwa 70 py). Ein EKG wurde bereits geschrieben (➤ Bild [T578]).

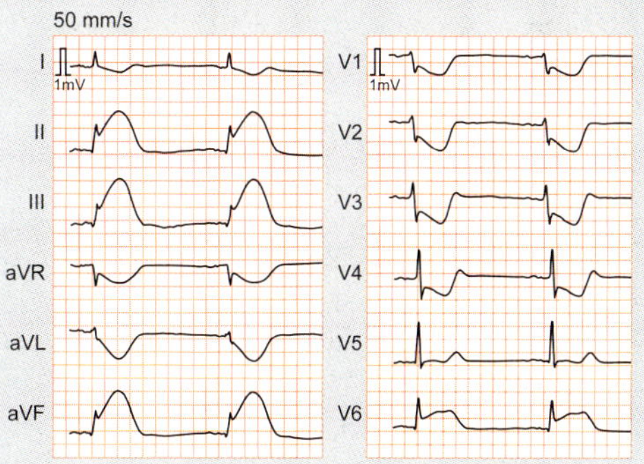

1. **Befunden Sie das EKG!**

2. **Welche Diagnose stellen Sie? Nennen Sie Differenzialdiagnosen des akuten Thoraxschmerzes!**

3. **Welche Sofortmaßnahmen sollten ergriffen werden?**

4. **Welche Laborbefunde können in diesem Zusammenhang wegweisend sein?**

5. **Welche Komplikationen kennen Sie?**

6. **Wie lautet die Therapie in der Hospitalphase?**

1. EKG-Befund

Das EKG zeigt einen Sinusrhythmus, Indifferenztyp, Frequenz 58/min. ST-Hebung in II, III, aVF sowie V_6 und ST-Senkung in I, aVR und aVL (Spiegelbild) sowie V_1–V_4.

2. Verdachtsdiagnose/Differenzialdiagnosen

In dieser Konstellation ist ein **akuter Myokardinfarkt** wahrscheinlich, da sich der Patient mit anhaltendem, ausstrahlendem Thoraxschmerz und thorakalem Druckgefühl präsentiert, ohne Besserung auf Gabe eines Nitropräparats. Außerdem zeigt er eine in diesem Zusammenhang häufige vegetative Begleitsymptomatik mit Schwitzen, Angst und Erbrechen.

Zu der Verdachtsdiagnose passt auch der EKG-Befund, der das elektrokardiografische Korrelat eines frischen ST-Hebungsinfarkts (STEMI) im Bereich der Hinterwand darstellt.

Je nach Ausprägung des klinischen Bilds kommen beim akuten Thoraxschmerz folgende Differenzialdiagnosen in Betracht (je mit typischen Befunden):

- **Angina pectoris (AP):** meist kürzere Dauer des Thoraxschmerzes, gutes Ansprechen auf Nitrate, keine signifikanten ST-Hebungen.
- **Aortendissektion/Aneurysma dissecans:** stärkster, u. U. wandernder und ausstrahlender Thoraxschmerz, der sich auf Nitrate nicht bessert. Diagnose mittels Bildgebung (CT und ggf. transösophageale Echokardiografie).
- **Perimyokarditis:** eher stechender Schmerz, der sich typischerweise atemabhängig präsentiert, unspezifische EKG-Veränderungen (charakteristisch sind nicht lokalisierbare ST-Hebungen, die typischerweise aus der aufsteigenden S-Zacke hervorgehen).
- **Tako-Tsubo-Kardiomyopathie:** akute, reversible linksventrikuläre Funktionseinschränkung mit apikaler Akinesie, häufig durch eine psychische Belastungssituation hervorgerufen, insbesondere bei Frauen > 60 Jahre. Möglich sind ein leichter Troponinanstieg und infarktähnliche Veränderungen im EKG.
- **Lungenembolie:** pleuritischer Schmerz (oft atemabhängig, stechender Charakter), zusätzlich Tachykardie, Dyspnoe, Husten und ggf. Nachweis einer tiefen Beinvenenthrombose, im EKG häufig Zeichen der Rechtsherzbelastung (z. B. Rechtsschenkelblock) und S_I-Q_{III}-Typ.
- **Spontanpneumothorax:** Diagnosestellung mittels Auskultation und Röntgen-Thorax.
- **Akutes Abdomen:** je nach Schmerzlokalisation akute Pankreatitis, Perforation (z. B. bei Magenulkus) oder Gallenkolik denkbar.
- **Refluxkrankheit:** Sodbrennen und retrosternales Brennen, bei Verdacht endoskopische Abklärung.
- **Boerhaave-Syndrom:** Ösophagusruptur durch starkes Erbrechen mit heftiger Schmerzsymptomatik, bei Verdacht Röntgen-Thorax und Kontrastmittelröntgen des Ösophagus.
- **Muskuloskelettaler Schmerz:** traumatisch oder degenerativ.

Für die Diagnose eines Herzinfarkts entscheidend ist neben den klinischen Leitbefunden der Nachweis einer manifesten Myokardischämie durch eindeutige Herzenzymveränderungen und ggf. ST-Hebungen im EKG (NSTEMI vs. STEMI).

Merke

Für die Diagnose STEMI müssen im EKG in mindestens zwei beieinanderliegenden Standardableitungen signifikante ST-Streckenhebungen vorliegen (≥ 0,1 mV in allen Ableitungen außer V_2–V_3, für die folgende Grenzen gelten: ≥ 0,2 mV bzw. ≥ 0,25 mV bei Männern > 40 Jahre bzw. < 40 Jahre oder ≥ 0,15 mV bei Frauen).

3. Sofortmaßnahmen

Die Prähospitalphase ist bei akutem Myokardinfarkt von entscheidender Bedeutung. Frühzeitig sollte die Möglichkeit zur **perkutanen koronaren Intervention (PCI)** evaluiert und eine Einweisung in ein entsprechendes Zentrum organisiert werden. Folgende Maßnahmen sollten von dem ersten behandelnden Arzt durchgeführt werden:

- Oberkörperhochlagerung, Beruhigung des Patienten.
- Venöser Zugang.
- **Sauerstoffgabe:** über Nasensonde oder Maske bei Patienten mit O_2-Sättigung < 95 %, Dyspnoe oder akuter Herzinsuffizienz.
- 12-Kanal-EKG (innerhalb von 10 Minuten).
- **ASS plus ADP-Rezeptor-Antagonist** (Prasugrel oder Ticagrelor, bei Kontraindikation Clopidogrel) zur Thrombozytenaggregationshemmung.
- **Heparin** zur Antikoagulation.
- **Analgesie** mit Opiaten (z. B. Morphin) nach Bedarf, ggf. zusätzlich Antiemetika (z. B. Metoclopramid).
- **Betablocker** senken das Risiko von Kammerflimmern und den Sauerstoffbedarf (**cave:** Kontraindikationen z. B. Bradykardien, Hypotonie und kardiale Leitungsblockierungen).
- **Nitrate** als Zerbeißkapsel oder Spray (wenn systolischer Blutdruck > 100 mmHg).
- **Sedierung** z. B. durch Midazolam nach Bedarf.
- **Notärztliche Einweisung** in geeignete Klinik (PCI-Zentrum) unter Monitorüberwachung (inkl. EKG) in Defibrillationsbereitschaft.

Merke

Keine i. m.-Injektionen, da die Diagnostik durch den unspezifischen CK-Anstieg erschwert wird und unter der gleichzeitigen Antikoagulation ein erhöhtes Blutungsrisiko besteht!

4. Laborbefunde

Die Bestimmung der Herzenzyme (➤ Tab. 40.1) ist besonders zur Differenzialdiagnostik bei fehlenden EKG-Veränderungen zum Ausschluss eines akuten Myokardinfarkts von Bedeutung, da sie als Biomarker für die Schädigung des Myokards gelten. Besonders die **Troponine I und T** haben eine hohe **Herzmuskel-Spezifität,** können aber auch bei weiteren Diagnosen signifikant erhöht sein (z. B. Niereninsuffizienz, hypertensive Krise, Lungenembolie, Tachykardie).

Aufgrund der unterschiedlichen Kinetik der kardialen Marker nach potenziellem Ereignis ist bei initial unauffälligen Werten nach 3–6 Stunden eine **Kontrolle** vor allem der Troponine sinnvoll, da inzwischen hochsensitive Tests verfügbar sind. Bei symptomatischen Patienten mit positiven Werten, welche die oben genannten EKG-Kriterien des STEMI nicht erfüllen, spricht man von einem **NSTEMI** (non ST-Segment-Elevation Myocardial Infarction). Bei zweimalig negativen Werten im Abstand von 3–6 Stunden ist ein Myokardinfarkt als Ursache der Beschwerden unwahrscheinlich.

Unspezifisch können sich außerdem Veränderungen der Leukozyten (↑), der BSG (↑) und des CRP (↑) ergeben.

5. Komplikationen

Nur etwa ⅔ der Patienten mit akutem Herzinfarkt erreichen das Krankenhaus lebend. Die gefährlichsten Komplikationen ereignen sich in den ersten 48 Stunden nach akutem Infarkt.

Tab. 40.1 Übersicht über die Labordiagnostik bei kardialer Ischämie.

Laborwert	Frühester Nachweis nach Schmerzbeginn	Maximalwert nach Schmerzbeginn	Dauer der Erhöhung	Bedeutung
Myoglobin	1–4 h	6–7 h	24 h	Nicht spezifisch, aber sensitiv
Troponin I und T	3–12 h	18–24 h	Bis ca. 10 Tage	Hochspezifisch und sensitiv, falsch positiv z. B. bei Niereninsuffizienz
Kreatinkinase (CK) und CK-MB	3–12 h	18–24 h	26–48 h	CK korreliert mit Infarktgröße, CK-MB 6–20 % der Gesamt-CK
LDH	6–12 h	24–48 h	6–8 Tage	Unspezifisch, aber wichtig für Spätdiagnose

Folgende Komplikationen sind in der **Akutphase** relevant:

- **Herzrhythmusstörungen** aller Art treten häufig auf, z. B. ventrikuläre Extrasystolie, Kammertachykardien und -flimmern, Vorhofflimmern, bradykarde Rhythmusstörungen mit Sinusbradykardie und Leitungsblockierungen.
- **Linksherzinsuffizienz:** Bei etwa einem Drittel der Patienten mit nachfolgendem Lungenödem bis hin zum **kardiogenen Schock** und Pumpversagen.
- **Papillarmuskelabriss** und akute Mitralinsuffizienz.
- **Herzwandruptur** mit Herzbeuteltamponade.
- **Ventrikelseptumdefekt.**
- **Pericarditis epistenocardica:** Entzündliche Perikardreizung.

In der **Spätphase** ergeben sich weitere Komplikationen, wie die Ausbildung eines Herzwandaneurysmas, eine ischämische Kardiomyopathie, das Postmyokardinfarktsyndrom (**Dressler-Syndrom:** Perikarditis und Pleuritis 1–6 Wochen nach Infarkt), Thrombembolien oder weitere Arrhythmien.

6. Therapie Hospitalphase

Es sollte umgehend eine **intensiv-medizinische Überwachung** in Defibrillationsbereitschaft erfolgen. Während der Hospitalphase werden die Sofortmaßnahmen (➤ Frage 03) fortgeführt und intensiviert, z. B. indem **Nitrate** bei Hypertonie i. v. gegeben werden (Blutdruckkontrolle) und die Antikoagulation mit **Heparin** durch regelmäßige PTT-Kontrollen überwacht wird.

Für die Prognose entscheidend ist die **Revaskularisation** des verschlossenen koronaren Gefäßes. Prinzipiell stehen dafür zwei Verfahren zur Verfügung.

- **Perkutane koronare Intervention (PCI)/Akut-PTCA** (perkutane transluminale Koronarangioplastie) **und Stentimplantation: Therapie der 1. Wahl** mit der höchsten primären Erfolgsrate in erfahrenen Zentren durch Ballondilatation und nachfolgende Stentimplantation. Senkung der Restenoserate durch Anwendung von DES (Drug Eluting Stents), die mit Immunsuppressiva beschichtet sind. Innerhalb der ersten 2 Stunden nach Symptombeginn sollte nach Möglichkeit immer eine Verlegung zur PCI in ein entsprechend ausgestattetes Krankenhaus erfolgen. Außerdem wirkt sich die Gabe von Bivalirudin bevorzugt vor GPIIb/IIIa-Inhibitoren (z. B. Eptifibatid) neben einer dualen Thrombozytenaggregationshemmung mit z. B. **ASS und Prasugrel** prognostisch günstig auf die Restenoserate aus.
- **Medikamentöse Thrombolyse:** Anwendung bei akutem Infarkt **innerhalb der ersten 12 Stunden nach Schmerzbeginn,** wenn eine **PCI innerhalb von 2 Stunden nicht möglich** ist. Die wichtigsten Kontraindikationen sind Blutungen (intrakraniell, gastrointestinal) sowie ein ischämischer Schlaganfall innerhalb der letzten 6 Monate. Als Erfolgskriterium gilt eine gelungene Rekanalisation innerhalb der ersten 90 min (gelingt in 70–80 % der Fälle). Als Substanzen kommen u. a. Tenecteplase, Alteplase oder Reteplase zur Anwendung. Da nach erfolgreicher Lyse Re-Verschlüsse auftreten können, sollten alle Patienten nach Lysetherapie einer frühen Koronarangiografie zugeführt werden.

Zusammenfassung

Ursache des akuten Myokardinfarkts ist die hochgradige Stenose oder der thrombotische Verschluss einer Koronararterie nach Plaqueruptur mit nachfolgender ischämischer Myokardschädigung. Die typischen **Leitbefunde** sind ein heftiger, ausstrahlender Thoraxschmerz und ein retrosternales Druckgefühl, die mit vegetativen Symptomen einhergehen können. Die Ableitung eines 12-Kanal-EKG mit charakteristischen Veränderungen (ST-Hebungen) und die Bestimmung der Herzenzyme (Troponin I/T) sind die entscheidenden **diagnostischen Maßnahmen. Therapeutisch** steht die schnellstmögliche Revaskularisation mittels PCI im Vordergrund, die Thrombolyse ist nur 2. Wahl. Das Ausmaß des Infarkts und die Zeit bis zur Rekanalisation bestimmen die **Prognose,** die zudem von lebensbedrohlichen **Komplikationen** wie Kammerflimmern abhängt.

41

Stuhlunregelmäßigkeiten und gastrointestinale Blutung

Anamnese

Ein 68-jähriger Mann wird aus der HNO-Abteilung mit Verdacht auf untere gastrointestinale Blutung auf Ihre internistische Station verlegt. In der HNO-Klinik, wo der Patient zur Abklärung einer länger bestehenden Heiserkeit war, habe er mehrfach Stuhl mit Blutbeimengungen abgesetzt. Trotz seiner Berentung war der Mann bis vor einigen Monaten als Gärtner noch sehr aktiv. In der letzten Zeit habe er sich schwächer gefühlt, gerate vor allem bei körperlicher Belastung schneller in Atemnot und habe zudem Stuhlunregelmäßigkeiten mit Wechsel von Diarrhö und Obstipation bemerkt. In den vergangenen 3 Monaten habe er 5 kg abgenommen. Die Familienanamnese ist blande.

Untersuchungsbefunde

Abgesehen von einer Blässe der Haut und der Konjunktiven sowie Zustand nach unfallbedingter Amputation des rechten Ringfingers keine Auffälligkeiten. Rektale Inspektion und Palpation sind ohne pathologischen Befund.

Laborbefunde

Leukozyten 7,3 Tsd/μl; Erythrozyten 3,70 Mio/μl; Hb 8,8 g/dl; Hkt 28,8 %; MCV 77,8 fl; MCH 23,8 pg; MCHC 30,6 g/dl; Thrombozyten 462 Tsd/μl; Eisen 10 μg/dl; Ferritin 23 μg/l; Natrium 138 mmol/l; Kalium 4,0 mmol/l; Serumkreatinin 0,86 mg/dl.

1. Welche Verdachtsdiagnose haben Sie? Welche Differenzialdiagnosen kommen in Betracht?

2. Was wissen Sie über die Epidemiologie, Ätiologie und Pathogenese der Verdachtsdiagnose?

3. Welche diagnostischen Maßnahmen schließen sich an? Wo suchen Sie besonders nach Metastasen?

4. Nennen Sie die UICC-Klassifikation! Welche Therapiemaßnahmen können Sie anwenden?

5. Was wissen Sie in diesem Zusammenhang über Vorsorgeuntersuchungen?

6. Was ist die wahrscheinlichste Ursache der Anämie?

1. Verdachtsdiagnose/Differenzialdiagnosen

Als Verdachtsdiagnose kommt bei unterer gastrointestinaler Blutung, Stuhlunregelmäßigkeiten, körperlicher Abgeschlagenheit, Gewichtsabnahme und Anämie trotz unauffälligem rektalen Tastbefund am ehesten ein **kolorektales Karzinom** infrage. Da die Symptome nur eine geringe Spezifität aufweisen, sollten insbesondere folgende **Differenzialdiagnosen** abgeklärt werden:

- Benigne Tumoren: Polypen.
- Stromatumoren.
- Divertikulitis.
- Chronisch-entzündliche Darmerkrankungen: Colitis ulcerosa, Crohn-Krankheit.
- Obstruktive Läsionen, z. B. Strikturen.
- Hämorrhoiden.

2. Epidemiologie/Ätiologie/Pathogenese

In Deutschland ist das kolorektale Karzinom der **zweithäufigste Tumor** sowohl des Mannes (nach dem Bronchialkarzinom) als auch der Frau (nach dem Mammakarzinom). Derzeit besteht hierzulande eine Inzidenz von etwa 40/100.000 Einwohner, wobei kolorektale Karzinome vor allem nach dem 50. Lebensjahr auftreten (> 90 % der Fälle).

Als **genetische Faktoren** sind zu nennen:

- **Familiäres adenomatöses Polyposissyndrom (FAP):** obligate Präkanzerose, etwa 1 % aller Fälle.
- **Hereditäres nichtpolypöses kolorektales Karzinomsyndrom (HNPCC, Lynch-Syndrom):** Risiko für ein Karzinom bis etwa 80 %.

Neben den genetischen Ursachen existieren weitere Faktoren mit erhöhtem Risiko für ein kolorektales Karzinom:

- **Kolorektale Adenome.**
- **Colitis ulcerosa:** bei langjährigem Bestehen erhöhtes Risiko.
- **Ernährungsgewohnheiten:** ballaststoffarme, fett- und fleischreiche Kost, Übergewicht.
- **Exogene Faktoren:** Nikotinabusus, hoher Alkoholkonsum.

Pathogenetisch steht die Entwicklung von kolorektalen Karzinomen meist in Zusammenhang mit einer Entartung von dysplastischen Adenomen (**Adenom-Karzinom-Sequenz**). Dabei kommt es zu einer Reihe von **Mutationen mit Aktivierung von Onkogenen und Inaktivierung von Tumorsuppressor-Genen,** die im Laufe von ca. 10 Jahren zur malignen Entartung mit unkontrolliertem Zellwachstum führen. Folgende Gene sind in der Reihenfolge ihrer Beteiligung betroffen: APC-Tumorsuppressor-Gen, K-RAS-Onkogen, DCC-Tumorsuppressor-Gen, p53-Tumorsuppressor-Gen.

3. Diagnostik/Metastasen

Folgende diagnostische Maßnahmen sollten zur weiteren Abklärung bei Verdacht auf ein kolorektales Karzinom erfolgen:

- Komplette **Koloskopie** als erster diagnostischer Schritt, erlaubt makroskopisch und durch die **histologische Untersuchung** von Biopsien eine Diagnose (➤ Abb. 41.1), besitzt die höchste Sensitivität und Spezifität für das Auffinden eines kolorektalen Karzinoms.
- Starre Rektoskopie bei V. a. Rektumkarzinom.
- **CT-Abdomen** insbesondere präoperativ, wenn Koloskopie nicht komplett möglich ist (z. B. bei stenosierenden Prozessen) als virtuelle Koloskopie (z. T. auch MRT). Gegebenenfalls ergänzend zur Metastasensuche.
- **Rektale Endosonografie** zur Beurteilung der lokalen Tumorausdehnung.

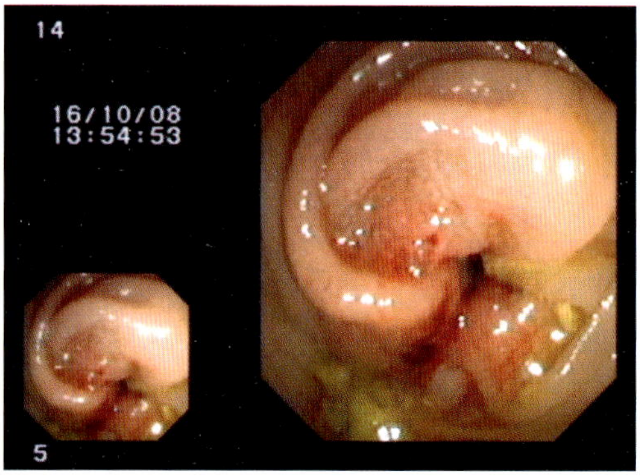

Abb. 41.1 Koloskopischer Befund eines stenosierenden Sigmakarzinoms. [T598]

- **Urologische** und **gynäkologische Untersuchung** bei Verdacht auf Infiltration in entsprechende Organe (z. B. Blase oder Uterus).
- **Abdomensonografie** zur Metastasensuche.
- **Röntgen-Thorax in 2 Ebenen** zur Metastasensuche.
- Bestimmung des Tumormarkers **CEA** (karzinoembryonales Antigen) als Ausgangswert für die postoperative Verlaufskontrolle.

➤ Abbildung 41.1 zeigt den koloskopischen Befund des Patienten, bei dem im oberen Sigma eine die gesamte Zirkumferenz einnehmende tumoröse Formation mit hochgradiger, nicht passierbarer Stenosierung gefunden wurde. Histologisch wurde ein Adenokarzinom mit überwiegend mäßiger und fokal geringer Differenzierung beschrieben.

Das kolorektale Karzinom metastasiert auf zwei Wegen:

- **Hämatogene Metastasierung:** Typischerweise kommt es über den venösen Abfluss und die Portalvene zu Filiae in der **Leber** (etwa 50 % aller Patienten), danach in der **Lunge** und später in anderen Organen. Beim distalen Rektumkarzinom können sich Tumorzellen über den direkten Weg der Vena cava in der Lunge absiedeln.
- **Lymphogene Metastasierung:** Sie verläuft beim Rektumkarzinom über die regionalen Lymphabflusswege, die der arteriellen Versorgung entsprechen, sodass je nach Sitz des Tumors im oberen Rektumdrittel paraaortale Lymphknoten, im mittleren Rektumdrittel außerdem die Lymphknoten der Beckenwand und im unteren Rektumdrittel zusätzlich inguinale Lymphknoten betroffen sein können.

4. Klassifikation/Therapie

Die Stadieneinteilung folgt dem TNM-System, vereinfacht lassen sich die **Stadien der UICC** (Union Internationale Contre Le Cancer) abgrenzen, die auf der Infiltrationstiefe des Tumors beruhen und sowohl therapeutische als auch prognostische Relevanz besitzen (➤ Tab. 41.1). Die Prognose ist zudem von der Erfahrung des Operateurs abhängig.

Die **Therapie** des kolorektalen Karzinoms ist abhängig vom Stadium und Lage des Tumors. Bei der kurativen Zielsetzung steht die radikale Resektion im Vordergrund, ggf. auch von isolierten Leber- und/oder Lungenmetastasen (evtl. nach neoadjuvanter Chemotherapie). Folgende Verfahren kommen zum Einsatz:

- **Chirurgische Maßnahmen:** verschiedene Resektionsverfahren je nach Tumorlage.
  - Rektumkarzinom: z. B. anteriore Rektumresektion mit totaler Mesorektumexzision (TME) oder abdomino-perineale Rektumexstirpation (APR).
  - Kolonkarzinom: Hemikolektomie rechts oder links bzw. Transversumresektion oder Sigmaresektion, jeweils im En-bloc-Verfahren unter Mitnahme des regionären Lymphabflussgebiets.
- **Neoadjuvante Therapie:** bei fortgeschrittenem Rektumkarzinom ab UICC Stadium II als präoperative Radio-/Chemotherapie.
- **Adjuvante Therapie:** Radio-/Chemotherapie, z. B. 6-monatige Chemotherapie (FOLFOX: Oxaliplatin und 5-Fluorouracil und Folinsäure) nach R0-Resektion beim Kolonkarzinom UICC Stadium III mit Verbesserung der 5-Jahres-Überlebensrate.

Tab. 41.1 5-Jahres-Überlebensraten der Patienten mit kolorektalem Karzinom in Abhängigkeit des Stadiums nach UICC (2010).

UICC	TNM	Definition, Infiltrationstiefe	5-Jahres-Überlebensrate in %
0	Tis N0 M0	Carcinoma in situ	> 95
I	T1–2 N0 M0	Submukosa und Muscularis propria	85–95
II A, B, C	T3–4 N0 M0	Alle Wandschichten und Überschreiten der Darmwand	55–85
III A, B, C	T1–4 N1–2 M0	Regionale Lymphknoten, nicht an Gefäßstämmen	45–55
IV	Tx Nx M1	Fernmetastasen	5

- **Palliative Maßnahmen:** chirurgische und lokal-interventionelle Verfahren (z. B. Kryo-, Lasertherapie) sowie Polychemotherapie und Gabe eines monoklonalen Antikörpers (gegen VEGF: Bevacizumab oder gegen EGFR: Cetuximab) bei metastasierendem kolorektalem Karzinom sind möglich.

Trotz kurativer Zielsetzung können in 10–30 % der Fälle **Tumorrezidive** auftreten, meistens in den ersten beiden postoperativen Jahren. Daher ist eine sorgfältige Tumornachsorge von besonderer Bedeutung (CEA-Verlauf, Koloskopie, Abdomensonografie, Röntgenthorax, ggf. CT-Abdomen).

5. Vorsorgeuntersuchungen

Aufgrund der geringen Spezifität der Symptome, die zudem häufig erst in höheren Stadien auftreten, und der pathogenetisch relevanten Adenom-Karzinom-Sequenz ist die Früherkennung im Rahmen der Vorsorgeuntersuchung von Bedeutung:

- **Nichtrisikopersonen > 50. Lebensjahr:** Es sollte eine **komplette Koloskopie** erfolgen. Bei unauffälligem Befund und fehlenden Risikofaktoren wird eine Wiederholung nach 10 Jahren empfohlen. Bei Personen, die keine Koloskopie wünschen, sollte ein Test auf fäkale okkulte Blutverluste (FOBT, Guaiak-Test: 3 Testbriefchen mit je 2 Auftragsfeldern für konsekutive Stühle) sowie Inspektion des Anus und rektal-digitale Untersuchung erfolgen. Ein positiver Test erfordert eine Koloskopie, der FOBT kann bei geringer Sensitivität und Spezifität eine Koloskopie nicht ersetzen.
- **Risikogruppen:** Bei Verwandten ersten Grades von Patienten mit Adenom oder kolorektalem Karzinom sollte die erste komplette Koloskopie 10 Jahre vor dem Erkrankungsalter des Verwandten erfolgen (spätestens mit 40–45 Jahren) und alle 5 Jahre wiederholt werden. Bei Patienten mit FAP bereits ab dem 10. Lebensjahr und bei HNPCC ab dem 25. Lebensjahr mit je einem jährlichen Untersuchungsintervall.

6. Ursache der Anämie

Die Laboruntersuchungen (Anämie bei Hämoglobin ↓) deuten aufgrund der mikrozytären, hypochromen Zellen (MCV ↓, MCH ↓) und des niedrigen Eisen- und Ferritinwerts auf eine **Eisenmangelanämie** hin. In Zusammenhang mit einem kolorektalen Karzinom besteht die Ursache der Anämie am ehesten mit einer **chronischen Blutung** aus dem Tumor, die konsekutiv zu einem Eisenmangel und damit zu den typischen Veränderungen der Laborbefunde führt.

Zusammenfassung

Das **kolorektale Karzinom** ist hierzulande der zweithäufigste Tumor des Mannes (nach Bronchialkarzinom) und der Frau (nach Mammakarzinom). Neben allgemeinen Risikofaktoren ist vor allem eine genetische Disposition **ätiologisch** von Bedeutung. Bei der Pathogenese steht die maligne Entartung von Adenomen im Sinne der Adenom-Karzinom-Sequenz im Vordergrund. Spezifische **Symptome** fehlen, im Verlauf können Stuhlunregelmäßigkeiten, Blutbeimengungen im Stuhl, Anämie, körperliche Abgeschlagenheit und Gewichtsverlust auftreten. Die wichtigste **diagnostische Maßnahme** ist die Koloskopie mit histologischer Untersuchung von Biopsien. Beim Tumorstaging sollten weitere bildgebende Verfahren zum Einsatz kommen, um Metastasen und die Infiltrationstiefe zu untersuchen, welche für die Stadieneinteilung (UICC-Stadien) und damit für die Prognose bedeutsam sind. Bei der kurativen **Therapie** steht je nach Stadium die radikale Resektion im Vordergrund, die stadienabhängig neoadjuvant oder adjuvant durch Radio-/Chemotherapie ergänzt werden kann. Aufgrund des unspezifischen klinischen Bilds sollte bei Personen ohne Risiko ab dem 50. Lebensjahr alle 10 Jahre eine Koloskopie als **Vorsorgeuntersuchung** erfolgen, bei Risikogruppen schon früher und in kürzeren Abständen.

42

Produktiver Husten und Schüttelfrost

Anamnese

Ein 67-jähriger Rentner stellt sich wegen eines seit 2 Tagen bestehenden produktiven Hustens mit gelblich-bräunlichem Auswurf in der Notaufnahme vor. Darüber hinaus klagt der Patient über Fieber bis 39,7 °C, rezidivierenden Schüttelfrost und ein allgemeines Krankheitsgefühl. Wenn er tief einatme, verspüre er einen rechtsbetonten, stechenden Schmerz im Brustkorb. An Vorerkrankungen sind ein Glaukom und eine KHK mit Bypass-OP vor 10 Jahren bekannt, Allergien bestehen nicht. Der Patient trinkt täglich ein Glas Wein, geraucht habe er früher mal (25 py).

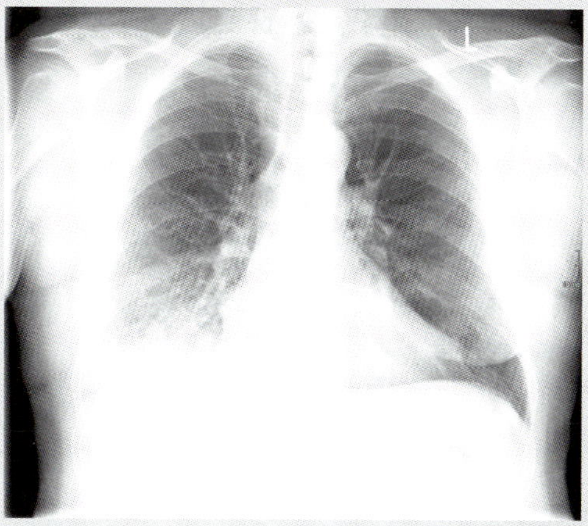

[T547]

Untersuchungsbefunde

67-jähriger, dyspnoeischer Patient in deutlich reduziertem AZ und adipösem EZ. HF 91/min, BD 135/80 mmHg, AF 32/min, Temperatur 38,9 °C. Haut/Schleimhäute: leichte Lippenzyanose, mehrere flüssigkeitsgefüllte Bläschen und verschorfte Areale am linken Mundwinkel. LK: unauffällig. Herz: reizlose Sternotomienarbe, HT rhythmisch, keine pathologischen Geräusche. Lunge: KS abgeschwächt, über der rechten Lunge dorsal abgeschwächtes Atemgeräusch und feinblasige RG, Bronchophonie positiv, Stimmfremitus fraglich positiv, linke Lunge unauffällig. Abdomen: unauffällig. Nierenlager: frei. Extremitäten: unauffällig. Neurologisch orientierend unauffällig.

1. **Welche Erkrankungen liegen am wahrscheinlichsten vor? Wie lauten die Differenzialdiagnosen?**
2. **Wie häufig ist die Erkrankung? Nach welchen Kriterien lässt sie sich einteilen?**
3. **Nennen Sie die typischen Erreger dieser Erkrankung! Welcher ist mit Abstand der häufigste?**
4. **Welche diagnostischen Maßnahmen führen Sie durch?**
5. **Wie behandeln Sie die Krankheit? Wie verfahren Sie bei dem Patienten?**

1. Verdachtsdiagnose/Differenzialdiagnosen

Anamnese (Husten mit putridem Auswurf, Fieber, Schüttelfrost und allgemeines Krankheitsgefühl) und klinisches Bild (Dyspnoe, Tachypnoe, Fieber, Lippenzyanose, auffälliger Auskultations- und Perkussionsbefund der Lunge) sprechen für eine **Pneumonie des rechten Lungenunterlappens.** Die stechenden rechtsseitigen Thoraxschmerzen bei tiefer Inspiration könnten auf eine **parapneumonische Begleitpleuritis** hinweisen. Dafür spricht auch die Verschattung im rechten Unterlappen (➤ Bild) mit fraglichem Begleiterguss.

Die Hauteffloreszenz am linken Mundwinkel ist am ehesten ein **Herpes labialis**, der z. B. infolge eines fieberhaften Infekts reaktiviert wird. Typisch sind die perioralen flüssigkeitsgefüllten Bläschen und die verschorfenden Areale.

Differenzialdiagnostisch und als Entstehungswege kommen infrage:

- Infarktpneumonie nach Lungenembolie.
- Poststenotische Pneumonie bei bronchialer Obstruktion (z. B. im Rahmen eines zentralen Bronchialkarzinoms).
- Stauungspneumonie bei kardialer Dekompensation.
- Aspirationspneumonie.
- Akute Exazerbation einer COPD.

2. Epidemiologie/Einteilung

In Deutschland erkranken jährlich schätzungsweise mehr als 500.000 Personen an einer Pneumonie, der **häufigsten tödlich verlaufenden Infektionskrankheit** der Industrienationen. Die Letalität variiert erheblich abhängig von Genese, Vorerkrankungen sowie Alter und beträgt bei ambulanten Patienten < 1 % und bei stationären Patienten ca. 15 %.

Pneumonien werden nach folgenden Kriterien eingeteilt:

Nach Vorerkrankungen:

- **Primäre Pneumonie:** ohne prädisponierende Erkrankungen.
- **Sekundäre Pneumonie:** prädisponierende Erkrankungen sind z. B. Stauungspneumonie bei Linksherzinsuffizienz, Infarktpneumonie bei Lungenembolie oder poststenotische Pneumonie bei Bronchialkarzinom.

Nach klinischem Bild:

- **Typische Pneumonie:** klassischerweise mit akutem Beginn, schwerer Symptomatik (eitriger Auswurf, hohes Fieber, Schüttelfrost) und auffälligem Untersuchungsbefund (Tachypnoe, RG und abgeschwächtes Atemgeräusch in der Lungenauskultation).
- **Atypische Pneumonie:** subakuter Verlauf und grippeartige Symptomatik (Fieber < 38,5 °C, wenig Auswurf) mit diskreten Auffälligkeiten in der Lungenauskultation.

Nach Infektionsort:

- **Ambulant erworbene Pneumonie** (= **C**ommunity **A**cquired **P**neumonia, **CAP**): Auftreten zu Hause bzw. > 4 Wochen nach einer Krankenhausentlassung.
- **Nosokomiale Pneumonie** (= **H**ospital **A**cquired **P**neumonia, **HAP**): Auftreten definitionsgemäß frühestens 48 h nach Beginn einer Hospitalisierung. Man unterscheidet:
  - **Frühe HAP:** bis zum 5. Tag der Hospitalisierung.
  - **Späte HAP:** nach dem 5. Tag der Hospitalisierung.

Nach Röntgenbefund:

- **Lobärpneumonie:** Infiltrat typischerweise scharf auf einen Lappen begrenzt.
- **Bronchopneumonie:** Veränderungen häufig diffus und lappenübergreifend.
- **Pleuropneumonie:** pneumonisches Infiltrat mit parapneumonischem Pleuraerguss.

Nach Lokalisation:

- **Alveolär** (häufig bakteriell).
- **Interstitiell** (häufig viral).

3. Erreger

Die typischen Erreger einer Pneumonie sind:

- **Bei CAP:** am häufigsten Pneumokokken (Streptococcus pneumoniae, 40 % d. F.), deutlich seltener Haemophilus influenzae, Mycoplasma pneumoniae, Chlamydia pneumoniae, Legionellen, Enterobakterien und respiratorische Viren.

- **Bei früher HAP:** wie bei der CAP.
- **Bei später HAP:** häufig gramnegative Bakterien (z. B. Pseudomonas aeruginosa, Klebsiellen, E. coli) und Staphylococcus aureus, bei Aspirationspneumonie zusätzlich Anaerobier.
- **Bei immunsupprimierten Patienten:** Zusätzlich zu den bereits genannten Erregern kommen opportunistische Erreger infrage, die bei Gesunden keine wesentliche Rolle spielen, z. B. Pneumocystis jiroveci, Pilze (z. B. Candida, Aspergillen) und Viren (z. B. CMV).

Der Patient leidet unter einer CAP, der wahrscheinlichste Erreger ist damit Streptococcus pneumoniae.

4. Diagnostische Maßnahmen

Neben Anamnese und körperlicher Untersuchung mit Erhebung der Vitalparameter sind bei Verdacht auf eine Pneumonie folgende diagnostische Maßnahmen sinnvoll:

- **Röntgenthorax in 2 Ebenen:** Generell sollte eine konventionelle Röntgendiagnostik der Lunge immer in 2 Ebenen erfolgen, da die retrokardialen Anteile des linken Unterlappens sowie die retrosternalen Anteile des linken Oberlappens nur im lateralen Bild zuverlässig beurteilt werden können (aus Platzgründen hier p. a.-Aufnahme abgebildet).
- **Laboruntersuchung:** Blutbild (Leukozytose?), Differenzialblutbild (Linksverschiebung?), CRP, evtl. Procalcitonin, Elektrolyte, Blutgasanalyse bei Verdacht auf respiratorische Insuffizienz.
- **Erregerdiagnostik:** mikroskopische und kulturelle Sputumdiagnostik (häufig kontaminiert durch oropharyngeale Keime). Bei hospitalisierten Patienten Blutkulturen. Bei Verdacht auf Legionellen-Pneumonie Antigenbestimmung im Urin, auch für den Nachweis von Pneumokokken möglich. Bei schwerem Verlauf und bei immunsupprimierten Patienten Bronchoskopie mit Gewinnung von Bronchialsekret oder Durchführung einer bronchoalveolären Lavage (BAL). Die Materialgewinnung sollte vor Beginn einer antibiotischen Therapie erfolgen, diese aber nicht verzögern. **Cave:** Mit der Routinediagnostik gelingt der Erregernachweis nur in ein bis zwei Drittel der Fälle.
- **Sonografie:** bei Verdacht auf einen Pleuaerguss zur quantitativen Abschätzung der Ergussmenge (punktionswürdig?), ermöglicht auch Aussagen zur Qualität der Ergussflüssigkeit (z. B. parapneumonischer Erguss versus Pleuraempyem). Evtl. ultraschallgesteuerte Punktion für Erregerdiagnostik.
- **CT-Thorax:** z. B. zum Ausschluss eines Bronchialkarzinoms oder einer Infarktpneumonie nach Lungenembolie, bei Pneumonie nicht generell indiziert.

5. Therapie

Die Behandlung setzt sich bei der bakteriellen Pneumonie aus einer antibiotischen Therapie und supportiven Allgemeinmaßnahmen (u. a. Atemtherapie, mukolytische Therapie) zusammen. Abhängig davon, ob es sich um eine ambulant erworbene oder eine nosokomiale Pneumonie handelt, haben sich folgende Behandlungskonzepte durchgesetzt:

- **CAP:** Nach der Gewinnung von Probenmaterial (z. B. Blutkulturen, Sputum) ist eine **empirische Antibiotikagabe** ohne Keimnachweis gerechtfertigt. Die Therapie richtet sich nach dem wahrscheinlichsten Erreger, eine invasive Diagnostik (Bronchoskopie, ggf. BAL) erfolgt nur bei Risikofaktoren (z. B. Immunsuppression) oder Therapieversagen. Mittel der Wahl bei der unkomplizierten CAP sind **Aminopenicilline** (z. B. Amoxicillin) für 5–7 Tage, wobei nach 48 h eine Reevaluation erfolgen sollte. Alternativ werden **Makrolidantibiotika** eingesetzt, wobei Pneumokokken bis zu 20 % resistent sind. Bei Risikofaktoren (z. B. chronische internistische Erkrankungen) sollte ein Betalaktamasehemmer (z. B. Amoxicillin/Clavulansäure oder Ampicillin/Sulbactam) ergänzt und ggf. mit einem Makrolid kombiniert werden, alternativ Fluorchinolon.
- **HAP:** Vor der Antibiotikatherapie erfolgt häufig eine **invasive Diagnostik** (Bronchoskopie, ggf. BAL) zum Erregernachweis. Danach wird mit einer **empirischen Antibiose** begonnen. Die Wahl des initial verwendeten Antibiotikums orientiert sich am individuellen Risikoprofil (Vorerkrankungen, intensiv-

Tab. 42.1 CRB-65-Index zur Risikostratifizierung von Patienten mit CAP (0–4 Punkte sind in der Summe möglich).

Kriterium		Punkte
Confusion	Verwirrtheit, Desorientiertheit zu Person, Ort und Zeit	1
Respiratory rate	Atemfrequenz > 30/min	1
Blood pressure	Systolischer Blutdruck < 90 mmHg und/oder diastolischer Blutdruck < 60 mmHg	1
65	Alter > 65 Jahre	1

medizinische Therapie usw.) und wird im Verlauf resistenzgerecht angepasst (z. B. Beginn mit Ampicillin/Sulbactam).

Von großer praktischer Bedeutung ist die Frage, ob eine ambulant erworbene Pneumonie stationär behandelt werden sollte. Diese Entscheidung kann durch eine Risikoabschätzung mittels **CRB-65-Index** (➤ Tab. 42.1) objektiviert werden. Ohne Nachweis eines der Kriterien kann meist eine ambulante Therapie erfolgen, bei einem positiven Kriterium sollte eine stationäre Aufnahme erwogen oder zumindest eine Abklärung durchgeführt werden, bei ≥ 2 Kriterien besteht im Allgemeinen die Indikation zur stationären Behandlung.

Bei diesem Patienten besteht bei einem CRB-65-Score von 2 die Indikation zur **stationären Aufnahme.** Nach Gewinnung von Sputum und Blutkulturen sollte zunächst eine kalkulierte antibiotische Therapie mit einem Aminopenicillin in Kombination mit einem β-Lactamaseinhibitor, z. B. Amoxicillin plus Clavulansäure begonnen werden. Abhängig vom mikrobiologischen Befund muss die Behandlung später erreger- und resistenzgerecht angepasst werden. Daneben sollten **Allgemeinmaßnahmen** erfolgen sowie abhängig vom Ausmaß des Pleuraergusses eine Pleurozentese evaluiert werden. Der Herpes labialis sollte mit einer **Aciclovir-Salbe** behandelt werden.

Zusammenfassung

Die **Pneumonie** ist definiert als eine entzündliche Erkrankung des Lungenparenchyms, welche überwiegend durch Bakterien (häufigster Erreger: Pneumokokken) verursacht wird. In Deutschland wird die **Inzidenz** auf mehr als 500.000 Fälle/Jahr geschätzt. Die **Einteilung** erfolgt nach unterschiedlichen Gesichtspunkten (z. B. primär vs. sekundär, typisch vs. atypisch). Der Ort der Infektion (ambulant erworben vs. nosokomial) ist von großer therapeutischer und prognostischer Bedeutung. **Leitsymptome** sind Husten, Atemnot und Fieber. Die wichtigsten **diagnostischen Maßnahmen** sind die Röntgenthorax-Aufnahme in 2 Ebenen sowie laborchemische und mikrobiologische Untersuchungen. Im Zentrum der **Therapie** steht die antibiotische Behandlung, die durch allgemeine Maßnahmen (u. a. Atemtherapie) ergänzt wird. Der CRB-65-Index dient bei der ambulant erworbenen Pneumonie als Entscheidungshilfe, ob eine stationäre Therapie erforderlich ist. Die Pneumonie ist die häufigste tödlich verlaufende Infektionskrankheit der Industrienationen. Ihre **Letalität** beträgt bei ambulanten Patienten < 1 %, bei stationären Patienten liegt sie deutlich höher.

43

Nachtschweiß und Lymphadenopathie

Anamnese

Ein 21-jähriger Leistungssportler kommt zur jährlichen Kaderuntersuchung in die sportmedizinische Ambulanz. Mit seinen Wettkampfergebnissen der letzten Saison sei er ganz zufrieden, allerdings fühle er sich seit einigen Wochen vermehrt müde und leide unter nächtlichem Schwitzen, zuletzt sogar so stark, dass er Bettwäsche und Schlafanzug habe wechseln müssen. Auf Nachfrage werden kürzlich zurückliegende Infekte verneint, das Gewicht sei stabil. Ihm seien allerdings an Größe zunehmende Schwellungen des linken Halses aufgefallen, die aber keine Schmerzen bereiten würden. Vorerkrankungen sind nicht bekannt.

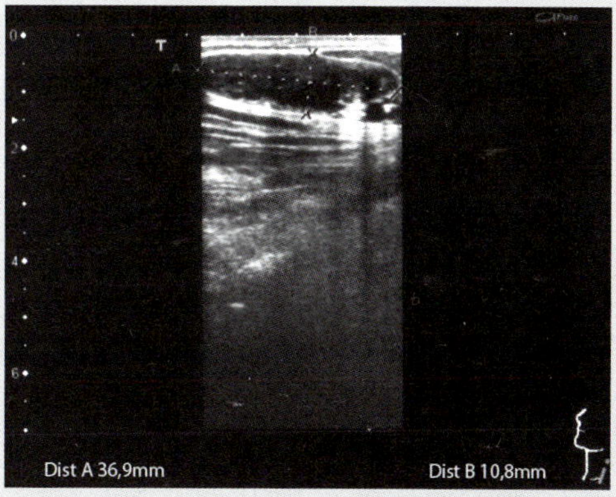

Untersuchungsbefunde

21-jähriger Mann in gutem AZ und athletischem EZ (Größe 181 cm, Gewicht 74 kg, BMI 22,6 kg/m^2), HF 45/min, BD 126/63 mmHg, zu Person, Ort und Zeit orientiert. Haut: unauffällig, Schleimhäute feucht, enoral reizlos. LK: links zervikal und supraklavikulär mehrere vergrößerte, derbe Lymphknoten tastbar, indolent und nicht verschieblich. Herz: regelmäßige HT, keine pathologischen Geräusche. Lunge: seitengleich belüftet, vesikuläres Atemgeräusch, keine RG. Abdomen: Bauchdecke weich, kein Druckschmerz, keine Resistenzen, Darmgeräusche positiv, Leber unauffällig, Milz palpabel. Gefäßstatus: periphere Pulse gut tastbar, keine Ödeme. Neurologisch orientierend unauffällig.

Nach der körperlichen Untersuchung sonografieren Sie die entsprechenden Lymphknotenstationen (➤ Bild [T599]).

1. **Nennen Sie eine Verdachtsdiagnose und beschreiben die Erkrankung! An welche Differenzialdiagnosen müssen Sie denken?**

2. **Welche diagnostischen Schritte sollten eingeleitet werden?**

3. **Beschreiben Sie die Stadieneinteilung der Erkrankung! Sind Ihnen Faktoren bekannt, die die Prognose verschlechtern?**

4. **Wie sollte die primäre Therapie der vermuteten Erkrankung erfolgen?**

5. **Welche akuten Nebenwirkungen einer Strahlentherapie sind Ihnen bekannt?**

6. **Was wissen Sie über die Prognose der Erkrankung und wodurch wird sie beeinflusst?**

1. Verdachtsdiagnose

Seit längerer Zeit bestehende schmerzlose, größenprogrediente Lymphknotenschwellungen zervikal und supraklavikulär müssen in Zusammenhang mit dem gleichzeitig bestehenden Leistungsknick und Nachtschweiß an ein **Hodgkin-Lymphom** denken lassen, auch wenn weitere Zeichen der sog. B-Symptomatik fehlen (ungewollter Gewichtsverlust > 10 % des Körpergewichts in den letzten 6 Monaten, Fieber > 38 °C ohne andere Ursache). Für diese Verdachtsdiagnose sprechen auch die Splenomegalie und das Alter des Patienten (2 Häufigkeitsgipfel: 20.–30. Lebensjahr und > 60 Jahre). Passend dazu weist das sonografische Bild eines zervikalen Lymphknotens aufgrund des echoarmen Schallmusters und der Größe von 3,7 × 1,1 cm einen eher malignen Charakter auf.

Das Hodgkin-Lymphom ist eine maligne Erkrankung des lymphatischen Systems, das durch eine monoklonale Proliferation von B-Lymphozyten verursacht wird. Die malignen Zellen sind histologisch typischerweise nur in geringer Zahl als einkernige sog. **Hodgkin-Zellen** oder als mehrkernige Riesenzellen, sog. **Hodgkin-Reed-Sternberg-Zellen,** nachweisbar und werden von zahlreichen reaktiven Zellen umgeben. In frühen Stadien beschränkt sich die Krankheit auf Lymphknoten, unbehandelt breitet sie sich zunächst lymphogen oder kontinuierlich, später auch hämatogen aus.

Differenzialdiagnostisch kommen in erster Linie Erkrankungen infrage, die ebenfalls mit einer Lymphknotenschwellung einhergehen:

- Non-Hodgkin-Lymphome.
- Infektionskrankheiten mit entzündlich bedingter Lymphknotenvergrößerung: z. B. EBV, HIV, Toxoplasmose, Tuberkulose.
- Lymphknotenmetastasen solider Primärtumoren, z. B. bei Bronchialkarzinom.
- Sarkoidose, Lokalinfektionen.

2. Diagnostik/Staging

Bei Verdacht auf ein Hodgkin-Lymphom muss eine **histologische Diagnosesicherung** angestrebt werden. Die **Resektion** eines oder mehrerer suspekter **Lymphknoten in toto** ist hierfür unerlässlich (nach Möglichkeit nicht inguinal aufgrund einer hohen Rate an Artefakten). Eine Feinnadelaspiration reicht aufgrund des geringen Anteils an malignen Zellen (ca. 1 %) nicht aus. Nach der WHO-Klassifikation wird histologisch das klassische Hodgkin-Lymphom (ca. 95 % der Fälle) vom Lymphozyten-prädominanten Hodgkin-Lymphom abgegrenzt (ca. 5 % der Fälle), wobei letzteres als eigenständige Erkrankung angesehen wird. Nach histologischer Sicherung erfolgt das **Staging (Stadienzuordnung).** Da die Therapie streng stadienabhängig erfolgt, ist die präzise Durchführung der Staginguntersuchungen zur Erfassung aller Manifestationsorte essenziell. Hierzu gehören neben Anamnese und körperlicher Untersuchung:

- **Labor:** Blutbild inkl. Differenzialblutbild, Nieren- und Leberfunktionsparameter, BSG, Harnsäure, LDH (Erhöhung bei vermehrtem Zellumsatz), ggf. Virusserologie (z. B. CMV, EBV, HIV).
- **Bildgebende Verfahren:** Röntgen-Thorax, Sonografie Abdomen (insbes. Leber und Milz, paraaortale und iliakale Lymphknoten sowie ggf. Ergüsse), Sonografie der peripheren Lymphknotenregionen (Hals, Supraklavikulargruben, Axillae, inguinal), CT Hals, CT Thorax, CT Abdomen.
- **Knochenmarkspunktion** mit Zytologie und Histologie.

Die Positronenemissionstomografie (PET), die Magnet-Resonanz-Tomografie (MRT) und die Leberbiopsie sind speziellen Fragestellungen vorbehalten.

Darüber hinaus sollten vor Therapieeinleitung die **allgemeinen Organfunktionen** der Lunge und des Herzens (Lungenfunktionsprüfung, EKG, Echokardiografie) evaluiert werden. Bei Kinderwunsch sollte außerdem eine Vorstellung in der Reproduktionsmedizin erfolgen (ggf. Spermien-/Oozytenkonservierung vor Therapiebeginn).

3. Stadieneinteilung

Hodgkin-Lymphome werden, wie alle nodulären Lymphome, anhand der **Ann-Arbor-Klassifikation** abhängig vom Ausbreitungsgrad in vier Stadien eingeteilt (➤ Tab. 43.1).

Tab. 43.1 Ann-Arbor-Klassifikation.

Stadium	Definition und Befallmuster
I	I/N: eine einzige LK-Region oder I/E: ein extranodaler Herd
II	II/N: 2 oder mehr LK-Regionen auf **einer** Seite des Zwerchfells oder II/E: ein extranodaler Herd und ein oder mehrere LK-Regionen auf **einer** Seite des Zwerchfells
III	III/N: 2 oder mehr LK-Regionen auf **beiden** Seiten des Zwerchfells oder III/E: ein extranodaler Herd und ein oder mehrere LK-Regionen auf **beiden** Seiten des Zwerchfells
IV	Disseminierter Befall eines oder mehrerer extralymphatischer Organe mit/ohne LK-Befall
Ergänzung	
A	Ohne Allgemeinsymptome
B	Fieber > 38 °C und/oder Nachtschweiß und/oder Gewichtsverlust (> 10 % des Körpergewichts in 6 Monaten) (sog. B-Symptomatik)

Zum lymphatischen System gehören per Definition die Lymphknoten, der Waldeyer-Rachenring, der Thymus, die Milz, der Appendix und die Peyer-Plaques. Laut Deutscher Hodgkin-Lymphom-Studiengruppe (GHSG) gibt es Faktoren, die selbst bei niedrigen Stadien die Prognose verschlechtern können **(Risikofaktoren):**

- Großer Mediastinaltumor: > ⅓ des maximalen horizontalen Thoraxdurchmessers.
- Hohe BSG: ≥ 50 mm/1 h bei A-Stadium, ≥ 30 mm/1 h bei B-Stadium.
- Extranodaler Befall (E-Stadium).
- ≥ 3 befallene Lymphknotenregionen.

4. Therapie

Das Hodgkin-Lymphom ist eine chemo- und strahlensensible Erkrankung. Nach Erstdiagnose besteht fast immer ein **kuratives Therapieziel.** Zur Verbesserung der Behandlungsergebnisse und Optimierung der Therapie sollte die Behandlung an einem Zentrum im Rahmen von Studien erfolgen. Bei Erwachsenen werden abhängig von der Ann-Arbor-Klassifikation **drei Prognosegruppen** unterschieden:

- **Frühe Stadien:** Stadium I und II ohne Risikofaktoren.
- **Mittlere Stadien:** Stadium I und IIA mit Risikofaktoren, Stadium IIB, wenn kein extranodaler Befall und kein großer Mediastinaltumor vorliegen.
- **Fortgeschrittene Stadien:** Stadium IIB bei extranodalem Befall oder großem Mediastinaltumor, Stadium III und IV.

Zum Einsatz kommt in **frühen Stadien** eine Chemotherapie nach dem ABVD-Schema und die Involved-Field-Bestrahlung (nur Lymphknotenareale mit klinisch manifestem Befall). Die eingesetzten Chemotherapeutika sind Adriamycin, Bleomycin, Vinblastin und Dacarbazin.

In **mittleren Stadien** wird eine Chemotherapie nach dem eskalierten BEACOPP- und dem ABVD-Schema durchgeführt, gefolgt von einer Strahlentherapie. Die Substanzen des BEACOPP-Schemas sind Bleomycin, Etoposid, Adriamycin, Cyclophosphamid, Oncovin (Vincristin), Procarbazin und Prednison. Beim eskalierten BEACOPP-Schema erfolgt die Zugabe von G-CSF (Granulocyte-Colony Stimulating Factor).

In **fortgeschrittenen Stadien** wird eine alleinige Chemotherapie nach dem eskalierten BEACOPP-Schema durchgeführt. Nur bei PET-positiven Restlymphomen nach Chemotherapie erfolgt eine zusätzliche lokale Bestrahlung.

5. Akute Nebenwirkungen der Strahlentherapie

Als akute Nebenwirkungen der Bestrahlung werden am häufigsten **Entzündungsreaktionen** im entsprechend bestrahlten Bereich beobachtet, die klinisch mit Übelkeit, Erbrechen oder Diarrhö einhergehen können. Darüber hinaus kann es zu folgenden Erscheinungen kommen:

- Strahlendermatitis.
- Strahlenmukositis.
- Strahlenzystitis.
- Strahlenpneumonie.
- Knochenmarksdepression bei großvolumiger Bestrahlung (ggf. Leuko-/Thrombozytopenie).

Zur Minimierung akuter Nebenwirkungen wird die Strahlendosis fraktioniert.

6. Prognose

Die Prognose ist abhängig vom Erkrankungsstadium und den Risikofaktoren. Unter einer stadienadaptierten Therapie können insgesamt > 80 % der Patienten geheilt werden, sodass das Hodgkin-Lymphom zu den onkologischen Erkrankungen im Erwachsenenalter mit den besten Heilungschancen gehört. In lokalisierten Frühstadien liegt die Heilungsrate bei > 90 % und selbst in fortgeschrittenen Stadien beträgt sie 60 %. Da Rezidive meist innerhalb von 5 Jahren auftreten, sind insbesondere in den ersten Jahren nach Therapieende engmaschige Nachsorgeuntersuchungen (Anamnese, körperliche Untersuchung, Laborkontrollen, Bildgebung, ggf. histologische Untersuchung) notwendig. Neben der frühzeitigen Erkennung von Rezidiven dient die Nachsorge auch der Entdeckung und ggf. Behandlung von Spätfolgen der Therapie, da die **Langzeittoxizität** von Strahlen- und Chemotherapie der günstigen Prognose gegenübersteht. Dabei kann es zu den nachstehenden Einschränkungen und Folgeschäden kommen:

- Risikoerhöhung für Zweitneoplasien: insbesondere Schilddrüsenkarzinom, Mammakarzinom, Non-Hodgkin-Lymphom, akute myeloische Leukämie.
- Kardiale Toxizität durch Anthrazykline (z. B. dilatative Kardiomyopathie) und mediastinale Bestrahlung (z. B. KHK).
- Pulmonale Toxizität durch Bleomycin (z. B. Lungenfibrose) und Bestrahlung (Pneumonitis z. B. mit Dyspnoe, Reizhusten).
- Schilddrüsenfunktionsstörung.
- Gonadentoxizität.
- Neurotoxizität durch Vincristin (z. B. Polyneuropathie).

Zusammenfassung

Beim **Hodgkin-Lymphom** handelt es sich um eine maligne Erkrankung des lymphatischen Systems (monoklonales B-Zell-Lymphom), die histologisch durch einkernige Hodgkin- oder mehrkernige Hodgkin-Reed-Sternberg-Riesenzellen gekennzeichnet ist. Die klinischen **Symptome** können schmerzlose Lymphknotenschwellungen und Manifestationen der sog. B-Symptomatik (Fieber > 38 °C und/oder Nachtschweiß und/oder Gewichtsverlust > 10 % in 6 Monaten) umfassen. **Diagnostisch** steht zunächst der zwingende histologische Nachweis aus einer Lymphknotenbiopsie im Vordergrund. Die anschließenden **Staginguntersuchungen** dienen zur Einteilung des Ausbreitungsgrads in die Ann-Arbor-Klassifikation, die auch prognostische und therapeutische Bedeutung hat. Die **Therapiemaßnahmen** setzen sich stadienadaptiert aus einer häufig kombinierten Strahlen- und Polychemotherapie (ABVD- und/oder eskaliertes BEACOPP-Schema) zusammen. Die **Prognose** ist verglichen mit anderen malignen Erkrankungen gut, wird allerdings durch die Langzeittoxizität der Radio-/Chemotherapie beeinflusst, insbesondere bei jungen Patienten.

44

Thrombozytopenie

Anamnese

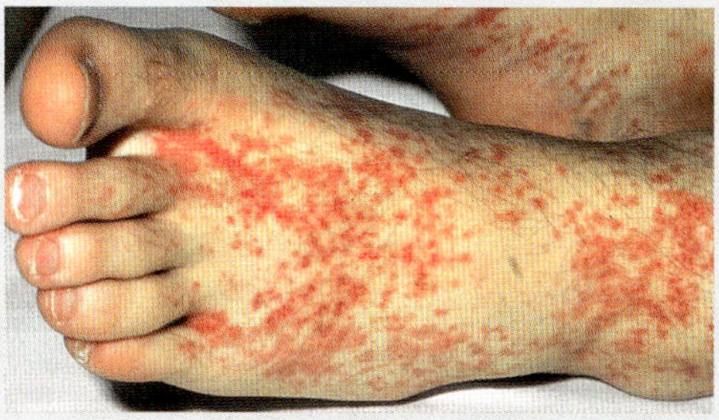

Sie werden als internistischer Konsiliarius in die chirurgische Notaufnahme zu einem 39-jährigen Metzger gerufen, der sich eine tiefe Schnittwunde des linken Zeigefingers zugezogen hat und dabei viel geblutet habe. Die chirurgischen Kollegen haben Sie nun gerufen, da die Thrombozytenzahl im ansonsten unauffälligen Blutbild bei 28 Tsd/µl liegt. Unabhängig von der akuten Verletzung berichtet der Patient, dass er schon bei leichtem Anstoßen einer Körperpartie zu „blauen Flecken" neige und ihm häufiger „kleine rote Punkte" beider Füße und der Unterschenkel aufgefallen seien, so wie sie aktuell auch bestehen (➤ Bild [T127]). Die Frage nach vorausgegangenen Infekten oder anderen Grundkrankheiten werden von dem Patienten verneint, Medikamente würden regelmäßig nicht eingenommen.

Untersuchungsbefunde

39-jähriger Mann in gutem AZ und normalem EZ. BD 125/80 mmHg, Puls 66/min. Kopf/Hals: Schleimhäute feucht, enoral wenige punktförmige Einblutungen. LK: zervikal und supraklavikulär unauffällig. Herz: HT rhythmisch, keine pathologischen Geräusche. Lunge: sonorer KS, vesikuläres Atemgeräusch bds., keine RG. Abdomen: weich, kein Druckschmerz, keine Resistenzen, keine Hepatosplenomegalie, Darmgeräusche positiv. Extremitäten: Z. n. Wundversorgung Dig II Hand links mit vier Einzelknopfnähten, bds. kleinfleckige Einblutungen der Haut im Sinne von Petechien, Hämatom Ellenbeuge rechts nach Blutentnahme, keine Ödeme, periphere Pulse gut tastbar. Neurologisch orientierend unauffällig.

1. **Welche Ursachen für Thrombozytopenien kennen Sie?**

2. **Beschreiben Sie die Heparin-induzierten Thrombozytopenien näher! Gehen Sie dabei auf die Therapie ein!**

3. **Was verstehen Sie unter einer Pseudothrombozytopenie? Wie können Sie diese ausschließen?**

4. **Äußern Sie eine Verdachtsdiagnose und beschreiben Sie die Pathogenese der vermuteten Erkrankung!**

5. **Welche weiteren diagnostischen Maßnahmen leiten Sie ein?**

6. **Besteht hier eine Therapieindikation? Wie behandeln Sie die vermutete Grunderkrankung?**

1. Übersicht Thrombozytopenien

Eine Thrombozytopenie besteht bei Absinken der Thrombozytenzahl auf ≤ 150 Tsd/µl. Das Blutungsrisiko steigt mit abnehmender Thrombozytenzahl, wobei schwere Blutungen und Spontanblutungen in der Regel erst ab einer Thrombozytenzahl von < 30 Tsd/µl auftreten. Die Ursachen sind sehr verschieden, generell lassen sich **Bildungsstörungen** (pathologische Thrombozytopoese), **Umsatzstörungen** (beschleunigter Verbrauch) und eine vermehrte **Thrombozytensequestration** in der Milz unterscheiden:

Bildungsstörungen:
- Angeboren: z. B. Fanconi-Anämie.
- Verdrängung der Megakaryopoese durch Malignome: Leukämie, maligne Lymphome, Plasmozytom, Metastasen.
- Knochenmarkschädigung z. B. durch Zytostatika, Strahlentherapie oder Chemikalien.
- Ineffektive Thrombozytopoese z. B. bei Vitamin-B_{12}- oder Folsäuremangel.
- Infektionen, z. B. Parvovirus, CMV.

Periphere Umsatzstörungen:
- Immunologische Mechanismen durch Antikörper gegen Thrombozyten:
  - Primäre Immunthrombozytopenie (ITP, früher idiopathische thombozytopenische Purpura).
  - Sekundäre Immunthrombozytopenie z. B. bei SLE, malignen Lymphomen, HIV-Infektion, medikamenteninduziert.
  - Heparin-induzierte Thrombozytopenie (HIT).
- Nichtimmunologische Mechanismen:
  - Hämolytisch-urämisches Syndrom (HUS, Gasser-Syndrom): ANV und mikroangiopathische hämolytische Anämie infolge vorausgegangener Infekte, Medikamenteneinnahme, Schwangerschaft.
  - Thrombotisch-thrombozytopenische Purpura (TTP, Moschcowitz-Syndrom): wie HUS und zusätzlich zerebrale Symptome (z. B. Krampfanfall).
  - Disseminierte intravasale Gerinnung (Verbrauchskoagulopathie, DIC).
  - Thrombozytenzerstörung z. B. mechanisch an künstlichen Herzklappen.
- **Thrombozytensequestration:** Hypersplenismus bei Splenomegalie.

2. Heparininduzierte Thrombozytopenien

Die heparininduzierten Thrombozytopenien (HIT) sind Nebenwirkungen einer Therapie meist mit unfraktioniertem, seltener mit niedermolekularem Heparin. Man unterscheidet die **nichtimmunologische (Typ I)** und die **immunologische Form (Typ II)**, die zeitlich unterschiedlich auftreten und aufgrund ungleicher Symptome und Komplikationen jeweils eigener Maßnahmen bedürfen:

- **HIT I (nichtimmunologische Frühform):** dosisabhängiges Auftreten sofort bis 5 Tage nach Beginn einer Heparintherapie durch direkte Interaktion mit Thrombozyten (Hemmung der Adenylatzyklase). Absinken der Thrombozytenzahl um max. 30 % des Ausgangswerts (Thrombozyten meist > 100 Tsd/µl), Heparingabe kann fortgesetzt werden, spontane Erholung der Thrombozytenzahl innerhalb einer Woche.
- **HIT II (immunologische Spätform):** dosisunabhängiges Auftreten meist 5–14 Tage nach Beginn einer Heparintherapie (bei sensibilisierten Personen auch deutlich schneller) durch Bildung von Antikörpern gegen Plättchenfaktor 4/Heparinkomplex. Absinken der Thrombozytenzahl um > 50 % des Ausgangswerts (Thrombozyten meist < 100 Tsd/µl), Diagnose durch Nachweis von Antikörpern gegen Plättchenfaktor 4/Heparinkomplex (Heparin-PF4-ELISA) oder Heparin-induzierter Plättchenantikörper (HIPA-Test). Sofortiges Umstellen der Heparintherapie auf ein Ersatzantithrombotikum (z. B. Argatroban, Lepirudin) aufgrund der Gefahr venöser und arterieller Thrombosen. Wegen der Gefahr des White-Clot-Syndroms (lebensbedrohliche Thrombose in etwa 50 % der Fälle, z. B. Lungenembolie) keine Thrombozytengabe.

Merke

Um unter einer Heparintherapie eine HIT zu erkennen, sollte vor Beginn der Therapie ein **Ausgangswert der Thrombozyten** bekannt sein.

3. Pseudothrombozytopenie

Eine **Pseudothrombozytopenie** ist eine Thrombozytopenie durch **Agglutination der Thrombozyten im EDTA-Blut.** Im **Blutausstrich** besteht eine Verklumpung der Thrombozyten, die bei automatisierter Bestimmung entsprechend zu einer falsch niedrigen Thrombozytenzahl führt. Die Abgrenzung gegenüber einer tatsächlichen Thrombozytopenie gelingt über die Thrombozytenzahl in **Zitrat-** oder **Heparinblut.**

Merke

Bei fehlender hämorrhagischer Diathese sollte bei niedrigen Thrombozytenzahlen im EDTA-Blut eine Messung im Zitrat- oder Heparinblut zum Ausschluss einer Pseudothrombozytopenie erfolgen.

4. Verdachtsdiagnose

Unabhängig von der akuten Verletzung liegt bei diesem Patienten eine **Thrombozytopenie** vor. Bei fehlenden Grund- und Vorerkrankungen (keine Infekte erinnerlich) und leerer Medikamentenanamnese sprechen die Symptome (Petechien der Mundschleimhaut und Extremitäten, Hämatomneigung, keine palpable Organomegalie) am ehesten für eine **primäre Immunthrombozytopenie (ITP).** Da die Blutungssymptome bereits länger zu bestehen scheinen, ist von einer **chronischen ITP (Werlhof-Krankheit)** auszugehen. Korrelat dieser Erkrankung ist meistens ein **Autoimmungeschehen** mit freien und plättchenassoziierten IgG-Antikörpern (PA-IgG) gegen Adhäsionsmoleküle der Thrombozytenmembran (GP IIb/IIIa u.a.).

5. Diagnostik

Die ITP ist eine Ausschlussdiagnose bei isolierter Thrombozytopenie ohne erkennbare Ursache, die neben Anamnese und körperlicher Untersuchung durch folgende **diagnostische Maßnahmen** gesichert wird:

- **Laboruntersuchungen:** Blutbild (Bi-/Panzytopenie? Hinweis auf Vitamin-B_{12}-/Folsäuremangel?), Nierenretentionswerte, Hämolyse- (Haptoglobin, LDH, Bilirubin) und Gerinnungsparameter, Transaminasen, mikroskopische Durchsicht des Blutausstrichs (z. B. Fragmentozyten als Hinweis auf HUS oder TTP, große Thrombozyten als Hinweis für gesteigerte Neubildung), Virusserologie (u. a. HIV).
- **Urinuntersuchung:** U-Stix (Harnwegsinfekt? Proteinurie? Mikrohämaturie?), Urinmikroskopie.
- **Immunologie:** z. B. Bestimmung von ANA (SLE?). Der Nachweis von Glykoprotein-spezifischen Antikörpern (z. B. GP-IIb/IIIa-Ak) ist nicht sinnvoll, da diese auch bei sekundärer ITP vorkommen.
- **Knochenmarkpunktion:** Beurteilung der Thrombozytopoese (erhöhte Megakaryozytenzahl bei primärer ITP und anderen Umsatzstörungen, verminderte Megakaryozytenzahl bei Bildungsstörung), wird bei Verdacht auf ITP nur bei atypischen Befunden und bei älteren Patienten (> 60 Jahre) durchgeführt.
- **Abdomensonografie:** Größenbestimmung der Milz (Thrombozytensequestration bei Splenomegalie). Lymphadenopathie?
- **Röntgen-Thorax:** pulmonaler Infekt? Hinweise auf Lymphom?

6. Therapie

Die **Indikation zur Therapie** bei primärer ITP ist abhängig von der Blutungsneigung und nicht von der Thrombozytenzahl, zumal Spontanremissionen häufig sind. Bei Patienten mit mittelschweren bis schweren Blutungen wird eine Therapie empfohlen. Bei geringer oder fehlender Blutungsneigung besteht keine gesicherte Therapienotwendigkeit. Nutzen und Risiken (z.B. berufliches Verletzungsrisiko, Komorbiditäten) müssen individuell abgewogen werden. Vor invasiven Eingriffen sollte die Thrombozytenzahl prozedurspezifische Anforderungen nicht unterschreiten (z.B. für Bronchoskopie Thrombozyten > 20.000/µl), sodass sich daraus auch bei bislang fehlenden Blutungszeichen eine Therapieindikation ergeben kann.

Folgende **Therapieoptionen** stehen zur Behandlung der primären ITP zur Verfügung:

- **Glukokortikoide:** Erstlinientherapie (z. B. Prednison). Initial Beginn mit hoher Steroiddosis, Dosisreduktion nach 1–2 Wochen, dann ausschleichen.

- **Immunglobuline:** zusätzlich bei schweren Blutungen oder zur Operationsvorbereitung, schnellerer Wirkungseintritt als Glukokortikoide. Verminderung des Abbaus antikörperbeladener Thrombozyten durch Hemmung des Monozyten-Makrophagen-Systems.
- **Thrombopoetin-Rezeptor-Agonisten:** Stimulation der Thrombozytenneubildung; bei ITP relativer Thrombopoetinmangel (Spiegel im Vergleich zu anderen Erkrankungen mit vergleichbarem Thrombozytenmangel inadäquat niedrig).
- **Immunsuppressiva:** als Zweitlinientherapie, z. B. Azathioprin.
- **Splenektomie:** bei therapierefraktären Verläufen; Zweitlinientherapie mit höchster Rate an dauerhaften Remissionen, präoperative Pneumokokkenimpfung.

Die Gabe von **Thrombozytenkonzentraten** ist nur bei schweren Blutungen und in Kombination mit Glukokortikoiden und Immunglobulinen indiziert, da aufgrund des schnellen Abbaus lediglich eine kurzfristige Anhebung der Thrombozytenzahl erreicht wird und oft Iso-Antikörper gegen Thrombozyten gebildet werden.
Bei Nachweis von *H. pylori* wird eine Eradikationstherapie empfohlen, da eine ITP begünstigt werden kann.
Bei diesem Patienten mit Erstdiagnose einer ITP kann eine Erstlinientherapie begonnen werden, da die stattgehabte vermehrte Blutung zwar nicht bedrohlich, der weitere Verlauf jedoch nicht absehbar ist.

Zusammenfassung

Unter einer **Thrombozytopenie** versteht man einen Abfall der Thrombozytenzahl < 150 Tsd/µl. Die **Ursachen** sind vielfältig und lassen sich in Bildungsstörungen (z. B. bei Knochenmarkschädigung), Umsatzstörungen (z. B. Immunthrombozytopenie oder HUS) und Thrombozytensequestration (Hypersplenismus) einteilen. Das spontane Blutungsrisiko (Hautblutungen bei Mikrotraumen, Petechien) ist in der Regel erst ab einer Thrombozytenzahl < 50 Tsd/µl gegeben, stärkere Blutungen entstehen meist erst ab einer Zahl < 30 Tsd/µl. Bei Thrombozytopenie und fehlenden Blutungssymptomen sollte eine durch EDTA-Agglutination bedingte Pseudothrombozytopenie im Zitratblut ausgeschlossen werden.
Die **primäre Immunthrombozytopenie (ITP)** hat eine autoimmunbedingte Pathogenese ohne nachweisbare Grunderkrankungen (z. B. SLE, HIV-Infektion), die ihrerseits entsprechend zu einer sekundären ITP führen können. Die **Symptome** treten abhängig von der Thrombozytenzahl im Sinne einer gesteigerten Blutungsneigung auf (z. B. Petechien, Nasenbluten, Hämatome nach Bagatellverletzungen). Die **primäre ITP** ist eine **Ausschlussdiagnose,** die durch eine isolierte Thrombozytopenie ohne erkennbare Ursache gekennzeichnet ist. Die **Therapie** richtet sich nach der Blutungsneigung. In erster Linie werden Glukokortikoide verabreicht und bei lebensbedrohlichen Blutungen mit Immunglobulinen und ggf. Thrombozytenkonzentraten kombiniert. Bei therapierefraktären Verläufen kann eine Splenektomie zu einer Remission führen.

45

Herzrasen

Anamnese

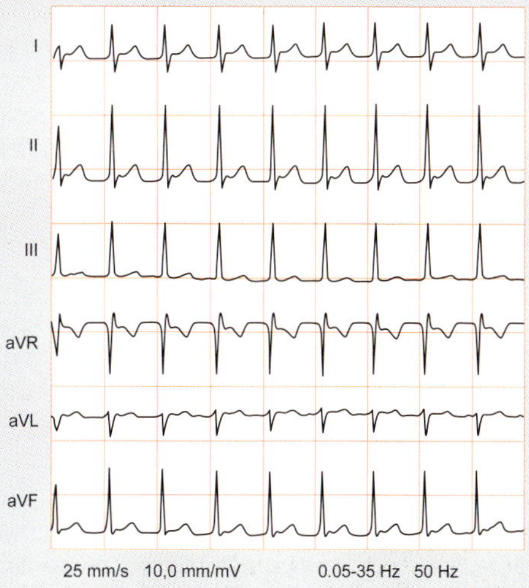

Eine 28-jährige Erzieherin stellt sich mit Herzrasen, das vor 45 Minuten beim Fernsehen begonnen hat, in der medizinischen Notaufnahme vor. Derartige „Attacken“ seien in den vergangenen Jahren in unregelmäßigen Abständen und in ganz verschiedenen Situationen immer wieder plötzlich und ohne Vorwarnung aufgetreten. Inzwischen habe sie Angst vor wichtigen Terminen, da ihr Herz jederzeit „verrückt“ spielen könne. Die Episoden endeten so schnell und unvermittelt wie sie kämen. Die Dauer sei unterschiedlich, zwischen 5 Minuten und 4 Stunden sei schon alles vorgekommen. Unangenehm sei auch, dass sie während und nach den Episoden immer wieder Wasser lassen müsse. Ansonsten sei sie gesund. Ohnmächtig geworden sei sie noch nie. In der Familie seien weder Herzerkrankungen bekannt noch plötzliche Todesfälle aufgetreten. Der Hausarzt habe bereits mehrfach ein EKG geschrieben als es ihr gut ging, hätte aber nichts Besonderes feststellen können.

Untersuchungsbefunde

28-jährige Frau in gutem AZ und schlankem EZ (168 cm, 57 kg). HF 146/min, BD 115/70 mmHg. Herz: regelmäßig, keine pathologischen Geräusche. Lungen: sonorer KS, vesikuläres Atemgeräusch bds., keine RG. Abdomen: Darmgeräusche über allen vier Quadranten, kein Druckschmerz, keine Resistenzen. Nierenlager beidseits frei. Keine Ödeme. Neurologische Untersuchung orientierend unauffällig. Die aufnehmende Pflegekraft hat bereits ein EKG geschrieben (➤ Bild [T578]).

1. **Wie lautet Ihre Verdachtsdiagnose? Beschreiben Sie die Pathophysiologie der Erkrankung!**

2. **Wie behandeln Sie die Patientin?**

3. **Welche Formen von tachykarden Herzrhythmusstörungen kennen Sie?**

4. **Welche Antiarrhythmika gibt es? Nennen Sie die gängige Einteilung!**

5. **Was tun Sie bei einem hämodynamisch instabilen Patienten mit einer tachykarden Herzrhythmusstörung?**

1. Verdachtsdiagnose und Pathophysiologie

Das EKG zeigt eine regelmäßige Tachykardie mit schmalen QRS-Komplexen und einer Frequenz von 146/min. P-Wellen sind nicht nachweisbar. Dieser EKG-Befund ist typisch für eine **AV-Knoten-Reentry-Tachykardie (AVNRT).** Charakteristisch sind neben regelmäßigen schmalen QRS-Komplexen die Frequenz (bei AVNRT typischerweise 150–220/min) und das Fehlen von P-Wellen (da Kammern und Vorhöfe gleichzeitig erregt werden, verschwinden die P-Wellen in den QRS-Komplexen). Gelegentlich können P-Wellen nach dem QRS-Komplex als Zeichen einer retrograden Erregung der Vorhöfe erkennbar sein. Zu dieser Verdachtsdiagnose passt die von der Patientin geschilderte Symptomatik bestehend aus paroxysmal auftretendem Herzrasen mit plötzlichem Beginn und Ende (sog. **„On-off-Phänomen"**). Typisch sind auch die **geringe hämodynamische Auswirkung** der Rhythmusstörung, das **Alter** der Patientin (Erstdiagnose häufig im jüngeren und mittleren Erwachsenenalter, meist zwischen dem 20. und 30. Lebensjahr), das **Geschlecht** (Frauen sind doppelt so häufig betroffen wie Männer), die **unauffällige Familienanamnese** (keine familiäre Häufung) und das **Fehlen kardialer Vorerkrankungen** (keine Korrelation mit anderen strukturellen Herzerkrankungen). Des Weiteren sprechen die **Dauer** (typisch sind Minuten bis Stunden) und der **Harndrang** (verursacht durch eine Vorhofdehnung mit Ausschüttung von atrialem natriuretischem Peptid) für diese Verdachtsdiagnose. Charakteristisch ist außerdem, dass **im Intervall** zwischen den Episoden ein komplett **unauffälliges EKG** vorliegt.

Die AVNRT ist die häufigste Form einer paroxysmalen supraventrikulären Tachykardie. Als Normvariante besteht bei vielen Menschen kongenital eine **funktionelle Zweiteilung im Bereich des AV-Knotens** mit zwei separaten Leitungsbahnen als Verbindung zwischen Vorhöfen und Kammern. Eine AVNRT kann auftreten, wenn die beiden Bahnen deutlich unterschiedliche Leitungsgeschwindigkeiten und Refraktärzeiten aufweisen. Ausgelöst werden die Tachykardie-Episoden meist durch eine supraventrikuläre Extrasystole. Bei der typischen Form der AVNRT (> 90 % der Fälle) werden die Kammern antegrad über den **„Slow-Pathway"** erregt, über den **„Fast-Pathway"** erfolgt die retrograde Leitung zurück zu den Vorhöfen.

2. Therapie

Häufig terminiert eine AVNRT spontan. Ist dies nicht der Fall, sollten bei hämodynamisch stabilen Patienten zunächst eine Reizung des N. vagus (z. B. Valsalva-Pressversuch, Karotissinusmassage, kaltes Wasser trinken) versucht werden. Kommt es dadurch nicht zu einer Terminierung der Rhythmusstörung, kann ein medikamentöser Therapieversuch erfolgen. Mittel der Wahl ist **Adenosin,** das nach intravenöser Bolusgabe temporär für einige Sekunden einen kompletten AV-Block hervorruft (Vorteil: kurze Halbwertszeit). Liegen Kontraindikationen für Adenosin vor wie z. B. eine obstruktive Ventilationsstörung, kann alternativ Verapamil i. v. verabreicht werden. Versagt auch die medikamentöse Therapie, besteht die Möglichkeit einer **elektrischen Kardioversion.**

Diese Akutmaßnahmen sollten unter EKG-Kontrolle erfolgen, da das darunter zu beobachtende EKG wichtige Hinweise auf die zugrunde liegende Rhythmusstörung liefern kann, selbst wenn die Tachykardie nicht terminiert wird.

Eine **Langzeittherapie** ist indiziert bei häufigen Tachykardie-Episoden und hohem Leidensdruck. Möglich ist eine **medikamentöse Rezidivprophylaxe,** z. B. mit einem Betablocker. Als definitives Therapieverfahren hat sich die elektrophysiologische Untersuchung mit **Katheterablation** (Verödung des Slow-Pathways bei der typischen AVNRT) etabliert. Die Erfolgsrate ist mit > 95 % hoch. Da die zu abladierende Leitungsbahn im Bereich des AV-Knoten liegt, tritt als Komplikation in ca. 1 % der Fälle ein kompletter AV-Block auf, der dann eine Indikation zur Schrittmacheranlage darstellt.

3. Tachykarde Herzrhythmusstörungen

Abhängig vom Ursprungsort unterscheidet man zwischen **supraventrikulären (SVT)** und **ventrikulären Tachykardien (VT):**

- **SVT:** Hierunter versteht man eine heterogene Gruppe von Herzrhythmusstörungen, deren Ursprung in den Herzvorhöfen liegt. Hierzu zählen neben der AVNRT u. a. Tachykardien bei akzessorischen Leitungsbahnen (z. B. Wolff-Parkinson-White-[WPW] Syndrom mit akzessorischem Kent-Bündel), ektope atriale Tachykardien sowie Vorhofflimmern und -flattern.
- **VT:** Sie sind häufig Ausdruck einer strukturellen Herzerkrankung (z. B. KHK, Herzinfarkt, Kardiomyopathie). Abhängig von der Dauer unterscheidet man zwischen einer nicht anhaltenden VT (< 30 s) und anhaltenden VT (> 30 s). Zu den anhaltenden VTs zählen auch Kammerflattern (Kammerfrequenzen > 250/min), Kammerflimmern (chaotische Kammeraktionen) sowie die Torsade-de-pointes-Tachykardie, die sich durch eine periodische Zu- bzw. Abnahme der QRS-Amplitude um die isoelektrische Linie auszeichnet.

Bei einer Tachykardie mit schmalen Kammerkomplexen (QRS < 120 ms) liegt fast immer eine SVT vor. Im Gegensatz dazu kommt bei breiten Kammerkomplexen (> 120 ms) neben einer VT auch eine SVT infrage, z. B. bei vorbestehender Schenkelblockierung. Zur Differenzierung sollte im EKG nach den charakteristischen Kriterien einer VT gesucht werden. Beweisend für eine VT sind:

- **AV-Dissoziation:** Vorhöfe und Kammern schlagen unabhängig voneinander, sodass unregelmäßig P-Wellen auftauchen ohne Bezug zu den QRS-Komplexen.
- **Fusionsschläge:** Sinuserregung erreicht die Kammer in dem Moment, in dem auch die kreisende Erregung eine erneute Ventrikeldepolarisation verursacht, sodass ein kombinierter Schlag entsteht (QRS-Komplex Mischbild aus supraventrikulärem und ventrikulärem Schlag).
- **Capture Beats:** Sinuserregung erreicht die Kammer und trifft auf nichtrefraktäres Myokard, sodass ein schmaler QRS-Komplex inmitten von zahlreichen ventrikulären Schlägen auftritt.

Merke

Ventrikuläre Tachykardien sind eine vitale Bedrohung. Daher sollte jede Breitkomplextachykardie bis zum Beweis des Gegenteils wie eine VT behandelt werden.

4. Antiarrhythmika

Antiarrhythmika werden anhand ihres Wirkmechanismus nach Vaughan-Williams eingeteilt (➤ Tab. 45.1). Weitere Medikamente, die zur Therapie von Herzrhythmusstörungen eingesetzt, in der Klassifikation nach Vaughan-Williams aber nicht berücksichtigt werden, sind **Herzglykoside** und **Adenosin** zur Behandlung von SVTs, **Vagolytika** (u. a. Atropin) zur Therapie bradykarder Herzrhythmusstörungen sowie **Vernakalant** (Multi-Ionenkanalblocker) zur medikamentösen Kardioversion von Vorhofflimmern.

Tab. 45.1 Einteilung der Antiarrhythmika nach Vaughan-Williams.

Gruppe	Wirkung	Mechanismus	Beispiele
Ia	Natriumkanalblocker	Verlängern die Repolarisation	Chinidin, Ajmalin, Procainamid
Ib		Verkürzen die Repolarisation	Lidocain, Phenytoin
Ic		Repolarisation unverändert	Flecainid, Propafenon
II	Betablocker	Vermindern die sympathoadrenerge Stimulation des Herzens	Metoprolol, Bisoprolol
III	Kaliumkanalblocker	Verlängern die Refraktärzeit und das Aktionspotenzial	Amiodaron, Dronedaron, Sotalol
IV	Kalziumantagonisten	Bremsen die Sinus- und AV-Knotendepolarisation	Verapamil, Diltiazem

5. Therapie der hämodynamisch instabilen Tachykardie

Bei hämodynamischer Instabilität im Rahmen einer tachykarden Herzrhythmusstörung ist eine **sofortige elektrische Kardioversion** indiziert, unabhängig davon, ob es sich um eine supraventrikuläre oder ventrikuläre Tachykardie handelt. Der Eingriff erfolgt nach Möglichkeit in Kurznarkose (z. B. mit Etomidat wegen geringer kreislaufdepressiver Wirkung im Vergleich zu anderen Hypnotika, ggf. zusätzlich Gabe eines gering-dosierten Benzodiazepins, z. B. Midazolam, und eines Analgetikums, z. B. Piritramid). Bei einem Herz-Kreislauf-Stillstand müssen Reanimationsmaßnahmen leitliniengerecht durchgeführt werden.

Zusammenfassung

Die **AV-Knoten-Reentry-Tachykardie (AVNRT)** ist die häufigste Form der paroxysmalen supraventrikulären Tachykardie. Als **Ursache** liegen kongenital im AV-Knoten zwei voneinander getrennte Leitungsbahnen vor mit unterschiedlichen Leitungsgeschwindigkeiten und Refraktärzeiten. Bei der typischen AVNRT (> 90 %) wird die Erregung von den Vorhöfen antegrad über den Slow-Pathway auf die Kammern übergeleitet, die retrograde Leitung erfolgt über den Fast-Pathway. Die **Symptomatik** besteht aus episodisch auftretendem Herzrasen mit abruptem Beginn und Ende („On-off-Phänomen"). Die Erstdiagnose erfolgt gehäuft zwischen dem 20. und 30. Lebensjahr. Frauen sind doppelt so häufig betroffen wie Männer. Für die **Diagnosestellung** ist das Anfalls-EKG wegweisend. Dieses zeigt eine regelmäßige Schmalkomplextachykardie mit einer Frequenz typischerweise zwischen 150 und 220/min. P-Wellen sind normalerweise nicht zu erkennen, da die Vorhöfe und Kammern gleichzeitig erregt werden und die P-Wellen daher in den QRS-Komplexen verschwinden. Kommt es nicht zu einer spontanen Konversion, sollte bei hämodynamisch stabilen Patienten **therapeutisch** zunächst eine Vagusreizung durchgeführt werden. Bei Versagen kann ein medikamentöser Konversionsversuch (in der Regel mit Adenosin) erfolgen. Als letzte Option besteht die Möglichkeit der elektrischen Kardioversion. In der **Langzeitbehandlung** stark symptomatischer Patienten ist die Katheterablation mit Verödung des Slow-Pathways einer medikamentösen Rezidivprophylaxe überlegen.

46

Rezidivierende Synkopen

Anamnese

Eine 72-jährige ehemalige Laborantin wird von ihrem Sohn in die medizinische Notaufnahme gebracht, nachdem sie in der letzten Woche mehrfach das Bewusstsein verloren habe. Ihr sei jeweils plötzlich „Schwarz vor Augen" geworden und sie habe vorher über Schwindel und Übelkeit geklagt. Dann sei sie für schätzungsweise eine halbe Minute nicht ansprechbar gewesen. Einmal sei sie auch gestürzt, verletzt habe sie sich aber nicht. Der Akte entnehmen Sie, dass eine KHK bekannt ist und vor 2 Jahren bei einem Nicht-ST-Hebungsinfarkt eine Stentimplantation in den Ramus interventricularis anterior erfolgt war. Als kardiovaskuläre Risikofaktoren liegen eine arterielle Hypertonie und eine Hypercholesterinämie vor. Weitere Vorerkrankungen werden verneint. Als Dauermedikation nimmt die Patientin ASS, Bisoprolol, Ramipril und Simvastatin ein.

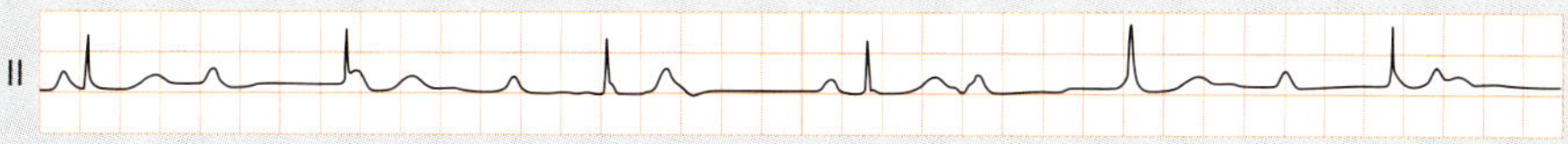

Untersuchungsbefunde

72-jährige Patientin in leicht reduziertem AZ und leicht übergewichtigem EZ, wach, zu Person, Ort und Zeit orientiert. Haut: normale Farbe, Schleimhäute feucht. Normalbefund für Kopf und Hals. Lunge: über allen Lungenabschnitten vesikuläres Atemgeräusch, keine RG. Herz: HF 45/min, HT rhythmisch, keine Herzgeräusche. Abdomen: Bauchdecke weich, kein Druckschmerz, Darmgeräusche vorhanden. Extremitäten: periphere Pulse seitengleich tastbar, warm, keine peripheren Ödeme. Neurologie: orientierend unauffällig. Nach der körperlichen Untersuchung schreiben Sie ein EKG (➤ Bild [L231]).

1. **Welche Diagnose stellen Sie? Befunden Sie das EKG!**
2. **Beschreiben Sie die Einteilung der Rhythmusstörung und die Pathophysiologie!**
3. **Welche Ursachen der hier vorliegenden Rhythmusstörung kennen Sie?**
4. **Was versteht man unter einer Synkope? Welche Formen sind Ihnen bekannt?**
5. **Welche diagnostischen Maßnahmen führen Sie im Rahmen einer Synkopenabklärung durch?**
6. **Wie werden die verschiedenen Formen dieser Rhythmusstörung behandelt? Nehmen Sie kurz Stellung zu Schrittmachersystemen!**

1. Diagnose

Der Schwindel, der plötzliche Bewusstseinsverlust und der bisher einmalige Sturz sind Merkmale einer **Synkope,** die unter Berücksichtigung des EKGs bei unauffälliger neurologischer Untersuchung am ehesten durch einen **AV-Block 3. Grades** erklärbar ist. Die Patientin leidet unter **rezidivierenden Synkopen,** denen als typische **Prodromi** Übelkeit und Schwindel vorangehen. Im Rhythmusstreifen (hier Ableitung II) erkennt man einen AV-Block Grad 3. Vorhöfe und Kammern schlagen regelmäßig, aber unabhängig voneinander (komplette AV-Dissoziation). Bei einer Aufzeichnungsgeschwindigkeit von 25 mm/s beträgt die Kammerfrequenz 45/min, die Vorhoffrequenz liegt bei 79/min. Die Blockade ist hier proximal des His-Bündels lokalisiert, da die QRS-Komplexe schmal sind (s. u.). Die Pfeile in ➤ Abb. 46.1 kennzeichnen die P-Wellen, die teilweise im QRS-Komplex und der T-Welle verborgen sind.

Merke

Eine Synkope infolge bradykarder Herzrhythmusstörungen bezeichnet man auch als (hypodynamen) **Adams-Stokes-Anfall.** Je nach Asystoliedauer kommt es zu unterschiedlichen Symptomen, die von Schwindel über Synkopen bis hin zum Krampfanfall (infolge längerer zerebraler Minderperfusion) und Atemstillstand reichen können.

2. Einteilung/Pathophysiologie

Bei einem AV-Block kommt es zu einer Leitungsverzögerung oder -unterbrechung der Erregungsweiterleitung von den Vorhöfen auf die Kammern. Anhand des Musters der Reizweiterleitung und der Lage des Blocks lassen sich drei Schweregrade unterscheiden:

- **AV-Block Grad 1:** konstante Verzögerung der Erregungsleitung im AV-Knoten mit Verlängerung der PQ-Zeit > 0,2 s, keine Symptome, EKG-Befund.
- **AV-Block Grad 2:** intermittierender Ausfall der Erregungsüberleitung.
  - **Typ Wenckebach** (Mobitz 1): Die Blockierung ist oberhalb des His-Bündels lokalisiert, die PQ-Zeit nimmt bei konstanten PP-Intervallen zu, bis eine Überleitung ausfällt. Die so entstehende Pause ist kürzer als ein doppeltes PP-Intervall, die PQ-Zeit kann nach der Pause < 0,2 s sein.
  - **Typ Mobitz** (Mobitz 2): Die Blockierung ist innerhalb oder unterhalb des His-Bündels lokalisiert, intermittierendes Aussetzen ohne vorangegangene Zunahme der PQ-Zeit mit fixierter Blockierung, sodass z. B. nur jede zweite (2:1-Block) oder jede dritte Vorhoferregung (3:1-Block) auf die Kammern übergeleitet wird. Es besteht die Gefahr der Progredienz zum AV Block Grad 3.
- **AV-Block Grad 3:** komplette Unterbrechung der Erregungsüberleitung, sodass Vorhöfe und Kammern unabhängig voneinander schlagen. Dabei sind die P-Wellen regelmäßig, aber ohne Beziehung zu den QRS-Komplexen. Je nach Ebene der kompletten Leitungsunterbrechung resultiert eine unterschiedliche Herzfrequenz. Übernehmen **sekundäre Reizbildungszentren** im AV-Knoten oder im His-Bündel die Schrittmacherfunktion, bestehen schmale QRS-Komplexe und eine HF > 40/min. Bei **tertiären Reizbildungszentren** im Kammermyokard unterhalb des His-Bündels bestehen breite QRS-Komplexe (schenkelblockartig) und eine HF < 40/min. Bei fehlendem ventrikulärem Ersatzrhythmus kommt es zur Asystolie.

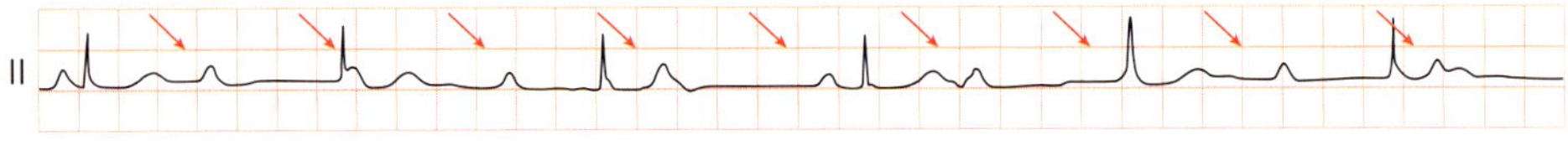

Abb. 46.1 AV-Block 3. Grades in Ableitung II. [L231]

3. Ursachen

- **Erhöhter Vagotonus:** z. B. bei Ausdauerathleten ohne pathologische Bedeutung (AV-Block Grad 1), (reversibel).
- **Medikamentös-toxisch** bei Überdosierungen: z. B. Antiarrhythmika (Kalziumantagonisten, Betablocker), Digitalis, (reversibel).
- **Elektrolytentgleisungen:** z. B. bei Hyperkaliämie (reversibel).
- **Strukturelle Herzerkrankung:** z. B. kongenitaler AV-Block, KHK, Myokardinfarkt, Kardiomyopathie, Myokarditis (einschließlich Borreliose), als Komplikation nach kardiochirurgischer OP sowie nach Ablationstherapie (teilweise reversibel).

4. Synkopen

Eine **Synkope** ist ein plötzlicher, kurzzeitiger Bewusstseinsverlust (meist < 20 s) durch eine transiente globale zerebrale Minderperfusion mit spontaner und vollständiger Erholung. Oft gehen **Prodromi** voraus (z. B. Schwindel, Blässe, Übelkeit, Schwitzen und Schwäche), häufig fehlen diese Warnsignale aber auch. Möglich ist eine retrograde Amnesie für das Ereignis. Synkopen werden nach ihren Ursachen eingeteilt in:

- **Reflexvermittelte Synkope:** häufigste Synkopenform. Autonome kardiovaskuläre Reflexe, die normalerweise der Kreislaufsteuerung dienen, sind vorübergehend als Antwort auf einen Reiz fehlgeschaltet (führt zu Vasodilatation und/oder Bradykardie):
  - **Vasovagale Synkope (neurokardiogen):** Auslöser sind z. B. Angst, Stress oder Schmerz.
  - **Karotis-Sinus-Synkope:** Überempfindlichkeit der Barorezeptoren bei Reizung der Karotisgabel.
  - **Situationsbedingte Synkope:** z. B. bei Husten, Miktion, Defäkation, postprandial oder nach körperlicher Belastung.
- **Orthostatische Synkope:** Aufgrund einer autonomen Dysregulation fehlt beim plötzlichem Aufstehen aus liegender Position oder beim längeren Stehen eine adäquate Vasokonstriktion.
- Kardiovaskuläre Synkope:
  - **Arrhythmogene Synkope:** bei Bradykardien (z. B. bei höhergradigem AV-Block, Sick-Sinus-Syndrom, medikamenteninduziert) oder Tachykardien (z. B. ventrikuläre Tachykardie).
  - **Strukturelle Herz-/Gefäßerkrankung:** z. B. bei Aortenklappenstenose, hypertropher Kardiomyopathie, akutem Myokardinfarkt oder Lungenembolie.

5. Diagnostik/Synkopenabklärung

Neben einem 12-Kanal-EKG stehen folgende diagnostische Maßnahmen zur Synkopenabklärung zur Verfügung:

- **Labor:** Blutbild, Elektrolyte, Blutzucker, Infektwerte, Herzenzyme, TSH, ggf. BGA. Bei Verdacht auf Überdosierung Bestimmung des Digitalis- oder Amiodaronspiegels. Serologische Untersuchungen nur im Einzelfall bei begründetem Verdacht (z. B. Borrelien-Antikörper-Bestimmung).
- **Echokardiografie** zum Ausschluss struktureller Herzerkrankungen.
- **Ischämiediagnostik:** Belastungs-EKG (auch zur Abschätzung der chronotropen Kompetenz) oder Stress-Echokardiografie, ggf. Koronarangiografie.
- **Kipptisch-Untersuchung/Schellong-Test** zur Abklärung einer orthostatischen Dysregulation oder reflexvermittelten Synkope.
- **Nichtinvasives oder invasives EKG-Monitoring:** Langzeit-EKG, Monitorüberwachung (wenn stationär), Event-Rekorder oder implantierbare Loop-Rekorder, selten His-Bündel-EKG (intrakardiale EKG-Ableitung mittels Herzkatheter) zur genauen Lokalisation des Blocks.
- **Karotissinus-Druckversuch:** zur Detektion von hypersensiblen Druckrezeptoren des Karotissinus.
- **Karotisduplexuntersuchung:** zur Abklärung vaskulärer Ursachen einer Synkope. Liegt dem Bewusstseinsverlust eine Karotisstenose zugrunde spricht man definitionsgemäß allerdings nicht von einer Synkope, da keine globale Minderperfusion des Gehirns vorliegt.
- **Neurologische Abklärung:** u. a. Ausschluss Epilepsie als Differenzialdiagnose der Synkope.

6. Therapie/Schrittmacher

Während ein AV-Block Grad 1 nicht therapiebedürftig ist, empfiehlt sich bei höhergradigen AV-Blockierungen folgendes Vorgehen:

- **Kausale Therapie:** Absetzen bradykardisierender Medikamente, Ausgleich von Elektrolytstörungen, Therapie kardialer Erkrankungen, die einen potenziell reversiblen AV-Block hervorrufen können (z. B. Revaskularisation bei akutem Myokardinfarkt). In diesen Fällen empfiehlt sich zunächst ein abwartendes Vorgehen bezüglich der Implantation eines permanenten Schrittmachers.
- **Symptomatische Bradykardie:** Monitorüberwachung. Anlage einer passageren Schrittmachersonde bei persistierender Symptomatik bis zur definitiven Versorgung. Gefahr des kompletten AV-Blocks bei Gabe von Atropin.
- **Persistierender höhergradiger AV-Block:** Implantation eines permanenten Schrittmachers empfohlen bei z. B. symptomatischen Patienten mit AV-Block Grad 2 und 3.

Zur Therapie eines höhergradigen AV-Blocks werden in der Regel **Zweikammersysteme als AV-sequenzielle Schrittmacher (DDD)** eingesetzt, bei denen je eine Elektrode im rechten Vorhof und der rechten Kammer platziert wird, die nach Unterschreiten einer festgelegten Frequenz in physiologischer Folge stimuliert werden. Durch diese Synchronisation ist die Auswurfleistung des Herzens besser als bei Einkammerschrittmachersystemen.

Die **Schrittmacherkodierung** lässt die Funktion erkennen, die Buchstaben stehen der Reihenfolge nach für:

- **Stimulationsort** (1. Buchstabe): Vorhof (A), Ventrikel (V) oder beide (D).
- **Wahrnehmungsort** (2. Buchstabe): Vorhof (A), Ventrikel (V) oder beide (D).
- **Betriebsart** (3. Buchstabe): Inhibition (I), Triggerung (T) oder Dual (D, also I und T).
- Optionale Buchstaben:
  - Frequenzmodulation unter körperlicher Belastung (R = 4. Buchstabe).
  - Multifokale Stimulation (5. Buchstabe): Kodierung wie beim Stimulationsort.

Die am häufigsten verwendeten Systeme sind der DDD- und der VVI-Schrittmacher, letzterer wird bei Bradyarrhythmien bei Vorhofflimmern eingesetzt.

Zusammenfassung

Ein **AV-Block** ist eine Rhythmusstörung mit Verzögerung oder -unterbrechung der Erregungsweiterleitung von den Vorhöfen auf die Kammern. Abhängig von Lage des Blocks und Muster der Weiterleitung werden drei Schweregrade unterschieden (AV-Block Grad 1–3). **Klinisch** kommt es vor allem beim AV-Block Grad 3 abhängig von der Länge der Pause zwischen Beginn des Blocks und Beginn des Ersatzrhythmus zu Symptomen, die von Schwindel über Synkopen bis hin zu Krampfanfall und Atemstillstand reichen. Zur **Diagnostik** gehören Laboruntersuchungen, Echokardiografie und (Langzeit-) EKG. Die **Therapie** erfolgt kausal (z. B. Absetzen bradykardisierender Medikamente) und bei höhergradigen, persistierenden AV-Blockierungen durch einen permanenten Schrittmacher (DDD-Schrittmacher).

Synkopen sind plötzliche, kurzzeitige und vollständig reversible Bewusstseinsverluste durch eine globale zerebrale Minderperfusion. **Ätiologisch** sind reflexvermittelte, orthostatische und kardiovaskuläre (arrhythmogene bzw. strukturelle) Ursachen zu unterscheiden. Die **Therapie** erfolgt je nach Ursache kausal oder symptomatisch. Reflexvermittelte und orthostatische Synkopen haben eine gute **Prognose,** während arrhythmogene Synkopen vom Schweregrad und von der Therapie der verursachenden Erkrankung abhängen (z. B. bei KHK).

Belastungsdyspnoe

Anamnese

Ein 55-jähriger Lkw-Fahrer stellt sich erstmals in Ihrer Hausarztpraxis vor. Seit sein Bruder vor einem Monat einen Herzinfarkt erlitten habe, sorge er sich nicht nur um dessen Gesundheit, sondern auch um seine eigene. Vorerkrankungen sind nicht bekannt, jedoch habe er seit Jahren keinen Arzt mehr aufgesucht. Auf Nachfrage berichtet er, dass er bei körperlicher Anstrengung in letzter Zeit stark schwitze und schnell außer Atem sei. Beim Treppensteigen müsse er nach jeder Etage kurz stehen bleiben. Seit der Scheidung von seiner Frau vor 4 Jahren habe er 18 kg Gewicht zugenommen. Früher habe er regelmäßig Fußball gespielt, für Sport sei in den vergangenen Jahren jedoch kaum Zeit geblieben. Er rauche seit seinem 16. Lebensjahr ein Päckchen Zigaretten pro Tag. Alkohol trinke er selten.

Untersuchungsbefunde

55-jähriger Mann in adipösem EZ (183 cm, 121 kg, BMI 36,1 kg/m^2), Bauchumfang 98 cm, HF 73/min, BD links 170/100 mmHg, rechts 160/95 mmHg. Kopf: Facies rubra, sanierungsbedürftiger Zahnstatus. Herz: HT rhythmisch, keine pathologischen Geräusche. Lunge: sonorer KS, basales Giemen bds., normale Atemverschieblichkeit bds. Abdomen: adipös, weich, kein DS, DG positiv. Nierenlager: frei. Extremitäten: periphere Pulse seitengleich tastbar, diskrete Varikosis bds., keine Ödeme. Neurologisch: orientierend unauffällig.

Laborbefunde

Blutbild, Differenzialblutbild, Elektrolyte und Nierenretentionswerte unauffällig. BZ nüchtern 149 mg/dl; GOT 36 U/l; GPT 50 U/l; γ-GT 71 U/l; Gesamtcholesterin 309 mg/dl; Triglyzeride 259 mg/dl; HDL-Cholesterin 39 mg/dl; LDL-Cholesterin 218 mg/dl.

1. **Welche Verdachtsdiagnose stellen Sie? Beschreiben Sie die typischen Merkmale dieses Krankheitsbilds!**
2. **Was wissen Sie über die Pathogenese der Erkrankung!**
3. **Welche weiteren diagnostischen Maßnahmen veranlassen Sie?**
4. **Nennen Sie die diagnostischen Kriterien des Diabetes mellitus! Lässt sich die Diagnose in diesem Fall schon stellen?**
5. **Welche Therapie schlagen Sie vor? Gehen Sie insbesondere auf die Behandlung des Diabetes mellitus Typ 2 ein!**
6. **Nennen Sie neuere Antidiabetika und beschreiben Sie deren Wirkmechanismus!**

1. Verdachtsdiagnose

Die Anamnese (Belastungsdyspnoe, Hyperhidrosis), der klinische Befund (erhöhter Blutdruck, Facies rubra, Adipositas, Bauchumfang) und die Ergebnisse der Laboruntersuchung (BZ ↑, Triglyzeride ↑, Gesamtcholesterin ↑, LDL-Cholesterin ↑, HDL-Cholesterin ↓) sprechen für ein **metabolisches Syndrom.** Dieses auch als Wohlstandssyndrom bezeichnete Krankheitsbild ist durch das gehäufte gleichzeitige Auftreten der kardiovaskulären Risikofaktoren **stammbetonte Adipositas, Dyslipidämie, primäre Hypertonie** und **Insulinresistenz** gekennzeichnet.

Während bei diesem Patienten eine primäre Hypertonie zwar vermutet, aber zu diesem Zeitpunkt nicht sicher diagnostiziert werden kann (die Diagnose darf erst gestellt werden, wenn die Blutdruckmessung wenigstens 3-mal an verschiedenen Tagen erhöhte Werte ergibt [ggf. ergänzt durch ambulante Langzeitblutdruckmessungen] und sekundäre Ursachen ausgeschlossen sind), sind in diesem Fall die übrigen 3 Faktoren des metabolischen Syndroms vorhanden. Die Symptome des Patienten sind vermutlich auf das in den letzten Jahren zunehmende Körpergewicht und das fehlende körperliche Training zurückzuführen, welches eine vermehrte **kardiopulmonale Belastung** verursacht. Die Folge ist eine verminderte körperliche Leistungsfähigkeit, die sich klinisch durch eine belastungsabhängige Dyspnoe manifestiert.

2. Pathogenese

Bei der **Pathogenese** des metabolischen Syndroms stehen **Insulinresistenz** und stammbetonte Adipositas im Vordergrund, deren Auftreten auf Fehlernährung, Bewegungsmangel, Altern, hormonelle und proinflammatorische Veränderungen sowie genetische Prädispositionen zurückgeführt wird. Die Insulinresistenz verursacht einen gesteigerten Insulinbedarf, der durch die vermehrte Ausschüttung des Hormons aus den Betazellen des Pankreas vorübergehend gedeckt werden kann.

Die anabole Insulinwirkung bewirkt jedoch eine (weitere) **Gewichtszunahme,** außerdem wird die Hyperinsulinämie für eine **gesteigerte Natriumresektion** und damit auch für die Entstehung einer **arteriellen Hypertonie** verantwortlich gemacht. Über die **Erhöhung des Proinsulinspiegels** verursacht die Insulinresistenz eine **gesteigerte Entzündungsbereitschaft** sowie eine **Hyperkoagulabilität,** die auch durch die sekretorische Aktivität des Fettgewebes unterhalten werden. Langfristig führt die vermehrte Insulinfreisetzung durch die allmähliche Erschöpfung der pankreatischen Inselzellen zu einem **Diabetes mellitus Typ 2.**

3. Diagnostik

Für die weitere Abklärung der **belastungsabhängigen Dyspnoe** sollten folgende Untersuchungen durchgeführt werden:

- **Ruhe- und Belastungs-EKG:** mit der Frage nach Hinweisen auf eine kardiale (belastungsabhängige) Ischämie.
- **Echokardiografie:** Beurteilung der systolischen und diastolischen Funktion, der Wandbewegung sowie der Herzklappen, ggf. Stressechokardiografie.
- **Optional:** Röntgen-Thorax in 2 Ebenen: Ausschluss einer primär pulmonalen Ursache der Dyspnoe.

Zur weiteren Abklärung der **metabolischen Störungen** sollten folgende diagnostische Maßnahmen erfolgen:

- Bestimmung weiterer **Laborwerte:** HbA_{1c}, Harnsäure, TSH.
- **Urinstatus:** Glukosurie? Proteinurie/Albuminurie?
- **Blutdruckmessungen** an weiteren Tagen, ggf. ergänzt durch ambulante Langzeit-Blutdruckmessung zur Diagnose einer arteriellen Hypertonie.
- **Abdomensonografie:** Status? Fettleber?

4. Diagnosekriterien des Diabetes mellitus

Neben klinischen Symptomen des Diabetes mellitus wie Müdigkeit, Abgeschlagenheit, Polyurie, Polydipsie und Gewichtsverlust existieren definierte Diagnosekriterien, die in ➤ Tabelle 47.1 gezeigt sind. Wenn weder Normalwerte vorliegen, noch die Kriterien eines Diabetes mellitus erfüllt werden, spricht man von einer **abnormen Nüchternglukose** (engl.: Impaired Fasting Glukose = IFG) bzw. von einer **gestörten Glukosetoleranz** (engl.: Impaired Glucose Tolerance = IGT) bei erhöhtem 2-Stunden-Wert im oralen Glukosetoleranztest. Die Blutzuckerwerte sollten bei diesen Personen jährlich kontrolliert werden.

Tab. 47.1 Diagnosekriterien des Diabetes mellitus.

	Nüchternplasmaglukose (mg/dl)	Gelegenheits-Plasmaglukose (mg/dl)	2-Stunden-Wert oraler Glukosetoleranztest (mg/dl)
Normal	< 100		< 140
IFG	≥ 100 und < 125		
IGT			≥ 140 und < 200
Diabetes	≥ 126	≥ 200 + Symptome (Polydipsie, Polyurie, ungeklärter Gewichtsverlust)	≥ 200

Gemäß den aktuellsten Praxisempfehlungen der Deutschen Diabetes-Gesellschaft (2013) kann der HbA_{1c}-Wert zur Diagnostik des Diabetes (≥ 6,5 %) verwendet werden, wenn nicht mit einer Verfälschung des Werts zu rechnen ist (z. B. durch Hämoglobinvarianten, veränderter Erythrozytenlebensdauer bei Anämie sowie Leber- und Nierenerkrankungen, Urämie, Schwangerschaft). Da bei diesem Patienten ein Nüchternblutzuckerspiegel von > 126 mg/dl gemessen wurde, darf die Diagnose eines Diabetes mellitus gestellt werden.

5. Therapie

Die zentralen Therapieziele beim metabolischen Syndrom sind die allgemeinen Maßnahmen **Gewichtsreduktion, Ernährungsumstellung** und **Steigerung der körperlichen Aktivität.** Trotz intensiver Aufklärung werden sie allerdings nur von wenigen Betroffenen erreicht, da die Bereitschaft zu einer Lebensstiländerung in der Regel gering ist.

Dabei lässt sich selbst durch eine geringe Gewichtsreduktion und moderate Erhöhung der körperlichen Aktivität eine Konversion von gestörter Glukosetoleranz zum Diabetes mellitus Typ 2 verhindern oder zumindest um einige Jahre verzögern.

Da die zugrunde liegenden pathophysiologischen Mechanismen des metabolischen Syndroms derzeit nicht im Ganzen behandelt werden können, sollten die einzelnen Stoffwechselstörungen gezielt behandelt werden:

- **Diabetes mellitus Typ 2:** Ziele der **Stufentherapie** sind die Vermeidung von Akutkomplikationen und Folgeerkrankungen sowie die Symptomfreiheit des Patienten. Allgemein wird ein **HbA_{1c}-Zielkorridor** von 6,5 bis 7,5 % angestrebt, ein Zielwert < 6,5 % scheint jedoch nur unter Vermeidung von Hypoglykämien und ausgeprägter Gewichtszunahme vorteilhaft. Das in ➤ Abb. 47.1 dargestellte Flussdiagramm stellt das empfohlene Vorgehen nach den aktuellen DDG-Therapieempfehlungen (Oktober 2013) dar.
- Bei den **oralen Antidiabetika** werden **insulinotrope,** d. h. die Insulinsekretion stimulierende Pharmaka (z. B. Sulfonylharnstoffe, Glinide) und **nicht insulinotrope** Pharmaka (wirken nicht über die Steigerung der Insulinfreisetzung, z. B. Metformin, α-Glukosidasehemmer) unterschieden. Bei fehlenden Kontraindikationen (z. B. Nieren-/Leberinsuffizienz) ist Metformin das orale Antidiabetikum der ersten Wahl. Bei fehlendem Therapieerfolg mit oralen Antidiabetika sollte die Therapie durch eine Insulintherapie unterstützt werden (sog. basalinsulinunterstützte orale Therapie, [BOT] oder sog. supplementäre Insulintherapie mit schnell wirksamem Insulin, [SIT]). (Für die verschiedenen Konzepte der Insulintherapie ➤ Fall 23, Antwort 6).
- **Dyslipidämie:** Bei ausbleibendem Erfolg einer diätetischen Behandlung sollte eine Therapie mit einem Cholesterinsynthesehemmer (z. B. Simvastatin, Atorvastatin) eingeleitet werden. Ziele der Therapie bei hohem kardiovaskulärem Risiko sind ein LDL-Cholesterinwert < 100 mg/dl, bei sehr hohem kardiovaskulären Risiko (z. B. manifeste KHK) ein LDL-Cholesterinwert < 70 mg/dl.
- **Hypertonie:** In erster Linie sollten stoffwechselneutrale Antihypertonika eingesetzt werden (z. B. ACE-Hemmer oder AT_1-Rezeptorantagonisten, Kombinationstherapie Fall 14, Antwort 5). Ziel der Therapie bei gleichzeitigem Diabetes mellitus Typ 2 sollte ein Blutdruck < 140/80 mmHg sein.

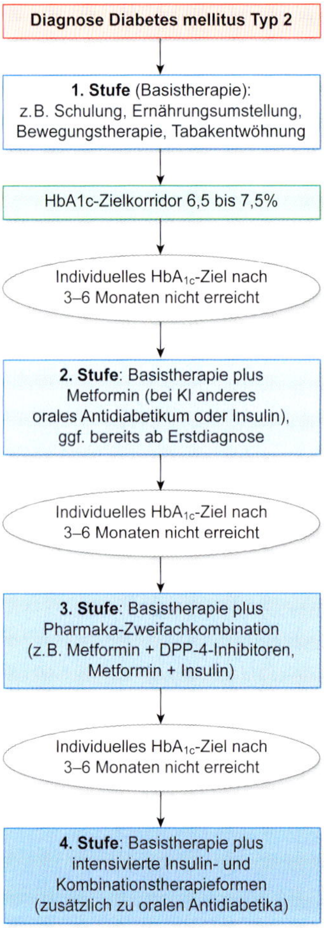

Abb. 47.1 Flussdiagramm zur Therapie des Diabetes mellitus Typ 2 (zusammengefasst und modifiziert nach Empfehlungen der Deutschen Diabetes Gesellschaft 10/2013). [L231]

- **Hyperurikämie:** neben der Einhaltung einer purinarmen Kost sollte außerdem eine Therapie mit einem Urikostatikum (z. B. Allopurinol) durchgeführt werden.

6. Neue Antidiabetika

In den letzten Jahren wurden neue Antidiabetika entwickelt, die zum einen in den Stoffwechsel von **Glucagon-like Peptide 1 (GLP-1)** eingreifen. Hierbei handelt es sich um ein intestinal gebildetes Hormon, welches die Insulinsekretion stimuliert, die Glukagonsekretion inhibiert, die Betazellproliferation stimuliert, die Magenentleerung hemmt und zentral ein Sättigungsgefühl hervorruft. Physiologischerweise wird das Peptid innerhalb von Minuten von der **Dipeptidylpeptidase 4 (DPP 4)** abgebaut. Folgende Pharmaka sind in Deutschland seit Mai 2007 zugelassen (**nur** in Kombinationstherapie):

- **DPP-4-Inhibitoren** (z. B. Sitagliptin, Vildagliptin): inhibieren den Abbau von GLP-1 und erhöhen auf diese Weise den endogenen GLP-1-Spiegel. Orale Applikation. Vorteile: gute Wirksamkeit und Verträglichkeit, kein Hypoglykämierisiko durch die Substanz.
- **GLP-1-Mimetika** (z. B. Exenatid, Liraglutid): aktivieren den GLP-1-Rezeptor. Subkutane Applikation. Vorteile: gute Wirksamkeit, Gewichtsreduktion, kein intrinsisches Hypoglykämierisiko. NW: Übelkeit, Erbrechen.

Zum anderen ist seit 2012 eine weitere Substanzklasse zugelassen, durch die der Sodium Glucose Cotransporter 2 (SGLT2) der Nierentubuli gehemmt wird (**SGLT2-Hemmer,** z. B. Dapagliflozin) und so die Glukoseausscheidung im Urin zunimmt. Applikationsform: oral. Nebenwirkungen: u. a. Genital- und Harnwegsinfektionen, Hypoglykämien bei Kombinationstherapie, Volumenverlust.

Zusammenfassung

Das **metabolische Syndrom** ist eine Stoffwechselstörung, die durch das gleichzeitige Auftreten der kardiovaskulären Risikofaktoren stammbetonte Adipositas, Dyslipidämie, primäre Hypertonie und Insulinresistenz gekennzeichnet ist. Das auch als Wohlstandssyndrom bezeichnete Krankheitsbild betrifft in den westlichen Industrienationen etwa 30 % der Bevölkerung und stellt aufgrund der Folgeerkrankungen ein wachsendes ökonomisches Problem dar. **Pathogenetisch** sind die Insulinresistenz und die Adipositas hauptverantwortlich, die durch Fehlernährung, Bewegungsmangel und genetische Prädispositionen hervorgerufen werden. Die **Therapie** setzt sich aus der Lebensstilintervention (Gewichtsreduktion, Ernährungsumstellung und Steigerung der körperlichen Aktivität) und aus der gezielten Behandlung der einzelnen Stoffwechselstörungen zusammen.

48

Belastungsdyspnoe, Angina pectoris und Synkope

Anamnese

Sie nehmen einen 84-jährigen ehemaligen Polizisten stationär auf, der seit 3 Monaten über starke Luftnot und ein rezidivierendes thorakales Engegefühl beim Spazierengehen mit dem Hund berichtet. Bei körperlicher Belastung bestehe häufig Schwindel und vor 6 Wochen sei er auf einer Geburtstagsfeier kurz ohnmächtig geworden. Der Akte entnehmen Sie, dass sich der Patient vor 9 Jahren bei koronarer 3-Gefäßerkrankung einer Bypass-Operation unterziehen musste. Bekannt sind außerdem eine chronisch-obstruktive Lungenerkrankung, ein arterieller Hypertonus, ein insulinpflichtiger Diabetes mellitus Typ 2 und eine Hypercholesterinämie. Auf die Frage nach weiteren Vorerkrankungen berichtet der Patient, dass der Hausarzt mit den Nierenwerten in den letzten Monaten alles andere als zufrieden gewesen sei. Es besteht eine Dauermedikation mit ASS, Bisoprolol, Olmesartan, Simvastatin und Insulin (Insulin glargin zur Nacht, Normalinsulin vor den Mahlzeiten).

Untersuchungsbefunde

84-jähriger Mann in leicht reduziertem AZ und adipösem EZ (177 cm, 96 kg; BMI 30,6 kg/m²). HF 98/min, BD 145/90 mmHg. Herz: rhythmisch, spindelförmiges 4/6 Systolikum mit Punctum maximum über dem 2. ICR rechts mit Fortleitung in die Karotiden. Keine Halsvenenstauung. Lungen: sonorer KS, vesikuläres AG bds., keine RG. Abdomen: träge DG über allen vier Quadranten, kein DS, keine Resistenzen. Nierenlager bds. frei. Keine Ödeme. Neurologische Untersuchung orientierend unauffällig.

Laborbefunde

Leukozyten 5,2 Tsd/µl; Erythrozyten 4,56 Mio/µl; Hb 13,5 g/dl; Hkt 39,7 %; Thrombozyten 287 Tsd/µl; INR 1,08; PTT 29 sec; GOT 54 U/l, GPT 48 U/l, Natrium 138 mmol/l; Kalium 4,7 mmol/l; Harnstoff 169 mg/dl; Serumkreatinin 2,1 mg/dl.

1. Wie lautet Ihre Verdachtsdiagnose?

2. Welche diagnostischen Maßnahmen leiten Sie ein?

3. Beschreiben Sie die Pathogenese und Ätiologie der Erkrankung!

4. Welche Therapieoptionen gibt es? Welche favorisieren Sie bei dem vorgestellten Patienten?

5. Der Patient entscheidet sich gegen ärztlichen Rat für eine konservative Therapie. Wie sehen Sie seine Prognose?

1. Verdachtsdiagnose

Die Beschwerden sind am ehesten auf eine **symptomatische, höhergradige Aortenklappenstenose (AKS)** zurückzuführen. Hierfür sprechen der klassische Auskultationsbefund und die typische klinische Symptomatik aus Dyspnoe, Angina pectoris, rezidivierendem Schwindel und Synkope. Differenzialdiagnostisch kommt bei Dyspnoe und Angina pectoris auch eine **Progression der bekannten KHK** in Betracht, zumal hier zahlreiche kardiovaskuläre Risikofaktoren vorliegen (arterielle Hypertonie, insulinpflichtiger Diabetes mellitus Typ 2, Adipositas, Dyslipidämie).

2. Diagnostik

Bei Verdacht auf eine Aortenklappenstenose werden neben Anamnese und körperlicher Untersuchung folgende diagnostische Schritte eingeleitet:

- **EKG:** Typisch sind ein pathologischer Sokolow-Lyon-Index (> 3,5 mV) als Zeichen einer linksventrikulären Hypertrophie, ST-Streckensenkungen bzw. T-Negativierungen in den anterolateralen Ableitungen (I, aVL, V_5, V_6) und ein Links- oder überdrehter Linkslagetyp. Vorhofflimmern kann im Spätverlauf auftreten und gilt als prognostisch ungünstig.
- **Echokardiografie transthorakal und transösophageal:** entscheidendes diagnostisches Verfahren. Zur Schweregradbeurteilung werden neben morphologischen Kriterien (Taschen verdickt? Echogen als Zeichen der Verkalkung? Hypo-/immobil?) in erster Linie der mittlere und maximale Gradient über der Klappe mit der Doppler-Echokardiografie bestimmt. Ergänzend kann mittels Kontinuitätsgleichung oder planimetrisch die Klappenöffnungsfläche bestimmt werden. Außerdem werden linksventrikuläre Funktion und Wanddicke beurteilt und andere Klappen- oder aortale Pathologien ausgeschlossen.
- **Linksherzkatheter:** Bestimmung des Schweregrads durch invasive Druckmessung in Aorta ascendens und linkem Ventrikel. Diese Methode ist selten erforderlich und sollte nur in Zweifelsfällen eingesetzt werden. Vor einem Klappenersatz ist meistens eine Koronarangiografie zur Beurteilung des Koronarstatus erforderlich.
- **Röntgen-Thorax:** Typisch sind eine poststenotische Dilatation und Elongation der Aorta ascendens sowie eine Verkalkung der Aortenklappe. Eine Verbreiterung der linken Herzabschnitte wird in fortgeschrittenen Stadien bzw. bei Dekompensation beobachtet.
- **Belastungstest:** bei symptomatischer Aortenklappenstenose kontraindiziert. Bei asymptomatischen Patienten mit hämodynamisch relevanter Stenose zur Demaskierung von Symptomen und zur echokardiografischen Beurteilung unter Belastung (unter ärztlicher Aufsicht und mit entsprechender Überwachung).
- **CT/MRT:** bei speziellen Fragestellungen, z. B. zur Beurteilung der Aorta ascendens bei Erweiterung und Bestimmung der Klappendiameter vor TAVI (s. u.).

Bei dem 84-jährigen Patienten liegt eine schwere, symptomatische Aortenklappenstenose bei normaler linksventrikulärer Funktion vor (EF 56 %, maximaler transvalvulärer Doppler-Gradient 64 mmHg, mittlerer 50 mmHg, entsprechend einer kalkulierten Klappenöffnungsfläche von 0,7 cm^2). Koronarangiografisch besteht ein nicht interventionsbedürftiger, stabiler Befund mit offenen Bypässen.

3. Pathogenese und Ätiologie

Die Aortenklappenstenose ist eine angeborene oder erworbene Obstruktion der Aortenklappe, die in der Regel trikuspid, jedoch auch bikuspid angelegt sein kann. Pathogenetisch kommt es zu einer **Druckbelastung des linken Ventrikels** mit **konzentrischer linksventrikulärer Hypertrophie** bei zunächst noch erhaltener linksventrikulärer systolischer Funktion. Bei unbehandelter Aortenklappenstenose kommt es im weiteren Verlauf zur Dilatation des linken Ventrikels mit Abnahme der linksventrikulären Auswurffraktion und schließlich zur Linksherzdekompensation.

Die erworbene Aortenklappenstenose ist die **häufigste Herzklappenerkrankung** in der westlichen Welt. Die Prävalenz steigt exponenziell mit dem Alter. Mehr als

2 % der über 65-Jährigen und mehr als 3 % der über 75-Jährigen sind betroffen. Abhängig von der Ätiologie werden folgende Formen unterschieden:

- **Degenerative kalzifizierende Aortenklappenstenose:** häufigste Form mit langsam progredientem Verlauf und Manifestation in der Regel in der 6.–9. Dekade. Ausgehend von einer Klappensklerose (Verkalkung ohne hämodynamische Relevanz) schreitet die Kalzifizierung vom Anulus in Richtung Klappenränder fort mit der Folge einer progredienten Einschränkung der Öffnungsfläche.
- **Aortenklappenstenose bei bikuspider Klappe:** Eine bikuspide Aortenklappe besteht aus zwei statt drei taschenförmigen Segeln. Bikuspide Klappen kommen anlagebedingt vor, häufiger führen jedoch degenerative Prozesse zu einer Fusion einer oder mehrerer Kommissuren, sodass aus einer trikuspiden eine funktionell bikuspide Klappe wird. Betroffen sind 1–2 % der Bevölkerung. Wegen der erhöhten mechanischen Beanspruchung liegt bei bikuspiden Klappen eine Prädisposition für eine progrediente Kalzifizierung und Stenose vor. Häufig besteht in der 5.–7. Dekade eine Therapieindikation.
- **Rheumatische Aortenklappenstenose:** Spätfolge des rheumatischen Fiebers, wobei häufig weitere Herzklappen betroffen sind (meist Mitralklappenstenose). Nach einer Infektion mit β-hämolysierenden Streptokokken der Gruppe A kommt es durch eine infektbedingte Autoimmunreaktion zu Adhäsionen der Kommissuren mit Schrumpfung der Segel und sekundären Verkalkungen. Die Erkrankung ist in westlichen Ländern selten geworden aufgrund der konsequenten antibiotischen Therapie bei Streptokokkeninfekten.

4. Therapie

Bei der erworbenen Aortenklappenstenose stehen folgende Therapiemaßnahmen zur Verfügung:

- **Chirurgischer Klappenersatz:** Eine Indikation besteht bei symptomatischer, schwerer Aortenklappenstenose sowie bei asymptomatischer schwerer Aortenklappenstenose, die wegen einer anderen kardialer Erkrankungen offen operiert werden müssen (z. B. Bypass-OP), bei bereits eingeschränkter linksventrikulärer Funktion ohne andere Ursache und bei Symptomen im Belastungstest. Bei jüngeren Patienten werden eher mechanische Klappen eingesetzt (lange Haltbarkeit, aber orale Antikoagulation erforderlich), während bei älteren Patienten biologische Klappen favorisiert werden (keine orale Antikoagulation erforderlich, aber eingeschränkte Haltbarkeit).
- **Katheterinterventioneller Klappenersatz** (= **TAVI,** Transcatheter Aortic Valve Implantation): Eine biologische Klappe, die in einen Stent eingenäht ist, wird meist transfemoral über einen Katheter in Aortenposition gebracht und dort unter fluoroskopischer Kontrolle entweder mittels Ballon dilatiert oder selbstexpandierend abgesetzt. Postinterventionell ist manchmal eine Schrittmacherimplantation erforderlich. Ein derartiger Eingriff sollte evaluiert werden bei Patienten mit schwerer, symptomatischer Aortenklappenstenose und hohem perioperativem Risiko aufgrund von Begleiterkrankungen.
- **„Zuwarten“:** Bei asymptomatischen Patienten, die oben aufgeführte Kriterien nicht erfüllen, sollte in der Regel abgewartet werden. Aufgrund des interindividuell unterschiedlich langen asymptomatischen Intervalls müssen regelmäßige Verlaufskontrollen erfolgen (Echokardiografie und Fragen nach Symptomen). Bei schwerer asymptomatischer Aortenklappenstenose sollten diese Kontrollen alle 3–6 Monate durchgeführt werden, bei leichter Aortenklappenstenose genügt eine Kontrolle alle 3 Jahre.
- **Medikamentöse Behandlung** (mit Herzinsuffizienz-Medikamenten): Medikamente können weder die Progression einer Aortenklappenstenose aufhalten noch die Lebenserwartung verbessern. Eine rein medikamentöse Therapie ist bei schwerer, symptomatischer Aortenklappenstenose nur indiziert, wenn der Patient nicht für einen chirurgischen oder interventionellen Klappenersatz infrage kommt bzw. diesen ablehnt.

Bei dem vorgestellten Patienten besteht eine klare Therapieindikation. Aufgrund der zahlreichen Komorbiditäten, der Niereninsuffizienz und der vorangegangen

Herzoperation liegt ein erhöhtes perioperatives Risiko vor, weshalb ein katheterinterventioneller Klappenersatz mit dem Patienten diskutiert werden sollte.

Merke

Nach den neuen Leitlinien besteht bei Aortenklappenstenose (unabhängig vom Schweregrad) keine Indikation mehr für eine Endokarditisprophylaxe, wohl aber nach stattgehabtem Klappenersatz.

5. Prognose

Die Prognose bei hämodynamsich relevanter Aortenklappenstenose wird im Wesentlichen durch die Symptomatik bestimmt. Während asymptomatische Patienten eine gute **Lebenserwartung** aufweisen (plötzlicher Herztod < 1 %/Jahr), beträgt die mittlere Lebenserwartung nach Einsetzen von Symptomen 2–3 Jahre (hohes Risiko für plötzlichen Herztod und kardiale Dekompensationen). Die **5-Jahres-Überlebensrate** beträgt bei symptomatischer Aortenklappenstenose 15–50 %. Ohne Klappenersatz ist die Prognose des Patienten folglich schlecht.

Zusammenfassung

Die erworbene **Aortenklappenstenose** ist die häufigste Herzklappenerkrankung in westlichen Ländern. **Ätiologisch** handelt es sich meist um eine degenerativ kalzifizierende Aortenklappenstenose, deren **Prävalenz** mit steigendem Alter stark zunimmt. Eine bikuspide Klappenanlage gilt als Prädisposition, rheumatisches Fieber als Ursache ist heute in Industrienationen selten geworden. **Hämodynamisch** kommt es zunächst zu einer Druckbelastung des linken Ventrikels mit konzentrischer Hypertrophie, erst im Verlauf nimmt die linksventrikuläre systolische Funktion ab. Typische **Symptome** sind Dyspnoe, Angina pectoris, Schwindel und Synkopen. Charakteristisch ist der **Auskultationsbefund** mit spindelförmigem Systolikum mit Punctum maximum über 2. ICR rechts und Fortleitung in die Karotiden. Für die **Diagnose** spielt die Echokardiografie die entscheidende Rolle. **Therapeutisch** sollte bei symptomatischen Patienten ein chirurgischer Klappenersatz durchgeführt werden. Bei den Patienten, die aufgrund von Begleiterkrankungen ein hohes Operationsrisiko aufweisen, kann heute ein katheterinterventioneller Klappenersatz (TAVI) diskutiert werden. Die **Prognose** bei asymptomatischen Patienten ist gut, bei symptomatischen Patienten ist sie ohne Therapie schlecht (5-Jahres-Überlebensrate 15–50 %).

49

Gewichtsverlust

Anamnese

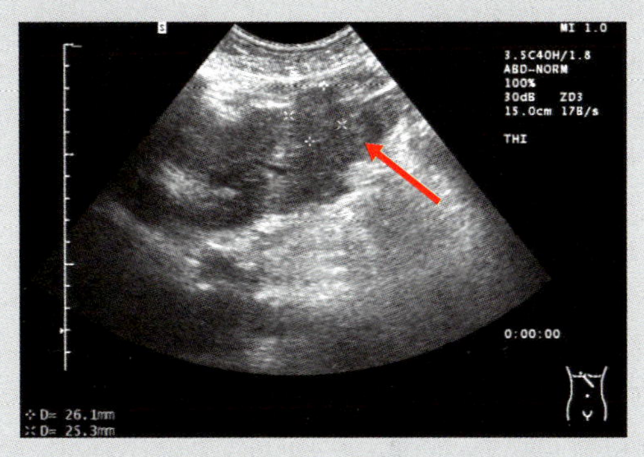

Ein 46-jähriger Musiker einer Rockband wird Ihnen über die gastroenterologische Ambulanz zur weiteren Abklärung eines sonografisch auffälligen Leberherds (➤ Bild [T598]) stationär zugewiesen. In den letzten 7 Monaten habe der Patient einen Gewichtsverlust von 13 kg bemerkt. Außerdem bestünden häufig eine Übelkeit sowie vermehrtes Schwitzen und Schlafstörungen. Anamnestisch bestehen ein Zustand nach intravenösem Drogenabusus und eine Hepatitis C, die vor etwa 12 Jahren erstmals festgestellt worden sei. Vor etwa 10 Tagen habe ihn eine Katze am Zeigefinger der linken Hand gebissen. Noxen: Alkohol (3–5 Bier/Tag), Nikotin (ca. 40 py).

Untersuchungsbefunde

46-jähriger Patient in gutem AZ und normalem EZ, wach, zu Person, Ort und Zeit orientiert. Haut: kein Ikterus, verteilte Tätowierungen, Schleimhäute feucht. LK: unauffällig. Kopf/Hals: Normalbefund. Lunge: über allen Lungenabschnitten vesikuläres Atemgeräusch, keine RG. Herz: HT rhythmisch, keine Herzgeräusche. Abdomen: Bauchdecke weich, diffuser DS im rechten Oberbauch, DG vorhanden. Extremitäten: periphere Pulse seitengleich tastbar, warm. Hand links, Digitus II deutlich geschwollen, gerötet, nicht überwärmt. Neurologie: Tremor, sonst neurologisch orientierend unauffällig, seitengleiche Spontanmotorik.

1. **Welche Verdachtsdiagnose kommt in Betracht? Erläutern Sie die wahrscheinlichste Ursache!**

2. **Welche weiteren diagnostischen Schritte sollten folgen? Begründen Sie diese!**

3. **Nennen Sie Differenzialdiagnosen von Leberraumforderungen!**

4. **Beschreiben Sie die Therapieoptionen der neu aufgetretenen Erkrankung! Wie ist die Prognose?**

5. **Was ist Ihnen über die Hepatitis C bekannt? Beschreiben Sie die Ätiologie und mögliche Verlaufsformen!**

6. **Wie therapieren Sie eine Hepatitis C? Über welche Informationen sollten Sie vorher verfügen?**

1. Verdachtsdiagnose

Die Vorgeschichte mit Zustand nach intravenösem Drogenabusus, die bekannte Hepatitis C und die deutliche Gewichtsabnahme sowie der erhöhte Alkoholkonsum müssen bei der sonografisch festgestellten Raumforderung an ein **hepatozelluläres Karzinom** (HCC) denken lassen. Weitere Hinweise darauf finden sich bei der körperlichen Untersuchung, bei der ein Druckschmerz im rechten Oberbauch auffällt, sowie anhand des sonografischen Befunds mit isoechogener Raumforderung, die einen soliden Lebertumor mit einer Größe von 2,6 × 2,5 cm zeigt (roter Pfeil in ➤ Bild).

Die wahrscheinlichste Ursache des HCC ist die Hepatitis C, über die anhand der bisher gemachten Angaben noch keine Aussage bezüglich der Aktivität und Viruspersistenz getroffen werden kann. Denkbar wäre eine chronische Hepatitis C und ggf. eine Leberzirrhose, die zu dem malignen Tumor geführt haben könnten. Eine Leberzirrhose, die hier sonografisch aufgrund des inhomogenen Parenchyms, der höckerigen Oberfläche und den rarefizierten Lebervenen zu vermuten ist, wäre auch in Zusammenhang mit dem erhöhten Alkoholkonsum möglich.

Nebenbefundlich besteht der Verdacht auf einen **Weichteilinfekt** des linken Zeigefingers bei Zustand nach Katzenbiss.

2. Weitere Diagnostik

Bei sonografischem Verdacht auf ein HCC und gleichzeitiger Leberzirrhose sollten weitere diagnostische Schritte folgen, um zum einen die Diagnose zu sichern und zum anderen die Ursache genauer abzuklären. Dabei ist die Größe des Leberherds von Bedeutung:

- **Kontrast-CT Abdomen** und **Kontrast-MRT** mit charakteristischen radiologischen Kriterien (arterielle Hypervaskularisation, rasche Auswaschung und relative Kontrastumkehr), die für die Diagnose eines HCC ausreichen.
- **Laboruntersuchung:** Blutbild, Retentionsparameter, Elektrolyte, Transaminasen, Cholestaseparameter, Gerinnungsparameter, Albumin. Die Parameter dienen teilweise (Albumin, Quick, Bilirubin) zur Einteilung des Schweregrads einer möglichen Leberzirrhose anhand der Child-Pugh-Klassifikation (➤ Fall 20, Frage 3).
  Außerdem kann das α-**Fetoprotein (AFP)** bestimmt werden, das bei Verdacht auf ein HCC bei typischer Bildgebung in der Höhe > 200 ng/ml eine hohe Spezifität, allerdings geringe Sensitivität besitzt. Daher schließt ein negatives AFP ein HCC nicht aus. Aus diagnostischen Gründen wird die Bestimmung von AFP daher nicht mehr empfohlen.
- **Serologische Untersuchung:** Bestimmung von HCV-RNA (auch quantitativ), Anti-HCV-Antikörpern und des HCV-Genotyps, der therapeutische und prognostische Bedeutung hat, zudem Ausschluss einer Hepatitis B.
- **Leberpunktion:** Bei fehlenden oder untypischen radiologischen Kriterien sollte die Biopsie angestrebt werden, auch wenn potenziell das Risiko von Implantationsmetastasen durch die Punktion besteht, außerdem kann die entzündliche Aktivität und Fibroseentwicklung histologisch beurteilt werden.
- **Elastometrie:** Sonografisches Verfahren mit niederfrequenter Impulswelle, das den Fibrosierungsgrad anhand der Verformbarkeit des Lebergewebes bestimmt.

Merke

Entscheidend ist die **Früherkennung** eines hepatozellulären Karzinoms, sodass Risikopatienten mit Hepatitis-B- und/oder -C-Infektionen und Verdacht auf Zirrhose halbjährlich sonografisch untersucht werden sollten.

3. Leberraumforderungen

Grundsätzlich lassen sich benigne von malignen Leberraumforderungen abgrenzen. Die häufigsten **benignen Tumoren** sind:

- **Leberhämangiom:** häufig als symptomloser, sonografischer Zufallsbefund.
- **Fokal-noduläre Hyperplasie:** überwiegend bei Frauen als Zufallsbefund, nur in etwa 10 % der Fälle symptomatisch (z. B. Oberbauchschmerz, Appetitlosigkeit).

- **Leberzelladenom:** steht ätiologisch in Zusammenhang mit der Einnahme östrogenhaltiger Kontrazeptiva, kann zu Komplikationen führen (z. B. Rupturgefahr und Blutung, maligne Entartung), sodass elektiv eine Resektion erfolgen sollte.
- **Zystische Läsionen:** z. B. kongenitale Zysten, Echinokokkose (kann infiltrativ wachsen), Leberabszess.
- Fokale Mehr-/Minderverfettung.
- Regeneratknoten bei Leberzirrhose.

Die häufigsten **malignen Raumforderungen** sind:
- Hepatozelluläres Karzinom.
- Cholangiozelluläres Karzinom.
- Sekundäre Lebermalignome: Metastasen von Tumoren z. B. des Kolons oder der Bronchien.

4. Therapie hepatozelluläres Karzinom/Prognose

Je nach Ausmaß des HCC (uni- vs. multilokulär), Stadium der Leberzirrhose (Child A–C) und Allgemeinzustand des Patienten gibt es verschiedene therapeutische Optionen:
- **Leberteilresektion:** Therapie erster Wahl mit kurativem Ansatz bei Patienten mit einzelnem Tumor (< 2 cm) und gut erhaltender Leberfunktion.
- **Lebertransplantation:** Therapie erster Wahl, wenn die Milan-Kriterien eingehalten werden können: einzelner Tumor ≤ 5 cm oder maximal drei Herde von je ≤ 3 cm Größe. Eine Leberzirrhose würde gleichzeitig behandelt.
- **Lokal-ablative Verfahren** haben bei kleinen Herden potenziell kurativen Ansatz, bei denen eine Operation nicht möglich ist, z. B. Radiofrequenzthermoablation (RFTA) bei Tumoren < 5 cm oder perkutane Ethanolinjektion (PEI).
- **Transarterielle Chemoembolisation (TACE)** wenn ein kuratives Verfahren nicht möglich ist.
- **Systemische Therapie:** Die Gabe von **Sorafenib** (Multi-Tyrosinkinase-Inhibitor) gilt als Standardtherapie für Patienten im fortgeschrittenem Stadium mit noch erhaltener Leberfunktion. **Systemische Chemotherapie, Hormontherapie oder Immuntherapie haben bisher** keine lebensverlängernde Wirkung gezeigt.

Die **Prognose** des HCC hängt stark vom Tumorstadium ab. Durch die verschiedenen Verfahren wird in 30–40 % der Fälle eine Heilung erreicht. Bei fehlenden kurativen Möglichkeiten ist die Prognose mit einer mittleren Überlebenszeit von 6–12 Monaten nach Diagnosestellung schlecht.

5. Hepatitis C

Die Hepatitis C ist eine durch das **Hepatitis-C-Virus** (HCV, RNA-Virus aus der Gruppe der Flaviviren) ausgelöste Infektionskrankheit, von dem sechs Genotypen und etwa 100 Subtypen bekannt sind. In Deutschland am häufigsten sind die Genotypen 1a, 1b und 3a, die therapeutisch und prognostisch Bedeutung haben. Bezüglich der **Verbreitung** gibt es in Europa ein Nord-Süd-Gefälle mit einer im Mittelmeerraum höheren Prävalenz (1–5 %). Eine große Prävalenz besteht zudem in Russland und in osteuropäischen Ländern. Die chronische Hepatitis C ist weltweit für etwa 27 % der Fälle von Leberzirrhose und 25 % der primären HCC verantwortlich.

Die Infektion erfolgt in etwa der Hälfte der Fälle parenteral, auch die sexuelle und perinatale Übertragung sind möglich, aber selten. Bei etwa 45 % der Patienten bleibt der Infektionsweg unbekannt. Ein erhöhtes Übertragungsrisiko besteht bei i. v.-Drogenabhängigen, unsterilem Tätowieren und Piercen, Patienten mit Übertragung von Blutprodukten, medizinischem Personal und Personen mit häufig wechselnden Sexualpartnern. In stabilen Partnerschaften ist das Ansteckungsrisiko extrem gering.

Eine akute Hepatitis C verläuft in etwa 85 % der Fälle asymptomatisch und in etwa 15 % symptomatisch (z. B. mit Ikterus, Abgeschlagenheit, Übelkeit). Etwa 50–85 % aller HCV-Infektionen nehmen einen chronischen Verlauf, der durch eine mehr als 6 Monate dauernde Hepatitis und Viruspersistenz definiert ist. Die chronische Hepatitis C führt nach 20–25 Jahren in bis zu 35 % zu einer Leberzirrhose, aus der sich mit einer jährlichen Inzidenz von ca. 4 % ein HCC entwickelt.

Merke

Eine abgelaufene HCV-Infektion (Viruselimination) schützt nicht vor einer Reinfektion, da Mehrfachinfektionen mit verschiedenen Subtypen der Hepatitis C möglich sind!

6. Therapie der Hepatitis C

Da eine akute Hepatitis C aufgrund des häufig asymptomatischen Verlaufs nur selten entdeckt wird, handelt es sich meist um eine **Therapie einer vorher unbehandelten chronischen Hepatitis C.** Grundsätzlich stellt die chronische Hepatitis C eine Indikation zur antiviralen Therapie dar. Vor einem Therapiebeginn sollten die quantitative Viruslast und der Genotyp bekannt sein. Das Therapieziel besteht in der dauerhaften Viruselimination. Für die Therapieplanung spielt das Stadium der Lebererkrankung (z. B. Leberzirrhose), der Genotyp, die Viruslast und die Präsenz vorbestehender HCV-Resistenzvarianten eine Rolle.

Seit 2011 sind **direkte antivirale Substanzen** verfügbar, von denen zuletzt 2014 neue Präparate zugelassen wurden (Sofosbuvir, Simeprevir, Daclastavir), weitere Medikamente werden für 2015 erwartet. Die zuvor bestehende Standardtherapie aus pegyliertem Inferon α und Ribavirin in Kombination mit einem Proteaseinhibitor (Telaprevir oder Boceprevir) kann daher nicht mehr empfohlen werden. Die wichtigsten Nebenwirkungen waren dabei grippeähnliche Symptome sowie Blutbildveränderungen (Interferon α) und eine Hämolyse mit Abfall der Hb-Konzentration (Ribavirin).

Die neuen Substanzen erlauben in Abhängigkeit des Genotyps eine Verkürzung der Therapiedauer und Verbesserung der Ansprechraten bei konventionellen Triple-Therapien (z. B. pegyliertes Interferon α + Ribavirin + Sofosbuvir) und nun auch **Interferon-freie Therapieregime** (z. B. Sofosbuvir + Daclastavir). Die erste Therapiekontrolle sollte nach 4 Wochen mit quantitativer Bestimmung der HCV-RNA stattfinden, häufig genügt eine Therapiedauer von 12 Wochen. Demgegenüber stehen die hohen Kosten der neuen Substanzen. Ein anhaltendes virologisches Ansprechen liegt vor, wenn nach 6 Monaten kein Virusmaterial mehr nachweisbar ist.

Zusammenfassung

Das **hepatozelluläre Karzinom** wird weltweit in ca. 25 % der Fälle durch eine chronische Hepatitis C ausgelöst, **ätiologisch** sind zudem die weiteren Ursachen einer Leberzirrhose relevant (z. B. chronische Hepatitis B, chronischer Alkoholabusus, Hämochromatose). Bei häufig unspezifischen Symptomen (rechter Oberbauchschmerz, Gewichtsverlust) stehen **diagnostisch** bildgebende Verfahren (Sonografie, CT, MRT) im Vordergrund, die abhängig von der Größe (> 2 cm) über typische radiologische Kriterien eine Diagnose erlauben. Eine Leberpunktion mit histologischer Untersuchung ist bei Leberherden mit einer Größe von 1–2 cm notwendig. Die wichtigsten **therapeutischen Maßnahmen** sind eine Leberteilresektion oder Lebertransplantation in frühen Stadien und lokalablative Verfahren, die bei kleinen Herden kurativen Charakter haben können. Die **Prognose** nichtkurativ behandelbarer hepatozellulärer Karzinome ist schlecht (etwa 6–12 Monate mittlere Überlebenszeit nach Erstdiagnose).
Eine Infektion mit dem **Hepatitis-C-Virus** erfolgt in etwa der Hälfte der Fälle auf parenteralem Weg, insbesondere i. v.-Drogenabhängige stellen eine Risikogruppe dar. Im akuten Stadium verläuft die Infektion in etwa 85 % **klinisch** asymptomatisch und in etwa 15 % symptomatisch (z. B. mit Ikterus, Abgeschlagenheit, Übelkeit). In etwa 50–85 % aller Fälle kommt es zu einer **chronischen Hepatitis C,** die ebenfalls häufig asymptomatisch verläuft, aber nach 20–25 Jahren in bis zu 35 % der Fälle in einer Leberzirrhose münden kann, aus der sich in ca. 4 % der Fälle pro Jahr ein HCC entwickelt. Grundsätzlich stellt die chronische Hepatitis C eine Indikation zur antiviralen **Therapie** dar. Durch die Verfügbarkeit neuer antiviraler Substanzen (Sofosbuvir, Simeprevir, Daclastavir) ist eine Verkürzung der Therapiedauer und Verbesserung der Ansprechraten möglich. Die Auswahl der Therapiekombination erfolgt in Abhängigkeit des Genotyps, der Viruslast und des Stadiums der Lebererkrankung.

Allgemeine Abgeschlagenheit

Anamnese

Ein 41-jähriger Krankenpfleger stellt sich bei Ihnen zu einer betriebsärztlichen Routineuntersuchung vor. Abgesehen von einer allgemeinen Abgeschlagenheit, die er auf die unregelmäßigen Arbeitszeiten und den Stress im Krankenhaus zurückführt, fühle er sich gesund. Auf Nachfrage berichtet er, dass er im letzten halben Jahr 6 kg an Gewicht verloren habe. Vorerkrankungen seien nicht bekannt. Alkohol- und Nikotinkonsum werden verneint.

Untersuchungsbefunde

41-jähriger Patient in gutem AZ und schlankem EZ (184 cm, 71 kg). HF 70/min, BD 130/80 mmHg, Temperatur 36,9 °C. Haut/Schleimhäute: unauffällig. Kopf/Hals: unauffällig. Herz: HT rhythmisch, keine pathologischen Geräusche. Lunge: sonorer KS, vesikuläres Atemgeräusch, keine RG. Abdomen: lebhafte Darmgeräusche, Bauchdecken weich, kein Druckschmerz, keine Resistenzen, Leber in der Medioklavikularlinie 2 cm unter dem Rippenbogen tastbar, Milz in Rechtsseitenlage 2 cm unter dem Rippenbogen palpabel. LK: unauffällig. Nierenlager: frei. Extremitäten: unauffällig. Neurologisch orientierend unauffällig.

Laborbefunde

Leukozyten 86,3 Tsd/µl; Erythrozyten 3,45 Mio/µl; Hb 11,1 g/dl; Hkt 33,0 %; MCV 93,5 fl; MCH 31,4 pg; MCHC 33,6 g/dl; Thrombozyten 472 Tsd/µl; LDH 432 U/l; Harnsäure 8,1 mg/dl. Serumelektrolyte, Serumkreatinin, GOT, GPT und Bilirubin im Normbereich. Differenzialblutbild: Myeloblasten 1 %; Promyelozyten 6 %; Myelozyten 8 %; Metamyelozyten 14 %; Stabkernige 10 %; segmentkernige Neutrophile 46 %; Eosinophile 3 %; Basophile 4 %; Monozyten 4 %; Lymphozyten 4 %.

1. **Wie lautet Ihre Verdachtsdiagnose? In welcher Phase der Erkrankung befindet sich der Patient?**
2. **Welche zyto- und molekulargenetischen Abnormalitäten liegen der Erkrankung zugrunde?**
3. **Welche weiterführende Diagnostik leiten Sie in die Wege?**
4. **Mit welchen Komplikationen müssen Sie bei der Erkrankung rechnen?**
5. **Wie therapieren Sie die Erkrankung?**
6. **Zu welchem Formenkreis gehört die Krankheit? Nennen Sie andere Entitäten sowie deren Gemeinsamkeiten und Unterschiede!**

1. Verdachtsdiagnose/Krankheitsphase

Die Ergebnisse der Laboruntersuchung passen am ehesten zu einer **chronisch-myeloischen Leukämie (CML).** Neben der **deutlichen Leukozytose,** welche in diesem Ausmaß nur bei Neoplasien beobachtet wird (nicht selten im Bereich > 100 Tsd/µl), spricht vor allem die pathologische **Linksverschiebung** mit Auftreten sämtlicher unreifer Vorstufen der myeloischen Reihe bis zu den Myeloblasten im peripheren Blut für diese Verdachtsdiagnose. Die **Erhöhung von LDH und Harnsäure** weist auf einen gesteigerten Zellumsatz hin und passt ebenfalls gut zur Diagnose CML. Charakteristisch sind außerdem die **Thrombozytose,** die vor allem in frühen Erkrankungsstadien beobachtet wird, die **Anämie,** die bei etwa 60 % der Patienten auftritt sowie die **Basophilie.**

Die **Splenomegalie** ist ein weiteres Leitsymptom der Erkrankung und wird von manchen Patienten als Druckgefühl im Oberbauch wahrgenommen. Typisch sind außerdem die **unspezifischen Beschwerden** (Abgeschlagenheit, Gewichtsverlust), die erklären, warum die Diagnose der CML in mehr als der Hälfte der Fälle ein Zufallsbefund ist.

Der klassische klinische Verlauf der Erkrankung ist **dreiphasig.** Es werden unterschieden:

- **Chronisch stabile Phase:** 3–6 Jahre, erhaltene normale Hämatopoese (Blasten < 10 % im peripheren Blut/Knochenmark), Leitsymptome: Splenomegalie und Leukozytose. Häufig asymptomatisch.
- **Akzelerationsphase:** 3–12 Monate, Verdrängung der normalen Hämatopoese durch Blasten (> 10 % Blasten im peripheren Blut/Knochenmark), vermehrt Leukozytose, Anämie und Thrombopenie, zunehmendes Krankheitsgefühl mit B-Symptomatik, Splenomegalie progredient.
- **Blastenkrise:** Terminalstadium, imponiert klinisch wie akute Leukämie (> 30 % Blasten und Promyelozyten im peripheren Blut/Knochenmark), unbehandelt rasch letaler Ausgang.

Mit einem Blastenanteil von 1 % im peripheren Blut und unspezifischen Allgemeinsymptomen befindet sich dieser Patient in der **chronisch stabilen Phase** der CML. Die meisten Patienten werden in diesem Stadium der Erkrankung diagnostiziert.

2. Zyto- und molekulargenetische Veränderungen

Der klassischen CML liegt pathogenetisch eine **balancierte, reziproke Translokation** der langen Arme der Chromosomen 9 und 22 zugrunde. Auf molekulargenetischer Ebene führt diese Veränderung zur Bildung eines Fusionsgens zwischen dem bcr-Gen (Chromosom 22) und dem abl-Gen (Chromosom 9). Letzteres kodiert für ein Fusionsprotein mit Tyrosinkinase-Aktivität und ist wesentlich an der zellulären Wachstumsregulation beteiligt (proliferationsfördernd und apoptosehemmend). Durch die Bildung des **bcr-abl-Fusionsgens** kommt es zu einer dauerhaften Aktivierung der abl-Tyrosinkinase mit der Folge einer **unkontrollierten Zellproliferation.** Zytogenetisch ist bei 90 % der CML-Patienten das aufgrund der Translokation verkürzte Chromosom 22 (**Philadelphia-Chromosom)** nachweisbar.

3. Diagnostik

Neben Anamnese und körperlicher Untersuchung sowie den bereits durchgeführten laborchemischen Untersuchungen wie Blutbild, Differenzialblutbild (➤ Abb. 50.1 als Beispiel eines peripheren Blutausstrichs in der chronisch stabilen Phase), LDH- und Harnsäurebestimmung sollten folgende diagnostische Maßnahmen ergriffen werden:

- **Knochenmarksbiopsie** einschließlich Aspirationszytologie: Charakteristisch ist eine massiv gesteigerte, linksverschobene neutrophile Granulopoese. Dabei sind die basophilen und eosinophilen Vorstufen typischerweise mitbetroffen. Außerdem wird häufig eine Hyperplasie der Megakaryopoese beobachtet.
- **Zytogenetische und molekulare Diagnostik:** Untersuchungsmaterial ist peripheres Blut oder Knochenmark. Nachweis des Philadelphia-Chromosoms (in etwa 90 % der Fälle nachweisbar, Prognose der CML ungünstiger wenn Philadelphia-Chromosom fehlt) und des bcr-abl-Fusionsgens.
- **Aktivitätsbestimmung der alkalischen Leukozytenphosphatase (ALP-Index)** im peripheren Blutaus-

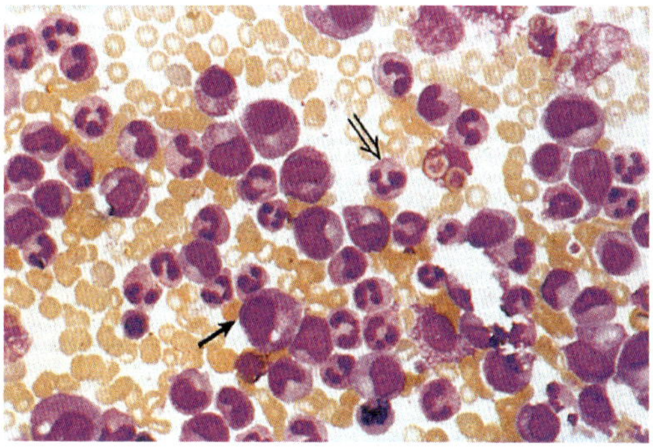

Abb. 50.1 Chronisch stabile Phase einer CML im peripheren Blutausstrich mit massiver Leukozytose, Promyelozyten mit zytoplasmatischer Granulation (Pfeil geschlossen) und segmentkernigem Neutrophilen (Pfeil offen). [M349]

strich: Wert in > 90 % der Fälle **erniedrigt,** wichtiger differenzialdiagnostischer Parameter zur Abgrenzung von anderen myeloproliferativen Erkrankungen, bei denen der Wert typischerweise erhöht ist.
- **Abdomensonografie:** Frage nach Hepatosplenomegalie, auch als Verlaufsparameter geeignet.

4. Komplikationen

Folgende Komplikationen können bei einer CML auftreten:
- **Rezidivierende Infekte** bei eingeschränktem Immunsystem.
- **Thrombosen** bei Thrombozytose.
- **Blutungen** infolge Thrombozytopenie oder auch bei normalen und erhöhten Thrombozytenzahlen, da häufig eine Thrombozytopathie vorliegt.
- **Leukämische Thromben** im Rahmen eines Leukostasesyndroms (selten) bei hohen Leukozytenzahlen über 200 Tsd/µl.

Merke

Unter allen Leukämieformen verursacht die CML die höchsten Leukozytenzahlen (bis 500 Tsd/µl). In der Folge können leukämische Thromben auftreten mit dem Risiko z. B. für **Milzinfarkte, Priapismus** oder eine **Zentralvenenthrombose der Retina.**

5. Therapie

Die Entwicklung des **Tyrosinkinase-Inhibitors Imatinib** hat die Behandlung der bcr-abl-positiven CML revolutioniert. Der Wirkstoff hemmt selektiv die bcr-abl-Tyrosinkinase und führt bei > 95 % der Patienten in der chronisch stabilen Phase zur hämatologischen (Normalisierung von Blutbild und Milzgröße sowie Rückbildung der Symptome) und bei > 80 % zur zytogenetischen Remission (d. h. Philadelphia-Chromosom nicht mehr nachweisbar). Mit Nilotinib und Dasatinib sind zwei weitere Tyrosinkinase-Inhibitoren mit verbesserter Wirksamkeit für den Erstlinieneinsatz bei der CML zugelassen. Die Gabe eines **Tyrosinkinase-Inhibitors** ist die Therapie der 1. Wahl und der vorherigen Standardbehandlung (Interferon-α in Kombination mit Hydroxyurea oder Cytarabin) hinsichtlich Remissionsrate und Nebenwirkungsprofil deutlich überlegen. Es sollte eine Multiplex-PCR auf bcr-abl-Transkripte als Ausgangspunkt für molekulare Therapieverlaufskontrollen erfolgen.

Bei unzureichendem Ansprechen, Intoleranz oder Resistenzen können alternativ die jeweils anderen Tyrosinkinase-Inhibitoren gegeben werden (Dasatinib und Nilotinib). Es besteht zudem die Option, Imatinib mit Interferon-α zu kombinieren. Dadurch konnte in Studien ein verbessertes molekulares Ansprechen gezeigt werden. Bei anhaltender Remission wird auch ein Absetzen des Tyrosinkinase-Inhibitors mit einer Erhaltungstherapie durch Interferon-α evaluiert.

Die **allogene Stammzelltransplantation** ist nach den aktuellen Leitlinien nur bei Versagen der Therapie mit Tyrosinkinase-Inhibitoren indiziert. Da die Letalität dieser Verfahren in fortgeschrittenen Stadien hoch ist, sollte die Indikation bei im Verlauf fehlender Wirksamkeit von Tyrosinkinase-Inhibitoren frühzeitig geprüft werden und eine HLA-Typisierung und Spendersuche erfolgen. Wegen der im höheren Alter gehäuft auftretenden Komplikationen werden diese Behandlungen vorwiegend bei Patienten unter 55 Jahren durchgeführt.

Supportive Therapie:
- Bei Hyperurikämie Therapie mit Allopurinol sowie Harnalkalisierung.
- Bei sehr hohen Leukozytenzahlen mit Risiko für leukämische Thromben sollte eine Leukapherese er-

wogen werden. Erythrozyten und Thrombozyten sind bei Bedarf zu substituieren.
- Bei Thromboseneigung ist die Gabe von Aggregationshemmern (ASS, Anagrelid) indiziert.
- Infekte müssen frühzeitig und gezielt behandelt werden.

6. Chronisch-myeloproliferative Erkrankungen

Die CML ist eine chronisch-myeloproliferative Erkrankung (myeloproliferatives Syndrom, MPS), ebenso wie folgende Krankheitsbilder:
- Osteomyelofibrose (OMF).
- Polycythaemia vera (PV).
- Essenzielle Thrombozythämie (ET).

Allen vier Erkrankungen liegt eine maligne Transformation der myeloischen Knochenmarksstammzelle zugrunde, die mit einer **klonalen Proliferation** einer oder mehrerer **hämatopoetischer Zellreihen** (Granulopoese, Erythropoese, Thrombopoese) einhergeht. In der Folge kommt es zu einer autonomen Vermehrung und Ausschwemmung reifer und unreifer Blutzellen ins periphere Blut. Die chronisch-myeloproliferativen Erkrankungen haben folgende **gemeinsame Merkmale:**
- Im Initialstadium häufig **Vermehrung aller drei Zellreihen** (Leuko-, Erythro- und Thrombozytose) mit Basophilie und häufig **funktionellen Defekten** der Blutzellen (Blutungsneigung trotz Thrombozytose, Infektanfälligkeit trotz Granulozytose).
- **Extramedulläre Blutbildung** in Leber und Milz **(Splenomegalie!),** v. a. bei OMF.
- Tendenz zur **Fibrosierung und Sklerosierung des Knochenmarks** (v. a. bei der OMF).
- **Chronischer Verlauf** mit stetiger Progredienz.
- **Übergang in terminalen Blastenschub,** der wie eine akute Leukämie verläuft (v. a. bei CML, selten bei den anderen drei Erkrankungen).
- Ansprechen auf Interferon-α-Therapie.

Merke

Im Gegensatz zur CML kommt es bei den drei anderen myeloproliferativen Erkrankungen zu einer erhöhten Aktivität der **alkalischen Leukozytenphosphatase,** sodass ein niedriger ALP-Index auf eine CML hinweist.

Zusammenfassung

Die **chronisch-myeloische Leukämie (CML)** ist eine unkontrollierte, klonale Proliferation der myeloischen Knochenmarksstammzelle mit erhaltener Differenzierungsfähigkeit. Sie zählt zu den chronisch-myeloproliferativen Erkrankungen und tritt bevorzugt zwischen der 5. und 6. Lebensdekade auf. Der **Verlauf** ist klassischerweise dreiphasig (chronisch stabile Phase, Akzelerationsphase, Blastenkrise). **Leitsymptome** sind unspezifische Allgemeinbeschwerden und eine Splenomegalie. Aus **diagnostischer Sicht** sind Blutbild (massive Leukozytose), Differenzialblutbild (pathologische Linksverschiebung) sowie zyto- und molekulargenetische Untersuchungen (Philadelphia-Chromosom, bcr-abl-Fusionsgen) wegweisend. **Therapie** der Wahl ist die Gabe eines Tyrosinkinase-Inhibitors, z. B. Imatinib. Die **Prognose** hat sich seit der Einführung dieses Medikaments deutlich verbessert. Eine kurative Therapie ist nur durch eine allogene Knochenmarkstransplantation oder periphere Stammzelltransplantation möglich.

Register

D

E